医院服务

标准化实践指南

总策划　吕玉波　陈达灿

主　编　卢传坚　谢秀丽

中国中医药出版社

·北京·

图书在版编目（CIP）数据

医院服务标准化实践指南 / 卢传坚，谢秀丽主编 .—北京：
中国中医药出版社，2020.9
ISBN 978-7-5132-6256-9

Ⅰ . ①医… Ⅱ . ①卢… ②谢… Ⅲ . ①医院—医疗卫生服务—
标准化—中国—指南 Ⅳ . ① R197.32-65

中国版本图书馆 CIP 数据核字（2020）第 097312 号

中国中医药出版社出版

北京经济技术开发区科创十三街 31 号院二区 8 号楼
邮政编码 100176
传真 010-64405750
三河市同力彩印有限公司印刷
各地新华书店经销

开本 710×1000 1/16 印张 18.75 字数 305 千字
2020 年 9 月第 1 版 2020 年 9 月第 1 次印刷
书号 ISBN 978 – 7 – 5132 – 6256 – 9

定价 75.00 元
网址 www.cptcm.com

社 长 热 线 010-64405720
购 书 热 线 010-89535836
维 权 打 假 010-64405753

微信服务号 **zgzyycbs**
微商城网址 **https://kdt.im/LIdUGr**
官 方 微 博 **http://e.weibo.com/cptcm**
天猫旗舰店网址 **https://zgzyycbs.tmall.com**

如有印装质量问题请与本社出版部联系（010-64405510）

《医院服务标准化实践指南》
编委会

序

中医是中华传统文化的瑰宝，中医临床诊疗往往需辨证论治，强调个体化，这对中医的传承和推广带来一定的挑战，构建符合中医药特色的现代中医院服务模式成为提高中医医疗服务品质的一大关键点。同时，医疗问题、医患关系仍然是当今社会关注的热点，如何提高医疗质量和服务水平，构建互信和谐的医患关系，让人民群众享有安全方便、价廉优质的医疗服务是亟待解决的重大民生事项。标准化为中医院服务质量提升提供了一条有效途径。

标准化是现代化大生产的产物，标准化的主要作用体现在为人们在劳动过程中建立起某种最佳秩序、提供共同的语言及相互了解的依据，它从全局出发，目标明确，考虑到各方利益，是在充分协商的基础上确立的一种约束力，既有规范效用又有自我约束的作用。标准化因为这种强大的功能产生了巨大的效益。医疗是高度规范化的行业，医院实行标准化具有现实的可行性及必要性。

医院服务对象是患者，对患者的生命和健康负有重大责任，各项技术和管理活动都要求目标明确、高度协调、安全可靠，以达到最佳医疗质量。标准化是组织现代化医疗管理的必要条件和实行现代医院管理的基础。通过标准化活动，能使医院医疗服务活动进一步高效运转，使服务流程化、具体化、简单化，医院内部协作高度统一，达到保障医疗安全，保证服务质量的目的。

广东省中医院多年以来高度重视中医药标准化工作，认为这是一项基础性、战略性、全局性的工作，对引领、推动和支撑中医药事业发展具有重要意义。因此，医院相关人员积极推动中医药标准化工作的开展，加强标准化人才队伍的建设，并且专门成立标准化研究所。从 2010 年开始探索具有中医药特色的中医院服务标准化模式，将"统一、简化、协调、优化"的标准化原理引入医疗服务领域，在全国率先提出对医院服务开展标准化建设，将标准化工作上升到本单位发展战略的高度来落实，强调以标准化为推手，规范医院医疗服务。围绕医院"病人至上，员工为本，真诚关爱"的核心价值观，坚持以患者需求为导向，制定了系统、全面、规范、科学的标准体系，构建具有鲜明特色的中医院综合标准体系；通过标准的制定实施，坚持 PDCA 持续改进，获得最佳医疗服务秩序、工作效率、服务质量和社会效益，取得明显的建设成效。

《医院服务标准化实践指南》一书对广东省中医院的服务标准化工作做了归纳和总结，系统阐述了医院服务标准化的必然性和重大意义，医院开展标准化的历程、思路和方法，以及标准体系构建等知识，详尽介绍了围绕医院核心价值观所制定的医疗服务技术标准、医疗服务提供标准及医疗服务保障标准等。全书不仅有理论方法的思考、实践经验的总结，也有真实标准实操举例，可以作为医院开展标准化建设的实践指南。

医院开展标准化建设是一项需要长期坚持的系统工程，医院标准化工作者须长期探索，启迪新知，根据社会公众及自身运营的需求，以及最新的研究成果，不断调整医院的服务行为，不断修订或推出适用于现实需求的新标准，才能保持医院标准体系长期的生命力及竞争力。希望本书的编者们再接再厉，在现有的基础上，为构建更加完善的医院服务标准体系去研究、去探索，进一步拓展中医院标准化新兴业态，朝着更全面、更精细的目标迈进，力求在深度和广度上，最大程度地发挥标准化的助推作用，提高医院服务的效率和质量，让群众获得更加舒适、更加快捷、更有保障的医院服务。

广东省中医院名誉院长
广东省中医药学会会长
中国医院协会中医医院分会主任委员
2020 年 6 月 1 日

编写说明

广东省中医院在各级质监部门和中医药管理部门的积极推动下，于2010年开展探索适应新形势需求的符合中医院特色的标准化发展道路。2010年，广东省中医院先后遴选为国家中医药管理局中医药标准研究推广基地、中国针灸学会针灸标准示范基地建设单位；2012年7月，成为全国第一家通过AAAA级"标准化良好行为企业"验收的综合性中医院，并通过广东省现代服务业标准化试点验收；2017年12月，承担的广东省综合性中医院公共服务国家级标准化试点项目以96.5分优异成绩通过国家标准委组织验收评估，成为全国首个国家级综合性中医院类公共服务标准化试点。通过深入推进标准化建设，广东省中医院在规范医疗服务、提高服务质量、提升临床疗效、引领行业发展、推动中医药国际化等方面取得显著成效。

经过多年的探索，广东省中医院建立了一套开展医院服务标准化的理论与方法。医院围绕提高医院服务品质，引进了国际先进医疗服务管理标准，应用标准化理论及方法，构建了可在全行业推广的中医院综合标准体系。通过标准的制定实施，坚持PDCA（戴明环）持续改进，获得最佳医疗服务秩序、工作效率、服务质量和社会效益。通过试点建设发挥示范带头作用，培育了医疗行业的标准化品牌。

本书是广东省中医院全体标准化工作人员的集体思维及工作结晶，是大家共同努力的结果。本书对相关理论及方法进行了深入的探讨，对积累的经验进行了全面的总结，希望对医院开展服务标准化起参考作用。第五章、第六章的真实标准实操举例是本书的一大特色，希望通过不同医院服务部门及环节标准的分享，使读者对章节中所提到的标准化内容有更深的理解。

本书共分为六章，从理论探讨到实践经验分享。第一章为医院服务标准化概述，包括服务、服务业的概念及其标准化现状与发展趋势，国内外服务标准化现状与发展趋势，公共服务标准化的内涵及意义，医院服务的内涵及其标准化的内涵与必要性、可行性。第二章为医院服务标准化的基础及现状研究，包括我国医疗服务及卫生标准化概况，我国医院服务标准化管理现状及国内外医疗机构评审研究的现状。第三章为医院服务标准化工作的开展，包括医院开展标准化工作的思路、基本要求、工作程序及方法，医院服务标准化组织机构及人员。第四章为医院标准体系构建及实施，包括医院标准体系的设计原则及内容，医院标准制定的原则、程序及标准实施与评价。第五章及第六章围绕医院标准体系，介绍医院不同部门、不同类别的服务工作的标准化目的及内容，并进行标准举例说明，具有较好的实践操作指导性。第五章为医院医疗服务标准化，包括医疗服务技术标准化、医疗通用服务提供规范及各临床科室的服务标准等。第六章为医院服务保障标准化，包括医院各职能科室的服务标准。

　　本书中所列举的医院标准，既是理论探索的结果，也是实际工作经验的总结，不是必然的规定，只有结合各自医院的特点去调整、完善，才能形成各自医院的标准体系及标准。在本书编著过程中，作者参考和借鉴了一些国内标准化及医院管理专家的著作，主要参考资料列于书后，在此谨向有关人士表示衷心的感谢。同时，感谢广东省标准化研究院在医院服务标准化建设过程中给予的大力支持和帮助。尽管我们对本书内容进行了再三斟酌及多次修改，但由于自身水平有限，对标准化的理解和实践能力还有待进一步提高，书中仍存在不足之处，敬请广大读者提出宝贵意见，以便再版时修订提高。

本书编委会

2020 年 5 月 15 日

目　录

第一章　医院服务标准化概述

第一节　服务标准化

一、服务的概念

服务是指为组织或个人利益，或为某种事业而工作，即服务的提供方使用服务设施、设备及支持物品为服务接受方进行满足其需求的创造价值的活动过程。从顾客方面来说，服务是为满足顾客的需求，由供方凭借体力、智力和技能，借助特定的工具、设施和手段，通过与顾客之间接触的活动及供方内部活动所产生的创造顾客价值的活动过程。包括供方为顾客提供人员劳务活动、通过人员对实物付出劳务活动或为顾客提供实物使用活动。

在服务的概念中，服务的中心是顾客，服务是针对顾客的需求来说的，目的是为了满足顾客的需求，这是服务的基本内涵。其中，"顾客"是指接受服务产品的组织或个人，可以是提供服务的组织内部的，也可以是组织外部的，而且服务的条件是应与顾客接触。这种供方与顾客之间的接触，可以是人员的，也可以是设施的。而服务的内容是供方的一种活动，可以以多种方式创造顾客价值。服务是产生于人、机器设备与顾客之间互动中的有机联系，并由此形成一定的活动过程。

二、服务业的概念

服务业概念在理论界尚有争议。一般认为服务业指从事服务产品的生产部门和企业的集合，或生产、提供各种服务的经济部门或组织的集合。服务业与别的产业的基本区别是服务业生产的是无形的服务产品，服务产品含有服务的四大基本特征。

"服务产业"的概念最早由克拉克在1957年提出。在此之前，国际理论界多以"第三产业"来称呼"服务产业"。1957年，第三产业的内涵被丰富，克拉克主张直接用"服务产业"替代埃伦·费希尔的"第三产业"概念。他把国民经济结构明确地分为三大部门，即第一大部门以农业为主，包括畜牧业等；第二大部门以工业为主，包括制造业、采矿业等；第三大部门是服务业，包括建筑业、运输业、通讯业、商业、金融业、专业性服务和个人生活服务、政府行政、律师事务、服务军队等。

服务通常存在于第三产业，但不局限于第三产业。现今市场中，"产－供－销"一体的企业数不胜数，而在销售端往往也包含着一系列的售前、售中与售后服务，服务业与其他产业的融合发展已成为一种常态化现象。例如在现代制造业中，大多数的电子设备制造企业已不再是简单地生产和销售电子产品，而是在销售产品的同时，提供与该产品配套的操作培训、设备维护等服务在内的一系列完整服务系统。

三、服务业组织的概念

服务业组织一般可认为是向顾客或民众提供服务的组织，包括所有提供服务的公共服务部门（如气象部门）、服务企业（如旅行社）等。另外，国际上通常使用"服务提供者"的概念，意指提供服务的任何人（包括自然人或法人，甚至组织等）。所以，服务提供者比服务业组织的概念范畴更大。

四、服务的基本特征

（一）服务的无形性

有形和无形是区分实物和服务最本质的分界线。服务提供的产品是一种能满足人们某种需求的劳务活动，而服务活动是一种无形的状态，其生产与消费同时进行。当然这种无形产品不存在物质性所有权的转移，购买服务产品往往只能从感觉上对其进行感知。如在医院服务过程中，患者可以看到或接触到服务的某些有形部分（如设备、病房、诊疗、护理），但实际上，即使一项诊断或手术已经完成，患者也不可能完全理解已获得的服务，只能从感觉上去感知。

因此无形性是服务的一个非常重要的特性，也是其显著的特性。人们通常会以主观的方式来感知服务，顾客用来形容服务的词汇通常会包括"经历""信任""感觉""安全"等，同样这些词对服务的描绘都是非常抽象的。

（二）服务的不可分离性

服务的不可分离性又叫服务的同步性。大多数商品首先是生产，然后进行销售和消费，但大部分服务的销售与生产和消费同步，这是因为服务是一系列活动所组成的过程，在这个过程中，服务的提供和消费同时进行。

服务产品可在生产和消费之间的一段时间内存在，并可作为商品在这段时间内流通。由于生产和消费同时发生，服务人员经常与顾客直接接触，这意味着顾客参与并影响着服务过程。而在服务被售出和消费之前，服务质量不可能预先控制，服务提供方为消费者服务之后，服务就立即消失了。这是因为服务的同步性也决定了服务的即逝性，即服务只有一次。

因此，对服务质量的控制亦要有同步性，即在生产服务过程中进行质量控制，强调在正确的时间、正确的地点，以正确的方式为顾客提供正确的服务产品，服务的效益才能最大化。

（三）服务的非储存性

服务是一种在特定时间内的需要，其无法被储存、转售或退回。服务提供方为顾客付出的时间服务是不能重新收回并在以后使用或重新出售的。这不同于商品可以库存或在另一天再销售，或者由于顾客不满意而退货。服务在提供过程中产生与存在，消失于服务的终止，不能以储存的方式超越时空，储存在未来。

（四）服务的差异性

服务提供方为不同的顾客提供的服务具有差异性。

首先因为不同的服务人员为顾客提供服务的意识、理念和能力是不一样的，其次即使是同一服务人员对不同的顾客提供的服务也不同。这表明服务提供的效果取决于服务人员的表现，同时也受到许多不可控因素的影响，无法确切地知道提供的服务是否与计划和宣传的服务相符。另外，由于服务无形性的特征，因此服务标准无法像工业产品标准一样客观化、度量化，致使服务人员难以进行完全一致性的服务过程，且顾客对服务质量的客观评价存在一定的困难，使得服务结果出现差异化。而通常，顾客对服务的评价带有个人色彩。由于喜好不同，每个顾客会对同一服务做出不同的评价，因此，服务的好与坏、成功与否不仅取决于服务本身，也取决于消费者的主观感受。

服务的差异性提示我们，提升服务质量需要对顾客的评价进行分析，并与服务提供者自身的评价结合。对于可规范的行为应降低其对结果影响的不确定性，减少因为不同服务人员的个人因素而造成的会影响到顾客体验的服务差异。并且制定基本服务行为规范与标准有利于顾客对服务质量评价的稳定化。

同时需要注意的是，服务的四个基本特征不能充分描述所有服务，有些服务只具有一到两个服务的特征，并且我们也不能仅以有形和无形作为辨别服务的标准，例如：快餐业属于服务业，但它仍有许多有形部分，如食物等。

因而在某种意义上，服务只能说具有无形性、非储存性、不可分离性和差异性的倾向，而服务产品同样可能只具有某个服务的特征。因此，每一项具体的服务是以上四项特征的一个交叉组合或综合。对于某些具体服务而言，服务的四个基本特征的组合是不同的，这将成为差异化及竞争优势的源泉。医院作为服务业的一部分，可以通过调整服务特征组合来获取竞争优势。因此，分析医院及竞争者在服务组合中所处的位置，是一个发现竞争优势源泉的重要手段。

五、服务标准与服务标准化

国家标准 GB/T20000.1—2002《标准化工作指南》对标准的定义为：为了在一定的范围内获得最佳秩序，经协调一致制定并由公认机构批准，共同使用和重复使用的一种规范性文件。而对标准化的定义为：为了在一定范围内获得最佳秩序，对现实问题或潜在问题制定共同使用和重复使用的条款的活动。

服务标准的定义为：规定服务应满足的要求以确保其适应性的标准。服务标准化是相关服务标准的转化与实施的过程，即服务标准化是通过对服务标准的制定和实施，以及对标准化原则和方法的运用，以达到服务质量目标化，服务方法规范化，服务过程程序化，从而获得优质服务的过程。

第二节　国内外服务标准化现状与发展趋势

一、国内服务标准化现状与发展趋势

（一）国内服务标准化现状

1. 服务标准化研究主题

目前我国服务标准化的研究主要围绕以下三个主题展开。

（1）实施服务标准化作用与意义的研究

对服务行业来说，实施服务标准化有利于提高服务质量，给顾客带来利益，给企业带来价值，增强服务企业核心竞争力。对服务市场来说，实施服务标准化有利于转变服务业的发展方式，规范各服务行业市场秩序，为构建和谐社会提供有利的技术支撑。

（2）我国服务业标准化的现状、存在问题及对策研究

自1998年7月国家发展和改革委员会下发《关于发展第三产业扩大就业的指导意见》以来，我国服务业不断发展壮大，服务标准化也在不断深入发展。国内学者柳成洋认为，我国服务标准化经过近30年的发展，在服务业标准体系建设、标准研制、技术委员会建设、国际标准化工作四个方面取得了不错的成绩。而就存在的问题，我国的服务标准化主要存在缺乏服务标准化政策方法学研究、服务标准数量和质量偏低、新兴服务领域标准空缺、制定的标准可操作性差等问题，并且服务企业的标准化意识薄弱、公共服务标准数量少。学者们针对这些问题，围绕着服务标准化体系建设、人才队伍建设、法律法规建设、国际化及政府和企业的责任等角度提出对策建议。

（3）就服务业中的某些行业的标准化展开研究

研究主要集中在铁路和公路客运服务标准化，以及旅游企业、酒店饭店和旅游景点服务区标准化等。

2. 我国服务业标准化现状与存在问题分析

（1）服务标准制定难度大，系统化的服务标准方针政策相对缺乏

有形产品标准的制定有大量材料、规格型号、接口、测试方法等支撑，

绝大部分的国际标准与国家标准为产品标准，而产品标准中有一半以上为测试方法标准。这些标准技术性强，指标内容客观、可定量、可复现，是制造商进行规模化生产的重要前提和基础，是确保产品质量与提高生产效率的有效保障，因此有形产品标准的制定与实施的动力大。而服务产品往往不是实物，其具有无形性与非储存性等特征，它的提供与消费同时发生，并随提供服务的人员、时间及接受服务对象的个体特征的不同而变化，因此难以准确描述和客观度量，难以形成共同的标准化需求，故在制定相应的标准上存在一定的困难。《中国标准题录数据库》中大约有 16 万条标准，而在 CNKI 的标准库中以"服务标准"为主题进行搜索，只搜到 746 条，占比为 0.47%，可见服务标准在标准领域中数量较少。

从总体上看，服务业标准化是标准总体系的一个新兴领域，涉及金融经济、旅店餐饮、物资管理、行政服务等多方面的研究。由于市场、环境、政策等多方面的指导，从总体上导致服务产业的工作机制不够科学，缺乏对服务标准化工作的系统化政策方针的探讨，造成某些服务领域的方针政策存在空缺，甚至一度出现"监管失效、质量偏低"的不利局面。

（2）服务标准化滞后且呈现单一发展趋势

我国服务标准化的制定、修订工作已经历 30 年左右的发展，在我国社会经济的快速发展中发挥了不可替代的基础作用，但服务业的发展一直要快于标准化的发展，我国的服务标准化工作还远远不能适应其经济发展的需要。在服务标准的制定领域里，传统服务标准如饮食业、旅店业的标准数量较多，一些新兴的服务领域标准出现空缺，多数服务标准以企业标准形式出现，服务标准的多元化发展还属于起步阶段。

（3）部分服务行业的标准化意识相对薄弱

从经营规模来看，在有形产品的生产领域，企业的规模一般比较大，而标准化使得企业生产规模化成为可能，从而带给企业直接与可观的利益。此外，满足相关产品标准既是政府部门的市场准入要求，也是消费者的选择要求，更是自身降低成本、保证产品质量、扩大市场份额的客观需要。因此，大型企业比较重视标准化建设工作，在经济与人员两方面均积极投入。而市场中大多数服务企业规模小，服务产品也没有必须满足相关标准的市场准入要求。因此，服务企业推动服务标准化的意识和能力均相对薄弱。

国内不少服务行业的负责人和管理者对标准化工作的重要性认识不到

位，标准化意识淡薄，对服务质量标准不够清晰。从企业标准的执行情况上看，由于企业标准化意识较低，且国内标准化的法律不健全，不能促使标准对企业的生产与经营形成有效指导和有力约束，因此服务行业的管理者是否能充分认识到标准化工作对企业价值输出的作用，对该企业的标准化建设就显得尤其重要了。

（4）服务标准化推行人员的匮乏

近几年，服务标准化工作越来越受到服务行业的重视，服务标准逐渐增多，但是服务标准专职人员仍然处于短缺的局面，服务标准化推行人员的缺乏使我国服务标准领域呈现出结构性短缺的劣势。为了改善这一现状，需要建立一支扎实的服务标准化工作队伍，用人单位需要对服务标准化推行人员进行有效的、持续不断的工作培训，强化其服务标准化意识与明确服务标准的工作内容。

（5）服务标准化技术含量有待提升，创新能力有待加强

国内学者郑文林认为，在总体服务行业总技术中，我国服务业的总体技术含量欠佳，服务技术含量的发展呈现出信息落后的发展趋势。在相关部门出具的统计数据中，美国、日本、欧盟国家的服务产业从业人员的生产效率高于我国技术人员一倍左右。我国服务业现阶段的创新能力远远低于发达国家，网络信息技术不完善、软件和信息发展不够平衡，使得技术产业对服务标准化行业呈现出较低的支持能力，很多信息技术不能很好地应用到服务标准化行业中，导致整体服务产业的更新发展速度缓慢，远远落后于发达国家的服务发展水平。因此服务标准化的创新改造、优化升级已势在必行。

3. 服务标准化试点工作现状

截至 2017 年底，国家标准化管理委员会累计下达了 6 批次国家级服务业标准化试点项目共计 676 项，累计下达了 3 批次全国社会管理和公共服务综合标准化试点项目共计 327 项。总体而言，国家级服务标准化试点单位涉及社会管理和公共服务、生产性服务业、生活性服务业三大类，由多种性质单位承担，涉及数十个不同行业领域。

（1）涉及三大类服务业，所涉行业领域广

一是生活性服务业，包括旅游服务、住宿餐饮服务、社区及家庭服务、物业服务、体育服务及养老服务等。二是生产性服务业，如物流服务、商业服务、拍卖服务、交通运输服务、科技服务、通信服务、金融服务、电子商

务服务、知识产权服务等。三是社会管理和公共服务，包括行政服务、城市及市政管理、公共文化服务、医疗卫生、社会保险经办服务、公共气象服务等。并且在三大类服务业试点数量中，生活性服务业的个数最多，但其余两类服务业的增加趋势更明显，这充分体现了服务标准化源于生活性服务业，并逐步向生产性服务业与社会管理和公共服务扩展的进程。

（2）涉及多种性质的承担单位

试点承担单位按性质分为机关、事业单位、公司、协会、其他五大类。其中公司承担试点项目最多，其次分别是机关和事业单位。

4. 服务标准化试点创建过程中普遍存在的问题

（1）承担单位单打独斗，资源整合能力不足

在国家级服务业标准化试点项目中，绝大部分是由某个行政单位或事业单位承担，极少数是以政府名义申报。通常情况下，以政府名义作为申报主体的，能够很好地整合所有相关部门资源，共同推进试点工作；而以某个事业单位、公司作为申报主体的，在资源整合上存在着先天不足的情况，单位间的协调存在相当的难度，这就意味着这些承担单位很可能会孤军奋战，不能充分调动相关部门资源或行业力量，即使工作推进顺利，也往往存在试点效果欠佳或影响力不大等问题。

（2）标准化部门任务重，试点推进依赖性强

在参与服务业标准化试点项目的部门中，标准化行政主管部门是最重要，也是参与最频繁的一个，或作为申报主体，或为申报主体提供技术支持等，都不同程度地参与了试点工作。因而，在标准化试点领域方面会存在过多或完全依赖标准化行政主管部门的情况。而事实上，标准化行政主管部门只是一个平台，是为标准化试点合规、有序推进提供相关指导或咨询的服务平台，是为各类具体事务服务的。服务标准化试点建设应该更多地依赖于各行业主体单位牵头，相关单位配合支持。各行业主体单位应充分利用好标准这一工具，服务自身，推动各自业务发展。

（3）盲目追求标准数量，忽略个性化元素

众所周知，服务满足的是消费者的标准化需求和个性化需求，当标准化需求被基本满足之后，消费者的个性化需求表现得越来越突出。一些试点单位往往着重宣传的是该单位制定的标准数量，过多地把试点的核心任务定位在标准数量上，缺乏个性化需求的剖析和个性化元素的展现，使得标准化

缺乏创新，试点效果不理想，边际效益逐渐下降。

（4）试点验收通过，标准化戛然而止

部分试点单位将通过验收作为终极目标，一旦通过，基本上标准化工作就结束，缺乏可持续性，而服务是个性化和过程化的，需要重视"事后检验"与进行持续不断的投入。标准化的实质是利用 PDCA 循环改进法则作用于标准化活动的过程，即标准的制定、发布、实施和监督的循环过程，是一项不断推进事务螺旋上升，促进事务发展的工作，是特别需要长期可持续开展的一项工作，而绝非可以一朝一夕或一劳永逸。

（二）国内服务标准化发展趋势

1. 形势分析

（1）标准化对服务业发展的促进作用更加明显

随着国家改革进程的深入、经济建设对外开放程度的增大、人民生活水平的稳步提升，服务业也迎来更加有利的政策市场环境和发展机遇，而对服务业管理起规范化、经济效益起放大化作用的标准化建设也随之"水涨船高"，发展逐渐加快，使其对服务业的基础性、战略性作用更加突出。

在服务行业方面，随着社会主义市场经济体制的日趋完善，服务业发展创造的体制环境将得到极大完善，从而进一步激发服务业发展的活力和动力。而标准化也将成为规范服务行为、提高企业生产管理效率、塑造企业核心竞争力的有力手段。

在服务贸易方面，不同的国家有着不同的服务标准，对外进行服务贸易必然要考虑到服务标准差异的问题，然而随着经济全球化的深入发展，服务国际化、标准通用化已越来越受到重视。我国与世界经济的相互联系和影响日益加深，在国际服务领域有着更多的话语权，这将有利于服务业在更广阔领域、更高层次上参与国际合作与竞争，服务贸易的标准化也将促进我国对外服务贸易的正常发展。

（2）政策规划的引导作用更加明显

2015 年 3 月，国务院办公厅印发了《深化标准化工作改革方案》，里面提到"标准缺失老化滞后，服务业标准仍然很少，社会管理和公共服务标准刚刚起步"，"标准体系不够合理，国家、行业、地方标准均由政府主导制定，且 70% 为一般性产品和服务标准，而这些标准中许多应由市场主体遵循市场规律制定"。由此可看出，国家有意将服务业标准制定的主体更多地移交到团体和企业中，政府在其中只起协调管理作用，引导服务行业积极参与服务业标准的制定工作。2015 年 12 月，国务院办公厅印发的《国家标准化体系建设发展规划（2016—2020 年）》中强调了"标准化+"效应，加强标准化在经济社会各领域的普及应用和深度融合，包括完备的标准体系、有效的标准实施体系、严密的标准监督体系、高效的标准化服务体系、有力的标准化保障体系、完善的国际标准化工作体系，突出了标准的制定、实施与监督具有同等的重要性，明确标准化建设工作的发展规划。

2. 我国服务标准化的发展趋势

（1）建立健全服务标准化体系

"十三五"时期不仅是服务业多样化发展的时期，新兴服务业不断展现其引领潮流的开拓能力，也是服务业标准化加速发展的战略机遇期。在这一形势下，按照全面覆盖重点服务业的计划，根据"填平补齐、急用先行"的原则，重点加强新兴服务业标准化工作，主要领域包括交通运输业、现代物流业、金融服务业、信息服务业、商贸服务业、商务服务业、房地产业、旅游业、市政公用事业、社区服务业、体育产业等行业。同时，针对我国现有的服务标准相对集中于传统服务业，技术和理念相对落后，标准整体水平偏低的情况，应对传统服务业的标准进行整理分析，去除过时和无用的标准，并学习国际上先进的服务标准理念，借鉴国际标准的建设经验，加大传统服务业标准的研制修订力度，加快新兴服务业标准的制定工作，从而建立健全我国的服务标准化体系。

（2）积极应对服务业标准化领域扩大开放带来的新问题

我国曾在中央经济工作会议上将"有效应对服务业扩大开放面临的新情况新问题"列为经济工作的重点任务，该任务至今仍在继续。我国以标准化为手段，积极应对国际服务贸易竞争，是完成这一任务的主要途径。在国际服务贸易方面开展标准化工作需要进行以下措施的研究：深度开展我国服务市场准入的标准体系研究；协同开展我国服务市场监管标准体系研究；跟踪国外与服务贸易相关的标准和国际规则，并在金融、旅游、交通运输、医疗卫生等重点领域开展服务标准的措施研究等。

为了有效应对服务业标准化领域扩大开放面临的新情况、新问题，我国必须加强实质性参与国际服务标准化活动，积极开展与服务标准化工作相关的国际交流与深度合作，推动新增服务标准与国际服务标准对接工作，不仅立足于服务标准本国化，还应积极探讨本国服务标准国际化的问题。此外，我国成立的国家标准化管理委员会等标准研究的相关组织及民间学术机构应与国际上的标准化组织在理念上接轨，思想上同步，行为上重视，加强在金融、旅游、公共服务等重点领域的国家标准制定、修订力度，并努力主导制定国际服务标准。

（3）推动行业、地方和企业的服务标准化工作

行业、地方和企业既是服务标准实施推广的主体，也应是服务标准制定、修订的主体。政府标准化主管部门应充分发挥行业协会、企业协会的作用，培育企业在服务标准化工作中的主体意识，推动行业、地方、企业的服务标准化建设工作。在推动行业、地方和企业服务标准化工作中，应重点指导服务业重点发展领域所涉及的行业和企业开展服务标准化工作。引导行业、地方和企业采用国家标准或国际标准，并积极参与国家标准或国际标准的制定、修订工作，形成企业为主体参与服务标准化工作的新常态。健全行业、地方和企业之间服务标准化信息交流的渠道，通过深入交流，全面准确地了解标准化的发展状况，加强各自标准制定的客观性与科学性。

二、国外服务标准化现状与发展趋势

（一）国外服务标准化现状

1. 研究概况

服务标准是服务业发展的重要制度规范和技术支撑。国外服务标准化研究可归纳为服务标准的定义与分类、服务标准化的经济效益分析、服务标准化的陷阱阻碍分析、服务标准化的供给与需求分析、服务标准化的系统理论分析、服务标准化的政策分析等六个方面。目前国外服务标准化研究主要存在公共产品论、竞争工具论和系统工程论等三种思路。公共产品论导致了服务标准化经济效益和陷阱阻碍分析的崛起，竞争工具论使得服务标准化供给与需求分析盛行，系统工程论为基于系统理论的服务标准化工程研究提供了土壤。

（1）服务标准的定义与分类

按照国际标准化组织（ISO）与国际电工委员会（IEC）联合制定的

《质量管理和质量体系要素》规定，服务标准是为了在服务领域内获得最佳秩序，经协商一致制定并由公认机构批准，共同使用和重复使用的一种规范性文件。根据标准的层级和有效范围，可将服务标准划分为国际、区域、国家、行业和企业等五个不同的等级标准。

（2）服务标准化的经济效益分析

服务标准化具有重要的经济价值，不仅是各国推进规范化管理、拉动国内经济增长、促进社会发展的有效工具，也是各国参与国际服务贸易竞争、获取"非价格竞争优势"的重要战略手段。国内学者张端阳将国外服务标准化经济效益的研究归整为如何带来经济效益及怎样增加经济效益两大类。

对企业而言，首先，服务标准化能优化服务流程，保证服务质量，提高生产与管理效率，减少内部摩擦，增强服务企业的生存发展能力。其次，服务标准化也有助于扩大服务市场，实现规模效益，推动服务的大规模定制化。最后，通过参与标准化活动，服务企业也能降低研发风险和成本，比竞争对手更快地适应市场需求。

对市场而言，服务标准化有助于简化服务评估，方便服务监管，促进服务质量、服务绩效等总体服务水平的提高。在提高市场透明度、提升服务消费者信心、降低交易成本的同时，服务标准化也有利于新市场的开拓、消费热点的形成及促成市场竞争向效率和价格集中，有助于消费者福利的提升。

（3）服务标准化的陷阱阻碍分析

在服务标准化带来惊人的经济效益的同时，也可能存在一些负面的陷阱阻碍。如服务标准缺乏，使得员工对服务质量和成本不够重视；或者服务标准多，使员工感到迷惑，难以确定工作的优先顺序；或者服务标准太笼统，难以衡量，用处不大；或者服务标准过于"细腻"，甚至出现"唯标准论"情况，僵化实施；或者纯属摆设，制定的标准事实上没有人能真正理解或执行决心不够、执行力度不足等，即所谓的"走过场"或"重制定、轻实施"现象；或者服务标准没有配套关联，例如没有与绩效评价、表彰和奖励制度等相联系，因此也不能发挥作用。

总体而言，较多的服务标准化研究强调了标准化的效率效应，忽视了服务标准化的分配效应；强调了服务提供方的生产规模经济，忽视了服务需求方的消费集聚优势等。在服务标准化的制定道路上，如何解决效率与公平的平衡问题，普遍适用与个性差异化的问题，投入与产出的问题，将是今后标准化研究的重点内容。

（4）服务标准化的供给与需求分析

竞争压力是服务企业被迫提高服务生产率、实施产业化、服务标准化的主要原因。

对标准需求方来说，服务行业越具创新性或动态性，对新的服务标准和更新现有标准的需求就越高。而由于存在网络效应，人们对标准化服务的需求也可能更高，原因之一是服务企业进入市场的数量越多，服务消费者的流动性越大，服务标准的需求弹性也相应加大；原因之二是消费者获取消费信息的成本减少，交易成本降低，从而产生收入效应，使得后台服务量增大，大量的活动需要对接，对标准化的需求便越大。

对标准供应方来说，最重要的是标准化进程参与者的数量及可能替代正式标准的吸引力。在协商一致的规则下，那些具有较高市场集中度的服务行业，其标准化过程通常简单迅速，因为参与者较少，易于达成协议，因此可以制定出更多符合本行业要求的标准。标准化进程中参与者越多，失败的概率就越大，因而参与者积极参与较大规模的标准化进程并提出建设性见解的概率要小得多。服务标准化的需求不仅有量的目标，更有质的要求，对于替代正式标准的标准制定来说，会极大地影响标准供应方的热情。另外，服务标准的提供还受服务需求、标准难度和标准推行的必要性等要素的影响。

2. 部分发达国家服务标准化实践

（1）美国的服务标准化实践

美国的服务标准由相关组织按照市场需求自愿提出，根据各方协调一致的原则制定。

当服务标准适用于国家层面时，需由美国国家标准化学会认可，相关服务企业或行业标准才能成为美国国家标准。在国际层面上，美国积极加入服务标准相关技术委员会，凭借其强大的政治优势、领域先发优势、实践经验和行业人才等优势往往在服务标准制定过程中处于主导地位。单在国家层面上获得美国国家标准化学会认可服务标准难度极大，数量也极少，因此服务行业标准的制定主要集中在服务行业协会等由企业组成的社团组织。企业通过对市场需求的不断追踪和分析，提出服务标准需求，由服务行业协会组织制定，并发布为协会标准，供其会员使用。目前美国的服务标准主要集中在安全、卫生、健康、环境、金融等方面。

（2）英国和德国的服务标准化实践

英国是服务标准化发展历史最为悠久的国家之一，在该领域制定了大量标准，覆盖了大部分服务领域，包括金融和保险服务领域、工业服务领域、运输服务领域、娱乐和旅游领域、消费者服务领域等。德国也非常重视服务标准化工作。1996 年德国标准化协会成立了专门机构——适用性与服务标准化委员会以推动服务标准化工作。适用性与服务标准化委员会注重收集各类新闻媒体的报道，关注消费者的投诉意见，积极开展社会调查，以此作为提出服务标准需求的根据，并负责承担服务标准的制定、修订工作，范围包括旅游服务、运输服务、建筑物清洁服务、潜水运动服务和保安服务等。目前，德国在国际服务标准化领域表现非常活跃，ISO 成立的服务相关技术委员会和项目委员会，其秘书处有近半数设在德国，由此可见，德国非常重视国际服务标准化工作，并已在相关领域占据重要领导地位。

（二）国外服务标准化发展趋势

1. 健全服务标准化的法律法规

健全的法律法规是开展服务标准化工作的重要制度保障。近年来，国际区域组织和发达国家纷纷针对服务标准化出台了相关的法规政策，并将服务标准化写进本国的国际标准化战略中。在欧洲已成立了专门负责编制欧洲服务标准化发展规划的组织，由此带动欧盟建立统一的服务业市场，规范服务行业行为，支撑区域服务经济的快速发展。

2. 重点关注产业融合背景下的新兴服务领域

在当前产业融合的背景下，一方面，伴随着信息技术的迅猛发展和知识经济的大量涌现，社会分工不断细化，物流、金融等面向生产的服务行业逐渐从制造业中分离出来，进而形成一种新兴的行业。另一方面，借助生物医药等一些现代化高新技术实现对传统服务业的升级改造，产生了另一类新兴服务行业。这两方面是近年来服务标准化重点关注的领域。

3. 鼓励消费者积极参与服务标准化工作

服务的不可分离性使得其在标准化的建设进程中需要消费者的高度参与。国际标准化组织历来与国际消费者协会保持着密切合作，每年都会开展对消费者信息服务和服务人员方面的培训，并在网站上推出方便用户使用的《消费者和标准》互动教程，讲解国际标准对消费者的作用，以及标准是如何通过消费者输入受益的，以此增强消费者对国际标准的认知程度、对标准化工作的理解程度，引导消费者积极参与服务标准化工作。

4. 大力推动服务标准的有效实施

西方发达国家针对现行的服务标准多数为推荐性标准，在推行中缺乏强制性要求，在实施中效果欠佳的问题，已采取服务认证等多种方式强化服务标准的实施环节。以法国为例，法国是最先开展服务企业质量认证的国家，目前已开展认证的服务行业有旅行社、搬家公司、旅游信息中心、公共交通客运服务企业、售后服务企业及职业培训服务企业等。通过认证的服务企业将获得法国标准化协会颁布的法国质量认证合格标志，该标志代表着法国国家对该企业服务质量的高度认可，使得企业的品牌和知名度得到一定程度的提升，因而服务认证的措施成为推动服务标准有效实施的可行方法，并得到广泛推广。

第三节　公共服务标准化

一、公共服务的内涵与类别

（一）公共服务的内涵

服务是不以实物形式而以劳动提供的形式满足他人某种特殊需求，并使接受方从中受益的一种有偿或无偿的活动。在现代社会中，这些服务的提供可以来自三个方面，即由营利性的私人企业使用私人资源提供的私人服务；由非营利性的社会组织使用社会资源提供的社会服务；由公共组织机构使用公共权力与公共资源提供的公共服务。现代社会中公共服务是指使用公共权力和公共资源向公众所提供的各项服务的总和。它以政府为主体，鼓励社会力量参与。

公共服务包括加强城乡公共设施建设，发展教育、科技、文化、卫生、体育等公共事业，其为社会公众参与社会经济、政治、文化活动等提供保障。公共服务有广义与狭义之分。广义的公共服务包括国家所从事的经济调节、市场监管、社会管理等一些职能活动，即凡属政府的行政管理行为，维持市场秩序和社会秩序的监管行为，以及影响宏观经济和社会整体的操作性行为，都属于广义的公共服务，它反映了公民活动的间接需求。而狭义的公共服务包括能够直接满足公民活动需求的公共服务，如满足公民生活、生存与发展的某种直接需求，能使公民受益或享受的公共服务。因此，是否能够直接满足公民活动的需求成为两者概念上的明显区别。

（二）公共服务的类别

根据公共服务的内容和形式，可以将其分为基础公共服务、经济公共服务、公共安全服务和社会公共服务四类。

基础公共服务是指通过国家权力介入或公共资源投入，为公民及其组织提供从事生产、生活、发展和娱乐等活动所需要的基础性服务，如提供水、电、气，以及交通与通讯基础设施等，是一种能直接满足公民需求的公共服务。

经济公共服务是指通过国家权力介入或公共资源投入，为公民及其组织从事经济发展活动所提供的各种服务，如博览会推广、企业咨询服务等。

公共安全服务是指通过国家权力介入或公共资源投入，为公民提供的安全服务，如城市反恐、消防救援等。

社会公共服务是指通过国家权力介入或公共资源投入，为满足公民的社会发展活动的需要所提供的服务，为满足公民的生存、生活与发展等社会性直接需求的公共服务。社会发展领域包括教育、科学普及、医疗卫生、社会保障及环境保护等。

二、公共服务标准化的内涵与特征

（一）公共服务标准化的内涵

一般认为，公共服务标准化是指政府在为公众提供公共服务和公共产品的基础上，对于重复性的行为、技术和产品制定具体的操作和管理标准，并通过各级标准化行政主管部门批准和颁布，进而在实践中实施和推广，以求不断满足公众的公共需求，取得最佳社会效益的过程。公共服务标准化的主体是政府，其通过对公共服务的不断探索逐渐完善公共服务的标准化进程。这里所说的公共服务是一个广义的概念，即凡是通过政府部门提供产品和服务的实践都可以纳入公共服务标准化的范围。

（二）公共服务标准化的特征

1. 动态性

公共服务标准是对社会实际问题的当下回应。随着社会不断往前发展，新的社会问题也会随之而至，因此公共服务标准也要不断地更新发展，不断地往深度和广度方向发展，不适用的标准体系需要去除并建立新的标准体系，过时的标准要不断地修订、完善和提高。公共服务标准化是持续改进、不断更新的动态发展过程，是制定、发布、实施、修订等环节的循环过程。

2. 差异性和多样性

公共服务标准化不同于工业标准化，由于其服务对象存在区域差异、文化差异、经济发展水平差异等情况，致使公共服务标准化呈现出多种形式。因此，公共服务标准体系不是单一的技术指标形式，而是形成了一个由定量指标和定性描述综合表达的体系。

3. 统一性

对于属于同一公共服务事项或类别的公共服务，存在不同层级政府、不同部门交叉管理的问题，通过制定统一的技术标准、管理标准和服务标准，可以实现公共服务提供流程的规范化，明晰各部门之间职能的界限，促进各部门之间的有机衔接，提升公共服务的效能。

4. 经济性

公共服务的提供需要国家资源的大量投入，如何使投入与产出达到一个令人满意的均衡值是现代公共服务标准化需要重视的课题。其效果应该以是否满足公众公共需求和取得最佳的社会效益来衡量。

三、公共服务标准化的意义

1. 有助于更好地提升公共服务质量

公共服务标准化以精细式管理替代粗放式管理，在总体设计、信息收集、组织实施方面强调精细化管理，以期提高政府资源的利用效率，提高服务质量，规范服务方法、服务过程及服务手段。公共服务标准化建设通过设立目标，确定提供主体职责，规范工作流程，以减少人为意志的随意性，增加服务提供的科学性。较大的应用性及可操作性降低了政府管理的工作成本，大大提高了政府的工作效率及公共服务的质量。

2. 有助于推进公共服务体制和机制创新

推进公共服务机制、体制的不断改革与创新，是满足公众不断增长的公共服务需求的必然要求，也是提高政府公共服务质量和水平的迫切要求。

公共服务标准化本质上是一种优化公共服务的工具、技术和方法的管理机制，是提高服务价值与改善运行制度的创新机制。公共服务标准化在设计时整合了战略管理、风险管理、政府服务流程再造、绩效评估等新兴的管理工具，寻求从公共服务的数量、质量、流程与绩效等方面的改进来达到优化公共服务管理的目标。因此，公共服务标准化对于推动我国行政管理体制改革创新，提高政府管理的绩效具有重要的现实意义。

3. 有利于实现基本公共服务均等化

确定法定的基本公共服务范围，明确一定时期内基本公共服务达到的标准，实现基本公共服务的均等化成为政府在基本公共服务领域进行公共服务标准化建设时的基本目标。基本公共服务标准在制定时要充分考虑不同地区公共服务供给现状，在涉及公民基本权利的领域要尽量制定全国统一的公共服务标准。同时，在公共服务标准化建设过程中，政府还要明确基本公共服务标准实现的规划和不同时期的目标，建立相应的支持体系，从而确保基本公共服务标准由制定到实施的转变，确保基本公共服务供给的持续性；通过基本公共服务标准的制定和实施，确保公民基本需求的满足，真正实现基本公共服务的均等化。

4. 丰富我国标准化研究的主题

标准化成为科学管理的有效手段，是人类社会实践的产物，是社会发展到一定阶段的必然结果。标准化经历了古代标准化、近代标准化到现代标准化的发展历史。从标准化、服务标准化、公共服务标准化到细分的医院服务标准化，无一不在进行着标准化深度上的解读与广度上的伸展。标准化研究最早应用于工业领域，其取得的成就逐渐受到其他领域的重视，越来越多的领域在管理实践中使用标准化的理论和方法，公共服务领域的标准化通过加速形成自身的体系，努力成了标准化研究的重要分支，丰富了我国标准化研究的主题。

第四节　医院服务标准化

一、医院服务概述

（一）医院服务的相关概念

1. 医疗与医院

医疗即疾病治疗，是一个职业行为和专业技术实施的过程。"医疗"一词是近几十年为了与国际接轨而新出现的词组，比治疗内涵丰富，包含疗养保健之意。在医院，患者首先渴望得到有效的医疗，使疾病得到医治，身体得到调理，之后才是期望得到心理上的满足。

医院是以提供医疗护理服务为主要服务目的的医疗机构，是为广大群众提供疾病治疗及护理的特定场所，是医疗服务产生的空间，是医疗服务开展的平台。

2. 医疗服务与医院服务

（1）医疗服务

医疗服务包括伴随疾病的预防、诊断、治疗、康复、预后等医疗活动过程，医院及医务人员以实物和非实物形式满足患者需求的一系列活动。医疗服务具有两重性特点，一方面，医疗服务包含疾病诊断、治疗等职业技术过程；另一方面，医疗服务又包含满足人类生理和心理需要的服务过程。在医疗服务过程中，医护人员是医疗技术的提供者，患者是医疗服务的接受者，两者通过医疗过程由服务相链接。医院提供的医疗服务是以医疗设备、药品等为载体提供给患者的服务，服务本身是无形的，通过患者疾病的发展情况及治疗预后表现其价值。

（2）医院服务的组成

医院服务是指医院以医学专业知识和技术为主要服务手段，基本上以载体的方式向患者及所有顾客提供的，能满足人们医疗保健需要，为人们带来实际利益和价值的所有服务活动。

医院服务是医院在医疗活动中以就诊者生理和心理需要为起点，通过各种有效的行为方式，提供一系列满意服务的过程。完整的医院服务由三个层次组成。

一是核心服务。这是医院服务最基本的效用和利益，是患者对医院服务最基本的需要，患者到医院就诊，主要是为了治疗疾病、护理身心。从患者角度出发，核心服务是一种理应获得的首要服务。

二是形式服务。这是为了让核心服务顺利提供而进行的必需服务，是核心服务的外在表现形式，如服务项目技术、设备、质量和人员等。它也反映了患者的不同期望，同一种疾病的患者会有不同的需求，如技术水平、质量的好坏和效果、设备的新旧、人员的态度等。

三是附加服务。这是为增加服务的价值而开展的辅助性服务。主要指医疗服务的延伸部分和更为广泛的服务，包括非医疗的服务。由于它能给人们带来心理和精神上的满足而增加了服务的整体价值。对于患者来说，这是一种额外的"收获"，附加服务越多，患者就会感到获得的服务利益越多。这是医院与竞争者之间形成服务差异化的重要途径。

（3）医疗服务与医院服务的关系

医院服务是医疗与服务的有机融合，是医疗技术提供者与患者接触时所提供的医疗服务与患者从进入医院开始时得到的服务的总和，甚至还包括患者出院后的一系列服务。医院服务在医院这个特定场所开展，是为满足患者及进入到医院的人群的生理、心理、社会等多层面的需求而进行的一系列创造服务价值的活动。医院服务从功能上包括挂号、收费、检查、配药、治疗、护理、卫生、饮食等；随着社会的发展，人们对健康需求的日益增长使得医院服务的内容被大大丰富，不仅有疾病的预防、诊断、治疗、预后与康复等服务，还包括出院后的保健提醒等。

因此，医院服务包括医疗服务，医院提供的服务是一个完整的系统过程，单纯的医疗服务已不能满足就诊者的需求；但医疗服务是医院服务的核心内容，医院服务的发展也是源于医院核心服务的支撑而得以延续的。

3. 顾客服务与医院服务

顾客服务涵盖了交易前、中、后的整个服务过程，是企业主动了解顾客需求、为顾客创造价值的重要途径，是企业与顾客之间建立长期关系的纽带。

对医院来说，顾客服务是一种主动服务的行为，传统的顾客服务仅仅局限于被动解决顾客的问题和对投诉做出反应，这显然已不符合现代医院服务的发展理念。人们也已经意识到，着眼于在问题发生之前就预测可能出现的问题对医院的经营发展尤其重要。除此之外，医院的顾客服务对医院顾客的忠诚度提升也大有裨益，对新顾客亦有极强的吸引力。

顾客服务在企业发展中起着重要作用，医院服务的发展也可以引入顾客服务的理念创新其发展的方式。我们可以从以下几个方面了解医院的顾客服务。

（1）医院的顾客服务是倡导一种新的服务理念。医院的顾客服务就是要求我们以顾客需求为导向，以顾客满意为目标，为顾客创造更多的利益和价值。

（2）医院的顾客服务是追求医患关系平等化。医患关系经历了主动被动模式、指导合作模式与相互参与模式三个阶段，而当下，指导合作模式与相互参与模式已渐渐成为最普遍的医患关系模式。在医院，将患者视为顾客，将医院服务视为产品，那么为患者提供的顾客服务将会更加主动、优良，因而顾客服务将对医患关系的变化产生直接的影响。

（3）医院的顾客服务是为患者创造更多的利益和价值。医院顾客服务的内容主要是指医疗服务之外的附加服务，这些附加服务不仅为核心服务增光添彩，而且使顾客在享受更加完善舒适的服务中既获得经济利益又得到精神上的享受和心理上的满足。顾客服务使医院的服务无论是内涵还是外延都更加丰富，这些服务内容的增加为患者带来了直接或间接的利益。

（4）医院的顾客服务是一种有组织的职能管理活动。医院的顾客服务是对患者的服务活动进行系统设计和管理的过程。这一过程起于对患者信息的了解，止于持久的顾客关系的维系和管理，是对患者就医前、中、后整个过程的一系列服务活动。通过有计划地组织，专业化地管理，使患者在整个就医过程中接受优质高效的服务。

医疗服务、顾客服务与医院服务三者既有区别又相互联系。医疗服务即医疗技术上的服务及它附加的形式服务；顾客服务侧重附加服务，却又比之更丰富、更全面，追求为患者创造更多的利益和价值；而现阶段的医院服务以医疗服务为主，兼夹有少部分的附加服务，但本质上仍处于医疗服务向医院服务发展的阶段，并没有真正意义上向顾客服务方面迈进。但从医院的顾客服务趋势来分析，医院服务可向企业服务求发展，向酒店服务求效率，从医疗服务逐步扩展到顾客服务。因而今后的医院服务，从严格意义上来讲，应该是患者服务和顾客服务的有机结合。可以预见，顾客服务的理念亦将丰富现今的医院服务体系，带动医院服务向一个更高效、更人性化的方向迈进。

（二）医院服务的特征

医院服务的特征有无形性、不可分离性、非储存性、差异性等，医院服务属于服务领域的一种，其特征既体现了服务的基本特性，也存在其特殊性。

1. 无形性

医院服务是一种无形的服务，其无形性也是服务行业所具有的共性，是抽象和难以感知的。医院服务的无形性可以从两个方面来理解。第一，服务的组成元素是无形无质的，人们不能触摸到或观察到；第二，患者在就医前往往无法预知其将会得到的服务，接受服务之后也很难察觉到服务所提供的具体利益，或者要过一段时间才能感受到它的利益和价值。尽管有些服务可以通过有形物质加以形象化，但这些有形物质只是无形服务的外在承担者，服务在本质上是无形的。如医疗服务，这是它的提供者对患者所施行的一种行为，包括检查、诊断、治疗、护理等，患者可以看得见、摸得到服务的有形部分，但他们无法看到服务的无形部分，这些有形部分只是无形部分的一种载体。

2. 不可分离性（同步性）

医院服务提供过程与医院服务消费过程并存，患者必须亲自参与到医疗服务的过程中去，才能接受医务人员提供的服务。随着信息技术和医学科学的发展，逐渐出现了远程医疗等诊疗方式，但这些诊断根据也都必须来自患者直接接受的医院检查，因而，从本质上讲，医院服务仍是同步的。医院服务的同步性特征对医院服务的提供提出了较高的要求，由于医院服务在生产的同时患者也正在消费，因此在服务的生产上就要提高其生产标准，严控服务质量，避免低质量的服务降低患者对医院整体服务的感知和评价。

3. 非储存性（易逝性）

医院服务只能在其生产出来的同时进行消费，否则就会造成服务劳动价值的损失。如患者未能如约就诊，医生便要浪费诊疗时间，而其准备好的治疗服务便不能产生相应的服务价值，其原因在于服务的价值只存在于当患者前来就医的这一时间段内。

4. 差异性

医院服务是患者与医院服务人员之间面对面接触的服务。医院服务的差异性表现在两者自身因素的影响。一方面，受服务人员自身因素的影响，如心理状态，使得同一服务人员面对不同患者会提供不一样的服务；另一方面，受患者自身因素的影响，如患者自身的知识水平、兴趣、爱好等也直接影响服务质量和效果的客观评价。另外，就算是同一服务人员、同一患者，在病情的不同阶段下，其所进行服务的方式也不一样。又或者同一疾病类型的同质患者在临床症状、体征、生理生化指标等方面可能有所不同而需采取不同的治疗手段等。因此，现实中医院不存在两次完全一样的服务。

5. 专业性

医疗服务是专业性很强的工作，医疗知识在人群中并没有得到广泛而有效的传播，导致医患双方在对疾病信息和知识的掌握上并不对称。同时，医疗知识的学习与理解需要一定的认知基础和时间，因此尽管医患之间在服务过程当中加强了信息的沟通，医院也注意加强医学知识的宣教，但患者对医疗疾病知识的掌握仍然是很有限的。

6. 时效性

面对危急重症，医院服务必须快捷有效，一切以保障患者生命健康为先；即使疾病紧迫性不高，在患者眼中尽快治愈疾病仍然是最为重要的事情，没有什么比生命健康更宝贵。因此减少就诊时间、提高就诊效率无疑成为患者迫切的服务需求。

7. 整体性

医院服务中与患者接触的往往是一线人员，其服务的开展受到后勤保障部门的支持。患者顺利接受医院服务，离不开医院全体员工的高度配合，任何一个环节的疏漏和失误都会影响患者的医疗结果和其对医院服务整体效果的评价及满意程度。

8. 风险性

医院服务接收方是人，医院服务提供方也是人，而人是存在主观能动性的，对待事物的处理方法不尽一致。医疗时可能由于过程的复杂、病情的罕见及施治人员的主观特性等，会给医疗结果造成一定的不确定性；另外，即使医疗人员没有失误，存在于患者体内的疾病也有可能因为其本身的因素，发生病情的突然变化。因而，医院服务具有高风险性。

9. 情感性

"有时是治愈，常常是帮助，总是去安慰"，揭示着医学的最终目的并不是治疗，而是人的关怀，医学所要救助的目标不仅仅是生病的个体，更是一个充满个性与情感的生命体。人在生病时心理较为敏感与脆弱，特别需要服务人员的关怀和安慰，服务人员稍有一份关怀就会使患者在心灵上得到一种安慰，在情感上得到一份温暖。反之，患者会感受到伤害而产生不满。

10. 伦理性

大医精诚，医者仁心，医护人员进行医疗服务活动时首先要有"仁"者之心，对待患者要热诚，要一视同仁，以患者为中心，发挥救死扶伤的人道主义精神，对医疗事业拥有无私的价值观和高尚的医德操守。医院服务的伦理性还要求，医护人员应熟练掌握医疗技术，不断学习新知识，为患者提供优质有保障的服务，切实维护患者的生命健康权利，为生命价值最大化尽自己最大的努力。

二、医院服务标准化的内涵与分类

（一）医院服务标准化的内涵

1. 医院服务标准化的概念

标准是为了在一定的范围内获得最佳秩序，经协调一致制定并由公认机构批准，共同使用和重复使用的一种规范性文件。医院服务是指医院以医学专业知识和技术为主要服务手段，基本上以载体的方式向患者及所有顾客提供的，能满足人们医疗保健需要，为人们带来实际利益和价值的所有服务活动。那么医院服务标准可以认为是为了在医院范围内获得最佳服务秩序，经医院内部协商一致制定，并由医院批准，共同使用和重复使用的关于医院内部服务活动或服务流程的一种规范化文件。医院服务不仅是以医疗服务为中心的一个增加患者服务价值的支持服务，也是医院差异化竞争的一个重点领域，医院可以根据自身情况制定符合自身发展的医院服务标准。而医院服务标准化就是对其标准制定、发布和实施的一个不断循环的活动，是为了在医院提供服务的范围内获得最佳秩序，提高服务质量及其价值，对医院服务实际问题或潜在问题制定共同使用和重复使用的条款的活动。其目的是提高医院的服务效率、服务质量及患者的满意度，使医院获得更大的社会和经济效益。

2. 医院服务标准化的作用

（1）对医院经营具有增值作用

产业发展的动力源于竞争，迫使企业为顾客提供更多价值，医院要在激烈的市场竞争中谋得生存与发展，就必须努力为患者提供更多的价值，而实现其目的的有效途径就是降低医院运营成本和改善服务质量。

医院可以在短期内以缩减开支、节约成本等方式来降低医疗服务的价格，却无法满足社会日益增长的医疗保健服务需求。医疗行业需要在技术上不断创新，在质量上大力保证，在服务上使人满意舒适，因此除了必不可少的经济支持，以改善服务质量的方式为医院争取到更多利益是有效且可行的。另外，当人们的生命健康受到威胁时，经济考量不再是患者最重视的要素，即使是在一般的医疗服务过程中，大多数患者由于医疗信息的不对称，也很少考虑到成本问题。所以降低医疗费用的价格并不一定可以提高医院的市场占有率，人们在选择医院时考虑更多的是医院的技术质量、服务水平等因素，在生命健康面前鲜有人讨价还价。要注意的是，医院以提高服务质量的方式增加利益并不是要求医院就不要重视运营成本，在同价格水平通过成本领先战略来获取竞争优势也是可行的，而改善服务质量无疑是提高医院服务价值更为有效的途径。

通过改善服务质量来提高医院的经济收入很有必要，而服务质量的保证需要相关的服务规范或服务标准为其提供支持。生产车间的流程作业需要一定的操作规范或作业标准保证其生产效率与产品质量，医院同样是一个生产医疗服务产品的"车间"，因此规范化、标准化显得尤其重要。

（2）对医学科学的发展具有支持作用

我们知道，医院不仅是一个医疗服务平台，也是一个集医学研究、医疗试验与医疗创新应用于一体的医学科研基地。医疗技术的发展离不开科学技术的创新，科学技术作为第一生产力，其不断的创新发展也成为医院的核心竞争力所在，成为医院发展的生命力所在。医学新技术的研究、论证、鉴定到成果的转化、投入临床的使用是一个科学、严谨的过程，医学新技术、新项目的开展给患者带来福音的同时，也存在一定的难度与风险。医学是与人类生命健康密切相关的一门学科，创新医学技术的发展与应用是存在高风险的，对于实施治疗的当事人来说风险极高并且医疗技术的难度与存在的风险通常是正相关的关系，可是如果医学高新技术因此而得不到临床应用，不仅对医学的科研成果是一种浪费，而且也会使医学科学的发展止步不前。在这种情况下，唯有服务可以缓解这种两难的局面。医院服务标准化带来服务质量的高度保证，而患者满意的服务是医患之间良好沟通的桥梁，其增强了患者对医院员工的好感、对医院的信赖，潜移默化中患者对医院医疗水平的信心相应提高，对医院开展医学新技术、新项目的支持率也有所提高。

因此医院服务标准化使得医院通过提供高效优质的医院服务，拉动医疗新技术、新项目得到实际应用过程的转换，有助于促进医院医学新技术、新项目的开展，不断提高医学科学技术水平。

（3）对医院的品牌体现具有集聚作用

医院服务标准化使得优质服务以稳定的状态呈现给消费者，优质服务的持续提供是塑造医院品牌的重要保证，它使医院优势得以集聚，从而发挥更大的效力。医院品牌常常是高品质技术和舒适满意服务的一种保证，作为医院的无形资产，它给医院带来的价值远远要高于创建品牌所付出的成本，可获得更高的溢价。

追求医疗质量、服务水平的高标准，力求获得患者最大程度的满意是医院"以患者为中心"思想的具体表现，也是医院赢得患者、赢得市场、赢得社会声誉的重要途径。优质服务是形成医院品牌的必要因素，医院服务是患者对医院的第一印象，往往也决定了患者对医院的最终印象。对于医疗技术而言，通常患者与医护人员之间信息是不对称的；患者对医院服务的认识会更加直观，对其期望值也会更高，要让患者满意的第一要务就是提供优质服务，优质服务不仅使患者得到更好的就医体验，反过来也会促进医疗技术的质量保证。因此，医院服务标准化对医院品牌的体现具有集聚作用，可以使医院的优势得以充分发挥，是创建与维系医院品牌的重要保证。

（4）规避风险的作用

医疗服务工作具有很大的风险与不确定性，如疾病的突变性、工作流程的多样性、工作人员的独特性及患者情况的差异性等。医院服务标准化可以通过制定标准来规范工作人员的工作流程，使技术服务操作规范，尽可能地规避大部分的不确定因素，将不确定因素及风险降到最低。

在日常医疗工作当中，贯彻落实十八项医疗核心制度有利于确保医院医疗护理质量、规范诊疗行为、降低医疗事故发生的概率。那么对医院服务进行标准化建设也应该有上述作用，除此之外，医院服务标准化还可以提高患者就医体验，增加顾客服务价值，规避因医院服务矛盾产生的风险等。

（二）医院服务标准化的分类

为了更深入地了解医院服务标准化的含义，我们可以对医院服务标准化的类型进行归纳分析。

1. 按标准化实现过程的阶段分类

按标准化实现过程的阶段来分，可以把医院服务标准化分为医院服务职责规定标准化、医院服务流程标准化及医院服务结果标准化。

（1）医院服务职责规定标准化

医院服务的提供主体是医院各部门的人员，医院在提供服务的过程中应明晰各部门、人员的职责，以规范服务标准化过程中服务提供主体所提供服务的内容及服务应达到的水平，保证服务的质量。

（2）医院服务流程标准化

明确规定医院服务提供主体的服务流程，要求有一整套服务程序。一般针对操作层面而言，医院服务流程标准化是对服务的工作方法、程序、行为操作进行统一的规定。主要的做法是以服务目标为中心，将目标分解，对服务职责进行梳理与细化，减少不必要的程序，保留关键步骤，而且对程序运行的时间有明确规定以保证服务流程的规范。

（3）医院服务结果标准化

规定医院服务需要达到的标准或水平，以确保服务的高质量。一般针对医院服务实现情况而言，是对医院服务提供主体在一定时期的服务水平、服务数量和质量提出明确规定。同时，医院服务结果标准化还指对于服务质量和水平要有可量化的尺度，以便把服务实现情况、实现效果作为评价医院工作的重要内容。

2. 按服务标准化的内容分类

按服务标准化的内容来分，可以把医院服务标准化分为医院服务产品标准化、医院服务行为标准化和医院服务技术标准化。

（1）医院服务产品标准化

医院服务产品标准化是指医院服务标准化提供主体将服务标准化客体

的状态加以标准化的过程，而服务标准化的客体是服务主体在完成一系列过程之后所得到的结果。根据产品形态，又可以将其分为硬件与软件这两种形态，因此服务产品标准化又可分为服务硬件标准化与软件标准化。服务硬件标准化指医院设施、服务温馨提醒等有形服务产品的标准化，服务软件标准化指医院信息引导等无形服务产品的标准化。

（2）医院服务行为标准化

医院服务行为标准化主要针对医院服务提供的操作层面来说，是对医院服务提供主体提供服务行为时所做出的明确规定，是对医院服务提供方直接面对社会提供服务时必须遵守的办事程序、办事规则、行为纪律等方面建立统一的标准。

此外，根据服务行为所用于的客体的不同，可以把服务行为分为内部服务行为与外部服务行为。内部服务行为指服务主体在提供服务过程中所做出的只对服务组织内部产生效力的服务行为。外部服务行为指服务主体在提供服务过程中对服务对象所做出的服务行为。

（3）医院服务技术标准化

医院服务技术标准化是医院服务标准化的主要组成内容，是服务提供主体所提供的关于技术方面服务的标准化工作，涉及医疗、护理、检验、检查、药品调配、环境卫生、安全、信息管理等多个方面。

3. 按服务标准化的功能分类

按服务标准化的功能来分，可以把医院服务标准化分为医院服务基础标准化、医院服务保障标准化和医院服务提供标准化。

（1）医院服务基础标准化

医院服务基础标准化是指对医院服务标准化起基础指导作用的、通用的标准。主要包括标准化通则、服务术语、标志标识、单位、测量标准等。

（2）医院服务保障标准化

医院服务保障标准化是为了支撑医院服务有效提供所进行的标准化。主要包括服务场所的环境卫生标准、安全与应急标准、信息标准、设施设备与用品标准、人力资源管理标准、服务评价与改进标准等。

（3）医院服务提供标准化

医院服务提供标准化是为了保障医疗服务顺利开展，实现诊疗服务的功能性、安全性，对服务程序、应达到的水平和要求进行规范。主要包括技术标准、服务行为标准。

三、医院服务标准化的必要性

（一）发展环境分析

1. 医院竞争全面化

相比传统医疗机构的医疗技术之争，当今医疗机构的竞争已趋白热化、全面化，并且焦点已由医疗产品的专业化竞争转移到服务产品的差异化竞争，随着先进服务理念的引进，医疗服务行业的服务革新不断进行，吸引顾客的新服务被逐渐推出。

2. 市场竞争多极化

在我国，公立医院、合资医院、民营医院曾出现过三足鼎立的局面，民营医院由于综合竞争力不强，组成联合体的现象并不少见。而随着医联体的出现，医疗市场的格局已被再次打破，医院竞争由原来的独立个体竞争逐渐演变成"医疗集团"的"对抗"，使得现今的市场竞争趋向多极化。

3. 产品趋向高新化

随着科技的迅猛发展、新技术的广泛应用，众多服务的科技含量和档次都在不断提高。医院实际上也是高科技企业，用于临床的很多医疗手段非常复杂与先进，必须善加经营。面对新经济时代的到来，我国医疗机构不仅在组织结构方面显得很不适应，而且在创新能力方面也明显不足。但竞争却是建立在服务质量的基础之上的，是与技术创新息息相关的。

4. 医院服务市场的营销方式发生变化

现今医院服务市场的营销方式与以往相比发生了重大的改变，从以往的"买方市场"转变为"卖方市场"，从重视"医疗产品"到"医疗产品"与"服务产品"并重，从质量竞争转变为服务竞争、品牌之争，从热心追求利润转变为追求医院服务价值最大化等。其营销方式的变化揭示着无论是医疗产品还是医院服务，有形部分的属性如品质、性能等方面的差异变得越来越小，消费者的选择在很大程度上将取决于对无形属性的感知，即如何提供服务及提高服务的质量。

5. 医院服务对象的需求发生变化

随着物质生活水平的提升，服务顾客观念的转变，越来越多的消费者在获得生理满足的同时，对心理满足的需求也越来越强烈。医院过硬的医疗技术固然重要，但人性化的服务也备受渴望，更多附加服务的提出使得医院服务对象对医院服务的需求不断发生改变。具体有以下几点变化：

（1）对医院服务的需求多样化。

（2）各种服务需求经常相互交织，如医疗需求当中有额外需求，基本需求之外有附加需求。

（3）过高期望值下出现不合理需求。

（4）患者家属需要医院提供的配套服务。

这些现象说明，用服务满足需求，以优质服务解决供需矛盾，成为医院服务创新变革的方向。在这种生存形势下，医院工作的立足点只能转移到服务上，转向尽最大努力去满足社会对医院服务功能的需求上。

6. 政策的影响

药品加成政策的取消使得医院的运营收入减少，加重医院服务在医院经营中所占的收入比例。

在医疗机构中，药品曾以高出医院实际采购价卖给患者，以覆盖医疗机构运营成本。取消药品加成后，部分地区公立医院通过调整医疗服务价格等方式进行补偿。如何调整服务的方式及内容来应对医疗政策改变产生的影响，成为医院经营中要考虑的重要内容。

医院在面临政策环境规范、市场竞争加大和内部运营成本增高的环境下，提高医院服务水平、增加医院服务收入是医院发展的重要方向。医院服务标准化对医院经营的增值作用已越发明显，在政策把医院的性质定位往公益性方向回归的当下，如何建设好医院服务的标准化过程，提高医院服务的质量与水平，增加医院的运营收入，已变得越来越迫切，越来越有必要性了。

（二）医院自身的需求

1. 服务质量是医院的生命

服务质量是医院的生命，是医院工作的中心。在医疗行业的竞争中，最根本的竞争是质量的竞争，包括医疗质量及服务质量。医疗质量是医院的立身之本，服务质量是医院的发展之道。服务质量好，医院受益多，医院才能生存和发展。确立提高服务质量是医院全体员工应尽职责的观念，形成整个医院上下都来关心服务质量的良好风气,把"质量第一"的意识落实到每一个部门、每一个医疗环节、每一道操作工序、每一个服务流程中去,运用综合手段,为提高服务质量创造良好的思想条件和物资条件。服务质量需要有一套服务标准去衡量、指导和规范,因此建立医院服务标准并将其实施变得非常有必要。

2. 医院服务标准化为医院服务提供科学的发展方式

创新引领潮流,尾随遭遇淘汰。医院服务需要不断探索、不断创新与实践,才能在激烈的市场竞争中为医院创造更多价值。标准化在促进企业技术进步、提升企业管理水平、提高产品质量、增强企业市场竞争力及增加企业市场占有率等方面扮演着重要的角色,而医院服务标准化就是通过标准的制定、发布和实施,利用 PDCA 循环改进法则对医院服务不断进化的活动,将极大有利于医院的发展,提高医院的综合实力及竞争力。

3. 评价与监督医院服务的质量

医院服务标准化建设有利于医院服务评价体系的建立,对医院服务质量做出客观真实的评价,发现医院服务过程中存在的问题,促使医院及行政管理部门对薄弱环节加强管理,从而不断提高医院服务的质量。

在服务质量评价过程中,有效、全面地观察服务系统对于识别服务质量及完善后期标准是十分必要的。我们可从服务的内容、过程、结构、结果及影响五个方面考察质量。①考察服务内容是否遵循相关标准,根据一定程序进行。②考察服务流程中的顺序是否恰当,是否保持活动的逻辑顺序和对服务资源的协调利用。③考察有形设施和组织设计是否恰当,是否符合科学标准与审美标准。④考察服务结果是否与预期相符,差异出在何处。⑤考察服务对就诊者产生的长期影响因素,并在今后标准的修改中充分考虑这些影响因素。

另外,医院服务标准化使得其监督有了参照根据,方便消费者与医院内部对其进行监督。

4. 使服务流程透明化,提升消费者对医院服务的认知

随着患者生活水平的提高,对医院服务的要求也越来越高。医院应紧跟时代发展的步伐,满足患者的就医需求,革新服务理念,规范服务行为。现实的医院运营过程中,由于一部分消费者顾客身份意识的提高,不仅对医疗效果有过高的期望,而且对医院的其他服务也有着强烈的主观要求。往往在医患信息不对称、患者不了解服务流程、个人的期望高于现实地提供等情况时，患者对医院便容易产生一系列的不理解想法甚至矛盾。另外，新闻媒体对医疗行业存在的问题过分渲染，对群众产生误导，使得患者对医院的误解和不信任加深，加剧了医患矛盾的复杂化和尖锐化。

造成以上"偏见"和"缺陷"的原因很多，但认真分析起来，如果能对医院服务流程进行很好的梳理，通过制定标准保证服务质量，同时对服务对象公布各个环节的服务标准，患者在就诊时能清楚知道自己所接受的服务内容，那么当服务不如意或出现意外时，他们便不会把责任自然而然地归咎到服务提供方，认为医院出了差错。但是在一些情况下，医学的不确定性与风险性往往是造成不良结果的主要原因，而患者却常常对之不甚了解，因此让患者了解就医流程、获悉诊疗预期不仅可以使员工服务得到监督，还可以打消患者对就医的疑虑，消除患者对医院服务的误会，增强对医院工作的了解，以至于降低患者对医院的不满意情绪。

四、医院服务标准化的可行性

（一）服务标准化建设成为加强医院建设新趋势

医院服务标准化建设有利于医院管理和保障服务质量，已逐渐成为医疗机构发展的新趋势。

2018 年，国家标准化管理委员会同 26 部委共同印发《社会管理和公共服务标准化发展规划（2017—2020 年）》，力争到 2020 年制定、修订社会管理和公共服务标准 800 项以上，建立社会管理和公共服务标准化国家级试点400 个以上，培养社会管理和公共服务领域各类标准化人才 10000 名以上。我国多省也在大力加紧公共服务标准化的建设进程。2018 年，浙江 9 个国家级社会管理和公共服务标准化试点通过验收，其出台《浙江省基本公共服务标准体系建设方案（2017—2020 年）》，3 年之内将制定至少 75 个相关标准。2018 年 5 月 28 日，江苏省在省十三届人大常委会第三次会议上，围绕全省基本公共服务标准化建设情况，省政府做了专题汇报，省人大财经委也提交了调研报告。广东、福建等多省也在该领域持续加大投入力度。

公共服务标准化建设的浪潮已经迎面扑来，有关该领域的服务标准化建设也将被逐渐蔓延。在时代发展不断加速的形势下，医院也应该尽快适应服务标准化建设新趋势，加快完善服务标准体系，助力医院管理的绩效评价与服务改进等工作，更好地推动医院服务往高质量方向迈进。

（二）高效运作，增加经营效益

医院服务的主体是医院，具体来说包括医生、护士、医技人员、后勤人员及管理人员在内的医院员工，医院内各有分工，员工各司其职，形成一个系统的整体。整体的协调与各部门的高效运转是医院高效服务的保证，工作按照相关规范与标准严格执行是医院服务高质量的重要保证。医院服务具有整体性的特征，为患者提供服务的过程是由许多环节构成的，任何一个环节的疏漏和失误都会对下一个环节造成一定程度的影响，致使整个就医时间变长，效果变差，服务费效比提升。因此，医院通过服务标准化建设，严格要求医疗技术操作按相关规范进行，服务流程按相关标准执行，将大大降低患者就诊时间与就诊效果的不确定性，提高医院运作效率，增加医院经营效益。

（三）成熟的制度体系提供极大的参考作用

"没有规矩，不成方圆"。国家治理需要依法，医院管理同样也离不开"法"，医院的"法"即标准、规章制度。有了标准、规章制度的保证，医院的管理就有据可依，员工的工作就能按部就班地开展，明确该干什么、怎么干、干到何种程度及遇到问题怎样处理等，使得医院服务工作有章可循，运行有序高效，实现医院管理走向规范化、流程化和标准化的目标。

每一家医院在经营管理中都会制定大量的规范文件以规范员工的行为，并形成一个成熟的制度体系，这为医院实行标准化建设提供了一定程度上的标准储备，在某些方面甚至可以作为标准化的模板来使用。在这里我们应注意制度与标准的内涵，努力将制度建设中的参考作用最大程度地发挥到标准化建设上来。另外，2011年重启医院等级评审，对医院服务标准化建设提出了更高要求，三级九等的等级划分迫使医院为迈向新高度不断提升自身的服务水平。同样，等级评审的相关制度为医院服务标准化建设提供了更为明确的指导与参考作用，高等级的评审目标也为医院服务标准化建设提供了源源不断的动力。除了国内的等级评审制度，国外的医院评审标准也常常被植入到高要求的医院标准化体系当中，成为医院服务标准化建设的主要参考标准。

第二章　医院服务标准化的基础及现状研究

第一节　我国医疗卫生服务概况

一、我国医疗卫生服务现状与存在问题分析

（一）我国医疗卫生服务现状

近年来，我国医疗卫生服务业发展迅速，全年卫生总费用及 GDP 占比逐年上升，过去几年基本医疗保障制度不断完善，覆盖的广度和深度都得到了明显提升。医疗机构结构逐步改善，包括医院、基层医疗卫生机构、专业公共卫生医疗机构等。其中公立医院集中了大量的医疗资源，是我国人民群众医疗卫生服务的主要提供者。国家卫生健康委员会通过其官网发布的数据显示，至 2017 年 3 月底，全国医疗卫生机构数达 98.6 万个，公立医院12608 个，占比 1.28%；2017 年 3 月，全国医疗卫生机构诊疗人次 6.8 亿人次，而公立医院 2.5 亿人次，占比 36.76%；同期全国医疗卫生机构出院人数2036.4 万人，而公立医院 1324.7 万人，占比 65.05%。根据公立医院数量、诊疗人次和出院人数占全国医疗卫生机构比例可看出公立医院在医疗服务市场上占据了绝对的主导地位。我国针对这一现象早已开展与公立医院发展相关的工作部署。2015 年 5 月 8 日和 17 日，国务院办公厅正式相继公布了《关于全面推开县级公立医院综合改革的实施意见》和《关于城市公立医院综合改革试点的指导意见》，把公立医院的改革提升到了一个新的高度，较以往有了较为实际的动作和目标。建立科学合理的公立医院管理体制与管理模

式，对公立医院实施科学管理，是医疗改革的重点。

根据"管办分开"要求，当下公立医院管理体制改革存在6种模式。2010年11月，相关课题组对国家联系指导的公立医院改革试点城市中的8个城市进行了专题调研。从调研结果来看，各试点城市根据各自情况，探索了不同模式的公立医院管理体制，设计了不同的"管办分开"形式，主要为以下六种：管委会模式、医院集团模式、医院管理机构模式、医院发展（投资）中心模式、卫生行政部门"管办一体"模式及医院自主管理模式。

（二）我国医疗卫生服务存在问题分析

1. 卫生资源不足，医疗资源分布集中

2010年我国总人口占全世界人口的19.45%，而卫生总费用仅占世界卫生总费用的4.5%，即使近年来卫生总费用不断增加，但卫生资源仍然无法满足人民群众日益增长的健康需求。

随着经济的发展，人们对生活质量、生存质量的要求越来越高，这些变化客观上导致人们医疗需求的增加，医疗卫生服务需求的多样性与现有医疗条件的单一性之间的矛盾逐步显现并深化，而医疗资源的集中更是供需矛盾暴露的导火索。

"看病难"本质上是一种医疗资源分配不均衡的表现。我国的大部分医疗资源集中在经济发达的东部地区和城市，而城市里又都集中在为数不多的大医院。农村合作医疗效果不佳，缺医少药问题见怪不怪，导致整个医疗体系呈现"倒金字塔"形。高新技术、优秀卫生人才基本上都集中在城市中的大医院，难免造成群众"看病难、看病贵"问题，而理性人的最优医疗消费倾向亦会造成医疗资源的稀缺。

2. 医疗机构性质定位不清

医疗体制改革中，将市场机制引入医疗行业是目前世界各国医疗改革的总趋势。实践表明，市场竞争有助于医疗服务效率的提高，也在一定程度上可以起到约束成本之效。但是市场有其失效区，医疗服务市场是不完全竞争的行业，该行业内存在很多外部性及信息不完全、不对称的问题，因此医疗服务市场调节无法完全发挥其应有的市场调节作用。过多依靠市场来解决居民医疗卫生的问题，医疗服务的可及性将极大地丧失。政府完全依靠市场机制本身无法实现资源优化配置和社会福利的最优，因此，市场失灵使政府

的参与成为必要。

医疗卫生体制改革过程中，自主经营、自负盈亏使得很多医院成为差额拨款或自收自支的事业单位，医院由公共服务的非营利供给方转变成为营利活动的追求方，运行机制出现了市场化的倾向，公益性质淡化。从根本上看，正是由于医疗机构性质定位不清，使得部分医院为了生存和发展，放弃了原有的责任和义务，以盈利为目的。同时由于过度集中稀缺性的优质医疗资源，导致医疗服务非均衡化和医疗费用不断上涨，出现了"看病难、看病贵"的现象。

3. 医疗保障不全面，供应体系尚未健全

我国目前推行的医疗保险制度在覆盖范围上还存在很多盲点，无力缴纳医疗保险费用的特困居民和社会弱势群体（如很大一部分少年儿童、老年人及无法就业人员等）缺乏有效的医疗制度来负担其医疗费用。而我国的社会医疗救助制度也才刚刚起步，政府的重视程度及支持力度都还有待提高。随着经济的快速发展和人们生活水平的不断提高，人们对医疗需求逐渐有着个人独特的见解，呈现出多元性和不一致性。目前单一的医疗保险制度已经难以满足部分人的需求，同时社会保险类别按属地原则对应不同的风险池，使得我国的社会基本医疗保险制度基金不可持续、社会医疗保险制度呈现碎片化，亦不能满足多样化需求。而商业医疗保险的发展过于缓慢，尚无能力对人们的健康医疗提供有力保障。

4. 医改政策落实缓慢

有调查表明，分级诊疗制度在推进过程中仍然面临着不少困难。双向转诊比例失衡，出现"大医院人满为患，基层医疗机构门可罗雀"的现象，主要原因在于基层医疗卫生机构人才流失严重，医疗能力不足，乡村医生普遍存在"四低一高"现象，即学历低、职称低、能力低、工资收入低、年龄高。

政策落实的缓慢和政府职责的不到位也有着一定的关系。长期以来，卫生部门对医疗机构存在重扶持、轻监管的倾向，对卫生政策的实施缺乏一定的监督和管理作用。

5. 社会资金进入困难

在有限的医疗卫生资源下，政府不应该、也不可能满足群众所有的医疗需求。满足群众的医疗需求还必须吸引社会资源，发挥市场机制的作用，

通过政府、社会、个人多渠道筹资的办法，发展医疗卫生事业。但就目前来说，社会资金进入医疗卫生领域仍然比较困难，多渠道办医的格局还没有形成。其主要原因：一是公立医院享受免税与补贴政策，因而在服务收费方面有着先天优势，民营医院难以开展公平竞争；二是一些社会资本进入医疗领域的目的是追求利润，在医疗质量与经济效益之间往往倾向于后者，不符合群众期望；三是一些大中型公立医院的股份制改革存在着政策困难等。

二、我国医疗卫生体制改革历程与展望

（一）我国医疗卫生体制改革历程回顾

第一阶段是 1978～1984 年。我国卫生事业发展陷入停滞状态，因而本阶段是恢复与改革之间的过渡时期。其间主要进行医疗机构内部的一些调整，但是这些调整都只是管理上的修修补补，并没有涉及体制上的变革，所以说这个阶段只是医改的"孕育期"。而值得一提的是，改革开放以后，农村合作医疗体制迅速衰落，绝大多数农民陷入没有医疗保障的境地，医疗体制改革在这一形势下得到不断酝酿。

第二阶段是 1985～1991 年。1985 年医改正式启动，核心思想是放权让利，扩大医院自主权。这一时期改革主要关注管理体制、运行机制方面的问题。政府的主导思想在于"给政策不给钱"，财政投入逐步减少，医疗机构逐步市场化，医院自主权逐步加大。虽然涉及体制问题，但是本阶段的改革更多是模仿了其他领域的改革，改革仍处在初级阶段。标志医改正式启动的事件主要有两个：一个是 1985 年 1 月召开的全国卫生局厅长会议；另一个是 1985 年 4 月，国务院批转卫生部（现国家卫生健康委员会，下同）《关于卫生工作改革若干政策问题的报告》。

第三阶段是 1992～1999 年。1992 年 9 月，国务院下发《关于深化卫生医疗体制改革的几点意见》，卫生部贯彻文件提出"建设靠国家，吃饭靠自己"。卫生部门工作会议中要求医院要在"以工助医、以副补主"等方面取得新成绩，而该项卫生政策刺激了医院通过创收来弥补收入不足的行为，同时也严重制约了医疗机构公益性的发挥，造成"看病问题"突出，群众不满情绪剧烈的后患。针对医院注重效益而忽视公益性的倾向，卫生部门内部也展开了一系列争论。因此这个阶段仍是在改革探索中，伴随着医疗机构市

场化的是与非的争议，各项探索性改革仍在进行。总体来看，该时期的医疗体制改革缺乏整体性、系统性，一些深层次的问题有待下一阶段去解决。

第四阶段是 2000～2008 年。2000 年 3 月，宿迁市公开拍卖卫生院，拉开了医院产权改革的序幕。城镇医疗改革陷入市场化的"泥淖"，卫生总费用的飙升、国家财政与社会保险承担医疗保障份额的大幅下降，导致居民个人卫生支出从 1980 年的 23% 上升到 2003 年的 57%。2004 年，一份名为《国家卫生服务调查》的报告显示：我国城市没有任何医疗保险的人口占 44.8%，农村没有任何医疗保险的人口占 79.1%，民众"看病难、看病贵"问题日渐突出。本阶段是各种趋势交叉最多的一个时期，市场化在医疗体制改革中发挥了很大作用的同时也暴露出了一些弊端，尤其是重症急性呼吸综合征（SARS）暴发以后，市场主导和政府主导的争论也逐渐深入，这为下一个阶段的到来埋下了伏笔。

第五阶段是 2009 年至今。2009 年 3 月 17 日，中共中央、国务院发布《关于深化医药卫生体制改革的意见》，提出了"有效减轻居民就医费用负担，切实缓解'看病难、看病贵'"的近期目标，以及"建立健全覆盖城乡居民的基本医疗卫生制度，为群众提供安全、有效、方便、价廉的医疗卫生服务"的长远目标。摒弃了此前改革过度市场化的做法，承诺把基本医疗卫生制度作为公共产品向全民提供，特别是新医改方案出台后，在医疗保障方面取得了重大进展，而且在基本药物制度建立、基层医疗卫生服务体系完善和公立医院改革试点等方面都已取得了重要进展。

至今为止，医疗保险对国民已经实现了高覆盖。从 1998 年城镇职工基本医疗保险制度的建立，到 2002 年的新型农村合作医疗保险，再到 2007 年的城镇居民基本医疗保险，我国已经逐步建立起了覆盖全体国民的基本医疗保障制度。据统计，目前三项基本医疗保障制度覆盖人数已超过 13 亿，覆盖率达 96% 以上。

（二）我国医疗卫生体制改革取得的成就

自 2009 年新医改以来，经过各级政府和广大医药工作者的共同努力，医疗卫生体制建设取得了明显进展和成效，主要有以下几个方面：

①覆盖城乡全体居民的基本医疗保障制度初步建立，国民看病就医有了基本保障。②对医药卫生经费投入持续增长，公共卫生服务范围不断扩

大，可及性不断提高。基层医疗机构的经费保障和服务条件明显改善，服务能力和水平也有所提高。③破除了"以药补医"机制，切断了医院收入与药品销售的联系，促进了科学合理用药。基本药物覆盖至各个医院，许多私办基层医疗卫生机构也逐渐实施了基本药物制度。④政府积极探索公立医院改革模式，稳步试行医疗改革新政策。十八届三中全会以来，城市公立医院改革有所加快，从试点开始，点面扩展，稳步推进。据调查发现到2017年为止，全国范围内20个省份、242个城市和其所有县（市）内的公立医院综合改革已经全面铺开，321个城市被纳入分级诊疗试点范围内。除此之外，一大批切合实际情况、可推广实施的成功经验在全国范围内推广试行，公立医院综合改革初见成效。

（三）我国医疗卫生体制改革的主要展望

1. 加大财政投入，合理分配卫生资源

政府投入的长期不足是导致我国公共卫生系统效率低下的直接原因。公立医院公益性的体现需要政府财政的支持，国民医疗保障体系的构建也需要国家资金的支持，而且公共卫生事业具有很强的外部性，缺乏中央财政持续的、强有力的资金投入会造成公共卫生系统效率低下的现象，进而极大地影响国民对医疗卫生的获得。对此应加大医疗财政投入，强化政府筹资职能，确保医疗卫生体系正常运作。

合理分配医疗卫生资源是缓解医疗服务不公平的有效手段。一个良好的医疗服务架构应呈"正金字塔"形：先切实保障人民群众的基本医疗，使之成为医疗卫生体系的基础，再在此基础上发展高水平的专科医院和大型综合性医院，以适应不同患者对各自医疗卫生的个性化需求。因而政府的卫生资源投入切莫过于重城市、轻农村，重大医院、轻小医院，重治疗、轻预防等，而应该注重一些符合公众利益的、具有更大社会效益的基本医疗服务、农村卫生事业、预防保健等工作。努力加大转移支付力度，合理分配卫生资源，加强对中西部、贫困地区的转移支付，防止医疗资源向高端服务和高购买力地区集中，逐步缩小城乡之间、区域之间的公共卫生和基本医疗服务差距，强化政府的分配职能，让人人享有基本的医疗保健服务。

2. 强化政府监管职能，平衡公立医院的公益性与功利性

近些年来，医疗卫生服务最突出的问题就是医疗服务体系的问题和服

务提供方的问题，很重要的原因是政府投入不足、监管不到位等。因而政府除了加强筹资与分配的职能外，还要加强监管职能。医疗卫生管理部门应对各种形式的医疗机构进行严格的规范和监督，防止其以非营利之名行营利之实，完全抛弃公益属性，强化政府对医疗服务体系的干预，促使其朝着有利于社会整体利益的健康方向发展。

在医疗卫生体制改革中，我们既要扫除医疗卫生体制依赖"经济增长"的误解，又要认清医疗卫生服务的双重性，既要发挥其应有的公益性，又要使其发挥出自己的经济效用。妥善处理多方关系，例如针对部分公立医院取消挂号费而导致收入减少的问题，应尽最大努力妥善解决，实现公益性与功利性的平衡。

3. 逐步建立统一的社会医疗保障体系

医疗保障体系是社会保障体系的重要组成部分，是维护社会稳定的减压器。目前我国的医疗保障体系主要有三个，即城镇职工医疗保险、城镇居民医疗保险和新型农村合作医疗保险。该体系将城乡居民分成二元化体系，已逐渐落后于当前的经济发展形势，在未来的改革中，必然要逐步打破二元界限，建立起一个覆盖全民的、一体化的医疗卫生体制。这样不仅可以更好地实现社会公平，保障全体公民的基本健康权益，也可以避免体制分割所造成的利益集团分化及由此产生的矛盾和冲突。而破除二元结构，需要逐步推进。发达地区可以率先实行城乡一体化，并允许经济落后的城乡之间医保有所差别，待条件成熟以后逐步实现城镇与农村医疗保障的整合。

除了国家的基本医疗保障体系外，政府亦应积极探索建立城乡一体化的医疗救助体系，切实解决欠发达地区农民、困难户、下岗失业人员，以及城镇中的低收入者、老年人、儿童和残疾人等弱势群体的医疗卫生保障问题。同时还应积极推动我国商业医疗保险的发展，构建多层次医疗保障体系，实现人人享有健康的目标。

4. 稳步推进政策实施，积极探索改革新措施

在医改方案中，推进分级诊疗制度实施受到了广泛的认同，积极推动医疗机构实施按疾病的轻重缓急和难易程度进行分级、不同级别的医疗机构负责不同疾病的诊疗并引导患者有序就诊和转诊的分级诊疗制度是政府推荐政策的方向。

除了稳步推进相关医疗政策的落实外，还应积极探索改革新措施，通过试点摸索方案的合理性，并加快有效方案的实施。如被高度认可的"医药分离"方案，探索落实医疗机构药品收支两条线管理，有条件的医院门诊药房可探索成为药品零售企业的路径，为实现医药分业管理做准备。另外，社会上认可度较高的改革方案还有医保监管方和运营方的分离、医院的所有权和经营权分离、多元化医保模式的介入等。

除了以患者视角积极探索医疗改革外，也应该从医疗服务提供方角度考虑，提高医护人员社会地位，确保医护人员职业安全等。

5. 积极鼓励社会办医，为居民提供多样化服务

目前我国多渠道办医的格局尚未形成，原因在于公立医疗机构过多，对医疗市场造成一定程度上的垄断，既抢占政府医疗支出的比例，又无形中挤压了社会办医的空间。为了促进医疗行业的良好市场化竞争，更好地解决医疗资源不足、分布不平衡和医疗服务提供单一化的问题，应引入市场竞争机制，建立健全投资主体多元化、投资方式多样化的办医体制，鼓励社会资本兴办非营利性医院，加大医疗领域的开放程度，打破垄断，为患者提供更加安全、有效、质优、价廉及多样化的医疗卫生服务。在鼓励外资和社会资本进入医疗服务市场的同时，也要注意抓紧研究医疗服务市场的准入制度、医疗质量和医疗费用的监测制度、医疗执业风险保险制度等，对医疗服务进行有效监管。

第二节　我国医疗卫生标准化概况

一、卫生标准概述

（一）卫生标准的含义

卫生标准是指为实施国家卫生法律法规和有关卫生政策，保护人体健康，在预防医学和临床医学研究和实践的基础上，对涉及人体健康和医疗卫生服务事项制定的各类技术规范。它以保障各类人群健康为直接目的，在促进社会经济协调发展，维护广大人民群众健康权益方面发挥着重要的作用。它也是我国卫生法律法规的重要组成部分，是开展卫生执法监督、疾病预防控制和卫生服务的重要技术根据。

（二）卫生标准组织架构

我国卫生标准工作的管理由国家卫生健康委员会负责，在国家卫生健康委员会主任领导下实行归口管理，分工负责。国家卫生健康委员会设立国家卫生标准委员会，负责全国卫生标准政策、规划、年度计划的制订管理工作，是卫生标准技术管理和咨询组织。国家卫生标准委员会下设 17 个卫生标准专业委员会，各标准专业委员会设立秘书处，负责卫生标准制定、修订等管理工作。

国家卫生标准委员会秘书处设在国家卫生健康委员会法制司，归口管理卫生标准工作。三个协调机构中国疾病预防控制中心标准处、国家卫生健康委员会医疗管理服务指导中心、国家卫生健康委员会统计信息中心承担组织卫生标准立项评审、审查卫生标准报批材料等标准管理具体工作。各标准专业委员会的主要工作职责分明，如：信息标准专业委员会负责卫生计生领域有关数据、技术、安全、管理及数字设备等信息标准；医疗服务标准专业委员会负责医疗服务相关的质量、安全、服务、技术、绩效等相关标准，以及合理用药、医务人员执业等卫生标准。我国卫生标准实施后，各标准专业委员会根据科学技术的发展和社会的需要对已实施的卫生标准进行"复审"，复审周期不超过 5 年，以更新和淘汰老化落后的标准（图 2-2-1）。

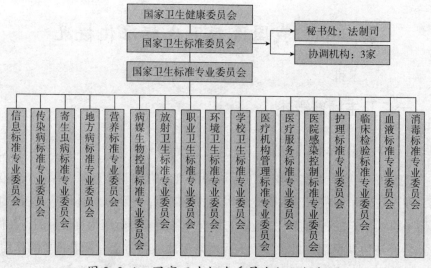

图 2-2-1 国家卫生标准委员会组织框架图

各卫生标准专业委员会根据工作需求建立了各专业领域的卫生标准体系，使各专业领域具有有据可查、有章可循的规范化管理体系，既有利于各标准专业委员会认真按照要求落实好卫生标准制定、修订计划，紧紧围绕国家卫生健康委员会卫生工作重点，宏观协调卫生标准规划，科学合理地确定工作重点和布局，把握卫生标准制定、修订的时机和节奏，集中力量解决需要优先解决的问题；又有利于保持卫生标准数量稳定增长的势头，促进卫生标准工作又好又快发展，形成卫生标准工作良性循环机制，为建立良好的卫生标准体系奠定坚实的基础。

（三）我国卫生标准发展历史回顾

20 世纪 50 年代初，我国的卫生标准主要借鉴自苏联的卫生标准，颁布的一批标准（如 1956 年颁布的《工业企业设计暂行卫生标准》和 1959 年颁布的《生活饮用水卫生规程》等）曾为我国经济的恢复与发展和人民健康的保障做出了贡献。20 世纪 60 年代后期至 70 年代初，卫生部先后颁布了《工业"三废"排放实行标准》《职业性中毒诊断标准》《生活饮用水卫生标准》等，应对新出现的危害人民健康的新情况，并制定了以食品卫生标准为重点的 1973 ～ 1975 年科研规划。

进入 20 世纪 80 年代，卫生部组织的第一届全国卫生标准技术委员会于 1981 年正式成立，从此掀开了我国系统开展卫生标准工作全新的一页。卫生标准工作一开始主要覆盖公共卫生领域，第一届卫生标准技术委员会成立的时候，根据专业特点设置劳动卫生、环境卫生、食品卫生、学校卫生、职业病诊断、放射卫生防护、放射病诊断 7 个分委员会。它的设置为标准化事业的发展提供了强有力的技术和组织保证，是卫生部开展标准化工作的技术和咨询组织。

2002 年，第五届更名为全国卫生标准委员会，设立了卫生标准管理委员会等 14 个标准专业委员会，初步建立了以国家标准为主体、行业标准相配套的卫生标准体系。2006 年 11 月，卫生部又批准组建了医疗服务、医疗机构管理、医院感染控制、临床检验、血液等 7 个卫生标准专业委员会，实现了卫生标准工作在医疗服务领域的突破，初步建立了覆盖公共卫生、医疗服务等领域的卫生标准体系。

2008 年 2 月，第六届卫生部卫生标准委员会成立，本届卫生标准委员会共设有卫生部卫生标准管理委员会及食品卫生等 20 个标准专业委员会。2009 年 6 月 1 日，新的《食品安全法》正式实施，其中要求"食品安全国家标准应当由食品安全国家标准审评委员会审查通过"。基于上述规定，2010 年 1 月 19 日，卫生部在卫生部食品卫生标准专业委员会和全国食品添加剂标准专业委员会的基础上成立了第一届食品安全国家标准审评委员会，下设食品产品等 10 个专业分委员会。

另外，为了加强和规范护理工作，在 2012 年第六届卫生标准委员会届满时，又考虑增设护理标准专业委员会，并在 2013 年第七届国家卫生标准委员会成立时正式予以确认。为进一步加强卫生标准工作，完善卫生标准体系，2013 年第七届国家卫生标准委员会正式成立，下设信息、传染病、寄生虫病、地方病、营养、病媒生物控制、职业卫生、放射卫生、环境卫生、学校卫生、医疗机构管理、医疗服务、医院感染控制、护理、临床检验、血液、消毒等 17 个标准专业委员会。至此，我国的卫生标准工作完成了新一轮的体系建设，无论是学科领域覆盖的广泛性，还是在委员构成的科学性和代表性方面，都达到了一个新的高度。

二、我国医疗卫生标准化现状及存在的问题

（一）我国医疗卫生标准化现状

我国卫生标准化事业起步于 20 世纪 50 年代初期，通过几代人的不断努力，卫生标准化工作取得了蓬勃发展。标准数量不断增加，覆盖范围也不断扩大。在国家卫生健康委员会网站上查到的现行卫生标准（除去已被代替和已废止的标准）中，卫生行业标准共计 1338 条，其中国家标准 739 条，行业标准 599 条。在医疗卫生行业标准中，卫生信息标准所占比重最大，达到 32%，其中电子病历共享文档规范及健康档案共享文档规范合计 73 条，占卫生信息标准 38.62%，说明卫生行业在卫生信息标准的制定方面十分重视共享文档的规范化建设，力求共享文档的通用化。而在总体卫生标准中，由千余个标准构成的标准体系，逐渐适应了包括《传染病防治法》《食品卫生法》等主要法律、法规文件在实施行政执法和执法监督中的需要（图 2-2-2）。

在数量方面，目前的卫生标准数量相比于 21 世纪初急剧地增加，卫生标准覆盖面扩大，基本满足了国家和卫生行业当前对标准的需求；在质量方面，卫生标准的质量普遍有了提高，显示了良好的科学性和实用性，其中一些标准

在学术上或在管理的科学性和实用价值方面居国内外先进水平，在促进经济社会协调发展，维护广大人民群众健康权益方面发挥着重要作用。在标准化人员建设方面，由全国近百个科研院所、医学院校、省市卫生防疫站和医院的数百名专家和技术人员组成了一支专业齐全、相对稳定、能够承担各类标准编制和业务管理的技术队伍。在与法律法规的配套方面，卫生标准随法规配置的状况有了明显改善，比如《食品卫生法》《传染病防治法》等主要现行卫生法律、法规、规章都配备一批相应标准，从而提高了法规文件在实施行政执法和执法监督中的权威性和可操作性，并取得了难以估量的社会效益等。

我国卫生标准从中华人民共和国成立初期单纯引用国外标准到以自行研制为主，辅以积极采用，已初步建成了与法规相配套的专业齐全、覆盖面广、技术水平高、可行性强的标准体系，并在前行中总结了一套适合国情、行之有效、有利于提高标准编制质量和研制速度的宝贵经验。

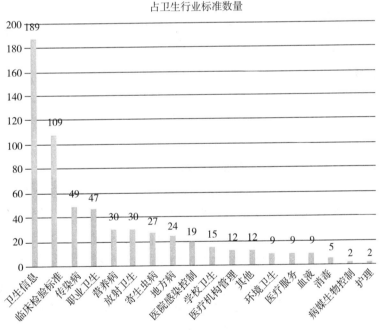

图 2-2-2　我国卫生行业标准分布情况

（二）我国医疗卫生标准化存在的问题

1. 关于卫生标准体系的问题

我国卫生标准经过多年的发展，在数量及质量上取得了一定的成就，但与国外先进的卫生标准相比依然存在很大差距。在我国现行的卫生标准中，由于沿用标准与现实脱节，相关行业卫生标准不全、标准质量不高等现象，反映出卫生标准体系存在漏洞和不足，因而国家应不断调整和充实卫生标准编制计划，大力完善卫生标准体系的建设，避免出现"有法无判别标准"的被动局面。大力支持标准化人员参加国际卫生标准的相关组织，积极参与到与国际组织的交流及卫生标准的研制中；同时还应要求卫生标准制定、修订工作者应积极留意标准在实践中表现出来的问题，及时完善修订工作；此外，还可以吸取企业中的经验或采纳行业和企业的合理建议，充分发挥民间的智慧，共同构建完善的卫生标准体系。

2. 关于卫生标准研制与管理人才的问题

我国卫生标准建设在人员方面还存在一些问题，例如卫生标准研制与管理人员数量不足、专业化知识水平有所欠缺（如我国从事卫生标准管理工作的人员中有一部分是兼职人员）；缺少专业复合型人才，一部分标准化工作人员知识结构不全面，或政策水平不高、组织管理能力不强，或专业技术水平不高、经济学等学术知识不全，欠缺专业的综合型人才等。解决以上问题，应从总体出发，制定卫生标准化人才建设的总体规划，建立起卫生标准人才培训基地，实施卫生标准人才教育培训工作，并加强和完善全国卫生标准委员会的组织和建设。在资源上切实保证卫生标准人才培训经费的投入，有必要时设立专项经费或基金等。

3. 关于标准制定、修订经费的问题

国家卫生标准作为一项独具特色的科技成果，从实验到评审的全过程都需要大量的人、财、物等资源作为支撑。我国虽然制定了一系列的卫生标准，但由于政府专项资金投入有限、标准宣传和示范推广力度不够及作用对象标准意识不强等原因，使得已制定的国家卫生标准没有得到很好的贯彻与落实，造成社会上对卫生标准重要性的忽视。因此国家应加大对卫生标准制定与实施资金的投入力度，同时还应积极团结社会力量，拓宽筹资渠道，发挥企业、行业协会等民间组织对卫生标准制定、修订工作的潜力与积极性，确保涉及产品安全卫生、保障人体健康、规范市场急需等重要的卫生标准制定、修订工作有足够的经费保障。

4. 关于卫生标准监管的问题

卫生标准监管缺失的问题主要表现在以下几个方面：①卫生标准计划

项目过多，重点不突出，制定时间过长。从近些年卫生标准计划项目的管理情况来看，存在项目重点不够突出，部分计划项目在下达后不能在规定时间内完成等问题，使得卫生工作的需求不能很好地被满足。②对卫生标准计划项目的监管不足，在立项前未能充分论证项目的必要性和可行性、社会意义和学术价值及其紧急程度等，立项后未能定期监督检查项目的落实情况，导致这些不符合卫生工作需求的项目未能及时被终止。③卫生标准追踪评价体制建设尚未完善。卫生标准追踪评价是卫生标准化工作的一项重要内容，监管部门通过对已经实施的卫生标准进行追踪评价，不但可以进一步推动卫生标准的贯彻落实，还可以了解卫生标准在地方上的实施情况并及时发现在实施过程中存在的问题，从而对标准的科学性、合理性及可操作性进行合理评估，为今后卫生标准的制定、修订工作提供修改建议和工作经验。因而，落实卫生标准的监管职责，对卫生标准计划项目做好全过程的监管有利于推进我国卫生标准工作的实质性发展。

5. 关于卫生标准宣传的问题

卫生标准的宣传是其得以广泛实施的前提，努力将卫生标准知识融入人们的健康教育中，方能使卫生标准的实施取得最佳的效益。

卫生标准具有很强的社会性，作用对象广泛。既有规范公共场所、疾病诊断等各方面的卫生技术要求，也有规范食品产品安全卫生等方面的要求。但就目前来说，卫生标准在社会中的知晓率仍然很低，其宣传主要以政府文件为主，渠道过于单一，宣传效果不佳。因此需要大力开展卫生标准普及化教育，扩大卫生标准的宣传力度，向民众传输卫生标准的知识。

提高全民标准化的意识，并营造良好的应用环境，使人民群众认识到卫生标准不仅是政府有关部门监督执法的武器，更是保障人民健康的法律根据。并在此过程中增强自我保护和维权意识，实现全社会对公共卫生的关注和参与。

在传播渠道方面，国家可以通过网络、电视、广播、杂志、报纸等媒介宣传卫生标准知识，也可通过举办卫生标准现场咨询会和法律宣传讲座等"零距离"接触方式，加强标准工作的宣传力度。宣传工作不仅要面向卫生行政管理相对人等卫生标准应用主体，而且还要面向普通群众，使整个社会充分意识到卫生标准的存在，营造一个拥有良好卫生意识的社会，使卫生标准真正造福于人民。

第三节　我国医院服务标准化管理现状

一、医院服务标准化概况

对医院实施标准化管理、开展管理水平标准认证是医院提升管理服务水平的一条有效途径，开展标准化管理已成为医院发展的一种趋势，标准化管理被认为是科学管理的基础，医院以医疗卫生政策为指导，以医院管理制度为根据，以标准化原理为基础，以提高医疗服务质量为核心，是建设高水平现代化医院的有效路径。现阶段国内部分医院在运行管理上仍存在例如管理结构不合理、上下级员工之间思想不统一、管理水平未能很好适应新的扩张规模及管理方法五花八门、欠缺系统性等问题，这些问题导致医院的运营效益未能达到预期目标，医疗质量安全缺乏保障等。从管理上看，医院的医疗质量安全离不开科学的管理，而标准化是医疗质量科学管理的基础。近年来，国内越来越多的医院加入标准化建设的队伍，越来越多的医院意识到标准化的作用，开始在医院重视标准化建设。有的医院通过国际先进医院质量评估体系认证，如 JCI 认证，实现标准化管理；有的医院则通过构建符合本院需求及特色的医院标准体系，运用标准化管理评价体系这些强有力的管理工具，助力医院质量的提升和可持续发展。通过标准化建设，形成标准化体系，有利于减少医院不必要的组织架构、降低业务流程差异、破除沟通障碍及消灭信息和知识孤岛等。

通过相关文献及调研了解，我国目前构建医院个性化标准化体系，开展医院服务标准化管理的医院数量仍然不多，有解放军总医院、广东省中医院、内蒙古赤峰市医院、江苏省泰州市姜堰中医院、江苏省江阴市中医院、新疆医科大学第一附属医院等。

（一）解放军总医院

作为研究型医院的代表，解放军总医院在医院标准管理体系的构建方面已摸索出一套成熟的方案，并在实践中得到检验。该院以标准管理体系的建立为首，包括建立院、部、科三级组织领导体系及从战略层面、业务层面、岗位层面和工作考核层面分别建系，形成《运行管理指南》《业务运行指南》《员工行为指南》《标准考核指南》为核心的标准体系。

通过全面落实的推动（包括全员培训考核、标准运行试点、组织考核竞赛）、标准内审验收（包括开展专家现场督导验收、依托信息系统开展监测）及促进标准持续改进（包括根据运行情况修订标准、综合运用各类质控工具、推进标准常态化运行），形成以患者为中心，围绕质量、安全、效率、效益，遵循质量管理的 PDCA 循环。

在门诊管理标准化方面，自 2015 年以来，解放军总医院门诊各项标准均达到历史最好水平，各专科专家接诊效率指数、诊疗质量指数、数量规模均衡指数均有明显改善。在住院收治标准化方面，通过引入 CCHI 等医疗规范，建立疑难危机三级诊疗标准等业务标准，降低了医疗风险发生率，提高了住院疑难危急重症患者诊疗质量和救治能力；在手术管理标准化方面，通过强化术前、术中、术后 3 个阶段关键环节的风险点的标准化管理，使得因各种原因非预期重返手术室时间降到最低，手术一次性完成率大大提升。另外还有医院综合数 / 质量指标明显提升，如医疗事故率大大降低、患者满意度得到提升等。

在医院管理标准体系建设方面，解放军总医院的探索具有一定的先锋与模范意义，对国内医院结合自身情况发展符合医院本身的标准化体系亦具有很强的借鉴作用。

（二）广东省中医院

广东省中医院以标准化为抓手提升医疗服务管理水平，在构建医院服务标准化管理体系方面向前迈出了实质性的一大步。

广东省中医院于 2014 年获批建设"广东省综合性中医院公共服务国家级标准化试点"，以"提高医院服务品质，引进国际先进医疗服务管理标准，应用综合标准化理论及方法，通过标准的制定实施，坚持计划—实施—确认—处置（PDCA）持续改进，获得最佳医疗服务秩序、工作效率、服务质量和社会效益"为目标，构建及实施了以"患者为中心，保障医疗质量"为核心理念的先进标准体系，包括服务通用基础标准、服务保障标准、服务提供标准三个子体系，共有标准 1985 项。项目建设构筑起"预防为主，防纠结合；环节控制，全程管理；全员参与，本质安全"的医疗质量保证体系和医疗安全保障体系，有效提高了医院整体工作效率及医疗服务水平。该建设成果 2017 年 12 月以 96.5 分通过国家标准化管理委员会验收，成为全国首个通过验收的国家级中医院类公共服务标准化试点。

（三）内蒙古赤峰市医院

内蒙古赤峰市医院以标准化管理为抓手，规范诊疗行为，提升服务品质。着重在组织管理、制度建设、工作流程、操作规范、持续改进等五个方面开展标准化管理建设工作。

在组织管理标准化上，由以院长为主任委员的医院质量与安全管理委员会和其他 15 个委员会作为医院管理的决策层，并成立 19 个质量考核组组成的控制层和 62 个科室质控小组组成的执行层。

在制度建设标准化上，编写了《赤峰市医院质量管理与考核方案》《赤峰市医院医疗质量管理手册》等大量与院内管理标准有关的书籍，为构建医院质量安全文化，保障医疗、环境、信息等方面的健康发展，建立了一套规范的质量与安全管理的制度。

在工作流程标准化上，建有院级质量考核流程，如医院各质量考核组月度检查、发现质量缺陷等 14 个流程，每个流程附有详尽的标准。此外还有科室质控小组工作流程，包含科室自查及院级考核发现问题等 5 个环节流程。

在操作规范标准化上，以大量的医院工作手册形式，以期建立覆盖员工工作内容的规范化指引体系。

在持续改进标准化上，实行医院台账管理，设有医院委员会工作决议落实情况追踪台账、医院联席会议工作落实情况追踪台账、医院安全生产管理追踪台账及科室质控小组工作落实情况追踪台账。通过台账管理，可清晰发现标准化中存在的问题，通过问题的对比追踪可梳理出标准化工作中的重点与难点。

赤峰市医院通过实施标准化，推进医院精细化管理，进一步提升医院全面质量。尤其是在医院后勤保障系统标准化管理方面，通过建立后勤保障安全生产三级管理体系、建立危险源分类管理台账等将管理工作精细化，并取得良好成果，获评 2017 年全国医院后勤管理创新"先进单位"奖等。

（四）江苏省泰州市姜堰中医院

江苏省泰州市姜堰中医院作为江苏省首个省级中医医疗服务标准化试

点于 2014 年通过验收。江苏省泰州市姜堰中医院围绕医院门诊服务程序、临床路径、临床检验、医院患者及家属满意度测评等方面制定翔实并且具有操作性的标准。该院先后收集国家标准 150 项、行业标准 602 项、地方标准 1 项，制定企业标准 966 项，覆盖诊疗服务前、诊疗服务过程、诊疗服务后三个阶段，满足了当地中医医疗服务的需求，中医医疗服务标准的覆盖率达到了 80% 以上。

（五）江苏省江阴市中医院

江阴市中医院根据《无锡市二级以上医疗机构公共服务规范》并结合工作实际，制定了一系列标准化制度和成立标准化机构，并在人员培养、医疗服务质量和应急工作等方面取得了一定成效，患者满意度不断提高。开展的工作集中在以下几个方面：

一是成立标准化机构，培训员工标准知识。为落实制定的《公共服务规范标准化全覆盖工作方案》等文件内容，医院成立标准化领导小组和工作机构，并以会议宣讲、电子屏播放等方式传导员工标准知识。

二是修订制度职责手册，如修订《制度职责汇编》《员工手册》等。并根据医疗质量和应急管理、医院感染管理等职能成立以分管院长为组长的 7 个工作小组，设立标准化管理责任人员，对标准化工作进行量化考评，完善服务规范。

三是注重标准制度的实施、服务反馈以提高服务效能。在服务提供上，一方面医院要求员工严格遵守医疗核心制度，遵守院纪院规，并鼓励院内员工参与医院志愿服务；另一方面医院对患者定期开展多种形式的健康宣教活动及提供多种形式的预约服务。在服务保障上，医院注重员工服务礼仪的规范化建设，重视医院文化等软实力建设，并不断改善服务环境、服务设施及服务信息等硬件水平。此外医院还注重强化服务监管与服务回馈，通过召开患者家属座谈会、设立意见箱、在网站上建立"院长信箱"、聘请行风监督员、设立医患沟通办公室等方式收集并处理服务过程中出现的问题，反省并避免问题的再次出现，提高服务效能，努力为患者提供更好的就医体验。

（六）新疆医科大学第一附属医院

新疆医科大学第一附属医院在医院服务标准化建设方面取得了一定的

成就，已顺利通过国家三级综合医院评审、JCI 学术医学中心评审和 HIMSS EMRAM 6 级认证。在医院服务标准化管理实践方面有着极大的参考价值。

①在管理实践方面，医院强化委员会职能，健全标准化组织架构。成立由院长担任主任委员的质量与安全管理委员会，下设 17 个专业委员会，由分管院领导担任主任委员。并增设标准化管理办公室作为医院质量与安全管理委员会的常设机构，在医院层面统筹协调各专业委员会工作及承担医院服务标准化建设的整体推进和监督工作。②建立标准化文件体系。医院制定了《文件管理规定》等文件规范化控制管理规定，对医院文件的制定、审批、生效和废除程序，以及文件的编号、格式等做出统一规定。相关职能部门制定的院级文件，经相应专业委员会审议后统一由标准化管理办公室审核、编号和发布以确保行动的一致性。③运用多种管理工具，提升精细化管理。医院积极开展以 PDCA 为基础的质量持续改进工作，注重对重点流程和内容的监测；运用 RCA 根本原因分析对医院发生的警讯事件进行调查分析；运用 FMEA、HVA 等工具进行前瞻性风险评估等。④加强信息化、数字化建设。医院通过医嘱系统、合理用药及审方系统、PIVAS、SPD、护理 PDA 等系统共组共建药品使用闭环管理系统；用条码技术实现对血标本、植入品等全程追踪管理；使用门诊一卡通等手段优化就诊流程，缩短就诊时间。⑤凭借医院优势建立联网互动医学体系，探索远程医疗模式，实现优质医疗资源的充分流动；并积极探索多学科诊疗团队建设，成立了涉及急救、重症医学等专业的多学科团队，加大了专业合作规模，提升了患者救治效果。

二、医院服务标准化建设的思考与展望

（一）医院标准体系构建

医院标准体系框架的构建是一项系统的工程，涉及管理标准，如服务管理标准、质量管理标准等；技术标准，如基础技术标准、过程技术标准等；工作标准，如人力资源标准、绩效考核标准等。为保证医院标准体系建设的系统性和科学性，医院可充分借鉴国际上认可度较高的标准体系，如 JCI、ISO、KTQ 等，以及国内一些研究型医院探索出来的标准体系。但是这些国内外的标准体系都有其各自的特点和侧重点，不完全符合我国国情，而且每家医院的基础和情况各有不同，不存在一个可以直接套用的医院标准体系。

因而，在体系构建问题上，医院在积极借鉴国内外有益经验的基础上，要认真审视医院的自身情况，了解自身资源及建设能力，明确医院定位和发展战略，选择更符合医院实际情况的标准体系，加强医院标准的基础研究，以提高医疗质量、医疗安全为根本目的，建设科学的、具有本院特色的标准化管理体系；通过管评结合的方法，发现医院管理中存在的问题并及时改进升级，推动医院管理的科学发展；不断完善医院标准体系，同时注重医院标准体系构建工作的连续性、系统性和科学性。只有这样，才能更好地满足医院的发展需求，在质量安全和运营效益上发挥标准化的最大效用。

（二）医院标准化管理中存在的问题

目前，我国医院开展标准化建设尚处于起步阶段，因此大部分医院在缺乏系统研究、深入探索的情况下开展医院标准化工作难免会存在一系列的问题。例如管理标准缺乏系统性、条理性，标准制定过于侧重某一方面，管理标准化工作不能很好地满足医疗质量安全的要求。标准内容过于制度化，将制度与标准相混淆，有的甚至将制度的内容一字不差地直接转化为标准。实际上，标准应更加注重技术性，对常规发生的事及成熟、稳定、重复性的行为制定标准；而制度更多的是明确职责、任务，对临时发生的或是需要经常调整的事或行为进行规定。标准的制定、修订程序及标准的激励机制有待完善；标准审核不够严谨，出现标准间的重叠现象及与医院有关文件的交叉；标准的落实与监督职责不到位，考核与评价工作不及时。

针对以上问题，我们提出，开展标准化建设，标准体系构建只是起步，标准内容的制定是核心，标准建设的有序管理及标准实施落实是标准化建设得以发挥作用的保障。标准的制定应根据标准的根本属性，做好实地调研，把握重点，加强重点领域、重点部门、重点环节标准的制定，作为医院管理服务、满足现实需求的医院标准。同时，及时更新标准，对不符合要求的医院标准进行及时修订。在管理上，医院应加强标准化制度和流程的执行力度，发挥标准化管理的作用和效应。在构建标准化体系和流程的基础上，强调标准化管理的执行，着力加强核心制度的督查和执行力度。积极调动各医疗职能科室联合检查医疗核心制度的执行情况，并强化员工质控意识。医院服务标准化建设虽然来自顶层设计，但整个架构需要由下至上搭建，因而应把标准化建设与日常医院管理活动紧密结合，坚持标准的实用性。

（三）员工的标准化意识培养

医院标准体系的构建及管理标准化的实行，其作用的对象是医院的内部员工。员工对标准化的认识和了解及所做出的行为是标准化过程中不可忽视的核心问题。缺乏人的实践，再先进和科学的管理标准体系都是纸面理论，对医院目标的实现来说都是毫无意义的。而标准化管理进程中势必存在部分员工产生抵触情绪，这就要求医院在制定标准之初，便需要对标准实施的环境进行深入的调查与研究，以确保其科学性、合理性和可操作性。在标准实施前及实施过程中还需要加大宣传培训力度，让员工理解医院制定相关标准背后的意义，不仅"知其然，亦知其所以然"，并通过持续、多种形式的培训，提高员工对标准的认知与认同感，实现医院人员标准意识统一、行动一致，顺利推进医院标准化工作。另外，标准化制定、修订人员，标准化管理人才也是重点培训的对象。

第四节　国内外医疗机构评审研究现状

医院评审是国际上盛行的一种医院质量评估制度，通常称为医疗机构评审。医疗机构评审（healthcare organization accreditation）通常指的是由医疗机构之外的一个组织对这个机构进行评估，以判定这个机构满足质量与管理体系标准的符合程度。医疗机构评审作为有效的质量评价和管理工具，已赢得世界各国的重视，越来越多的国家开始实施医疗机构评审制度，并逐步通过评审来促进医疗质量的持续改进和医院运营绩效的提升。

医院评审以第三方评审为主，第三方评审是由区别于第一方（政府）和第二方（医院）之外的一方进行的评审，有着其独特的优势。首先，第三方评审有其独立性。在评估时脱离政府行政部门和医疗机构的影响。其次，第三方评审有其专业性。依靠组织自身的人才储备与学术优势，在选择评审主体、制定评审指标、处理评审数据、判断评审结果等方面更具专业性。最后，第三方评审有其连续性。在塑造医院质量监管长效机制与质量持续追踪的过程中有着重要的作用。

一、国际医院评价体系

（一）国际上实施医院评审的一些国家与地区的基本情况

国际上绝大多数国家都很重视医院评审工作并拥有全国性的评审组织。目前国际主流的医院评审体系有国际标准化组织（ISO）标准体系、国际联合委员会（JCI）标准体系、国际医疗质量（IQIP）体系、欧洲质量管理基金会（EFQM）体系等。另外有些针对本国医疗机构但影响较大的评审体系，如 JC 标准体系、美国最佳医院评价体系（America's Best Hospitals）、汤森路透百佳医院排行榜（Thomson Reuters 100 Top Hospitals），德国 KTQ，澳大利亚 ACHS、EQuIP，日本医院机能评价研讨委员会，以及英国 Bupa 和HQS 等，这些国家都有为自己量身定做的评审标准。

从世界范围来看，美国最早开始医院评审工作，于 1951 年成立了美国医院评审联合委员会（Joint Commission on Accreditation of Hospitals，JCAH），目前已发展为包括美国联合评审委员会（JC）及其国际部（JCI）标准体系、国际医疗质量（International Quality Indicator Project，IQIP）体系、美国最佳医院评价体系、汤森路透百佳医院排行榜等在内的评价体系。在美国，只有通过 JC 认证的医院才能优先获准进入国家医疗保险体系。IQIP 体系通过在医疗机构的广泛使用，已被国际同行认可。美国最佳医院排行榜已经连续发布 25 年，成为覆盖全美 6000 多所医院的最权威的医院排名。汤森路透百佳医院排行榜在美国也具有相当大的影响力，许多医院把进入百强榜作为其声誉资本和发展动力。

加拿大医院开展两类评估，一类是在 1958 年进行的由政府授权、加拿大卫生事业监督委员会（CCHSA）实施的全国统一的外部评估，另一类是医院实行的以平衡计分卡（balanced score card，BSC）为基础的内部评估。日本在 1987 年成立"医院机能评价研讨委员会"，并于同年开展医院评审工作。1995 年组织成立"日本医疗机能评价事业部"，于 1997 年正式开始第三方评审。2001 年 9 月英国卫生部建立了星级医院评审会（CHAI），负责对医院进行星级评审。2001 年德国成立透明质量管理认证委员会（KTQ），对各医疗机构的管理制度和标准进行质量认证。而新加坡则要求所有公立医院通过美国 JCI 认证等（表 2-4-1）。

表 2-4-1　国际上医院评审机构设立情况

起始时间	国家和地区
1951 年	美国（JC）
1958 年	加拿大（CCHSA）
1974 年	澳大利亚（ACHS）
1978 年	中国台湾（JCT）
1979 年	美国（AAAHC）
1985 年	爱尔兰（ISQua）、美国（IQIP）
1987 年	澳大利亚（QIC）、日本
1990 年	英国（HAP）
1991 年	英国（HQS），美国（NCQA）
1993 年	美国（最佳、百强）
1994 年	南非（CHASASA）
1995 年	芬兰、韩国、印度尼西亚、日本
1996 年	西班牙、阿根廷
1997 年	捷克
1998 年	澳大利亚（AGPAL）、欧洲（EFQM）、巴西、波兰、瑞士
1999 年	法国（ANAES）、荷兰（NIAE）、泰国（HSRI）、马来西亚
2000 年	英国（CSBS）、菲律宾、葡萄牙
2001 年	德国（KTQ）、爱尔兰（IHSAB）、英国（CHAI）、意大利

（二）医院评价的类型

国际医院评审机构主要分为以下几种类型：完全独立的第三方评价（如 ISO、JCI 等）、受政府委托的第三方评价（如 KTQ 等）和卫生行政部门承担医院评审工作（如我国的"三级十等"医院评审等），另外还有一小部分医院自身组织的评审。

国际上公认的医疗机构第三方评价指的是由独立于政府及医疗机构之外的一个组织对医疗机构进行评估，以判定其满足质量与管理标准的符合程度。第三方评价机构作为医疗机构评价的主体，切断了卫生行政部门与医疗机构之间的利益联系，弥补了政府监管的不足，更有利于体现医疗机构评价结果的客观性、公正性和可信性。

国际上，第三方医疗机构评价主要分三类：

一是准入型评价，旨在通过国际认可的评定标准来衡量医院技术、服务、管理的实际状况。典型代表有国际标准化组织（ISO）的 9001 质量管理标准认证、JCI 国际医院评审、德国 KTQ 认证等。

二是排名型评价，如美国最佳医院评价体系、汤森路透百佳医院排行榜等。

三是监测型评价，主要是通过医疗质量数据动态监测帮助医院发现关键问题并改进提高，典型代表有美国的国际医疗质量（IQIP）体系评价。

准入型评价全面综合，但需要付出一定的成本效率；排名型评价专业细分，但主要停留于同行声誉等主观考量；监测型评价壁垒重重，但常态化与及时反馈更符合医院实际与发展趋势。

（三）国际上主要的医院评价体系

1. ISO 标准体系

ISO 是国际标准化组织（International Organization for Standardization）的简称，该组织于 1947 年 2 月 23 日成立，总部设在日内瓦，是世界上最大、最有权威的国际标准化组织，我国是 ISO 最早的成员国之一。ISO 的宗旨是在全世界范围内促进标准化工作的开展，以便于世界各国产品和服务的国际交往，并发展和扩大知识、科学、技术和经济活动领域的合作。工作内容是负责制定除电工和电子领域之外的其他领域的国际标准。在质量管理标准上制定有 ISO9000 族标准，其中 ISO9001 是公认的有关质量管理体系的标准，被认为是 ISO9000 族标准中最全面的部分，很多医院在进行 ISO9000 体系认证时都采用其中的 ISO9001 质量管理体系认证。

ISO9000 族标准是 ISO 在 1994 年提出的概念，是指由 ISO/TC176（国际标准化组织质量管理和质量保证技术委员会）制定的所有国际标准，是关于质量管理的术语、指南和质量管理体系要求的一系列标准，至今已被国际上大多数国家和地区采用为国家标准或地区标准，目前国内已有上千家医院导入其标准并通过了相关认证。ISO9000 族标准可以帮助组织建立、实施并有效运行质量管理体系，它并不局限于具体行业或经济部门，可广泛适用于各种类型和规模的组织，因此，ISO9000 族标准也被称为质量管理体系标准。该系列标准经历了五个版本，分别是 1987 年版、1994 年以族标准概念出现的版本、2000 年版、2008 年版和 2015 年版。

ISO 标准中与医疗服务相关的标准可分为三大类，包括卫生信息标准、医用材料和设备标准及医学实验室标准，在医疗质量管理方面有 1SO9000 族标准。

卫生信息标准由 ISO 卫生信息技术委员会制定，致力于卫生信息领域的标准化，使不同系统之间实现兼容性和互用性，数据统计一致性。目前已制定和公布的卫生信息标准覆盖了医学临床研究、医疗服务提供、疾病防控和健康促进、公共卫生和监控等领域。

医用材料和设备标准由 ISO 医用材料和医用设备技术委员会制定，目的是对医用材料和医用设备生产和检测环境、安全和风险、生物学评价等进行规范，包括外科植入物、外科器械、医用设备等系列标准。

医学实验室标准由 ISO 临床检验及体外诊断检测系统技术委员会制定，旨在从技术与管理两方面通过对硬件条件、业务流程和管理体系的严格规定，建立全面质量管理体系来持续改进实验室的检验质量。

ISO9000 族标准由 ISO9000、ISO9001、ISO9004 及 ISO1901 四个核心标准组成，主要在机构、程序、过程、持续改进四个方面规范质量管理，即明确规定了为保证产品质量而建立的管理机构及其职责权限，明确组织产品生产必须制定的规章制度、技术标准等程序，对产品生产全过程进行控制和不断总结，评价和持续改进质量管理体系。

ISO9000 有 7 项管理原则，分别是以客户为关注焦点、领导作用、全员参与、过程方法、改进、循证决策及关系管理。

ISO9000 的理念是关注顾客、追求顾客满意及满足相关方面的需求，如企业所有者、员工和社会等的需求。在管理中，ISO9000 强调过程管理，如强调医院中的医疗服务诊疗过程、医学保障服务过程和医院管理过程等的管理。ISO9000 强调以 PDCA 循环管理模式进行持续质量改进，从机构、程序、过程和持续改进四个方面，使组织的质量管理标准化。此外，还强调领导的关键作用和全员参与，注重运用循证决策和统计方法改进业务流程，要求产品服务质量要满足有关法律法规、标准和规范的要求，并对产品生产过程、产品特性、产品可靠性等指标进行评价。

2. 美国 JC、JCI、IQIP 体系和美国最佳医院评价体系

美国至今已建立了几套有效的评价体系，包括美国联合评审委员会

（JC）标准体系、国际医疗质量（IQIP）体系、美国最佳医院评价体系、汤森路透百佳医院排行榜等在内的评价体系。其中美国联合评审委员会（JC）及其国际部（JCI）的医疗评审已发展为全球历史最久、影响最深、规模最大的评审体系，获得了国际上的普遍肯定，包括世界卫生组织的认可。

（1）JC 标准体系

美国联合评审委员会（Joint Commission，JC）自成立以来一直致力于提高医疗护理服务的质量与安全等方面工作，已成为美国最大的医疗机构评审组织。

1913 年美国外科医师学会（American College of Surgeons，ACS）正式成立，在 1917 年提出了医院最低标准，为医院标准的建立起了一个很好的引领作用。1951 年 ACS 与美国内科医师学会（ACP）、美国医院协会（AHA）、美国医学会（AMA）、加拿大医学会（CMA）共同创立美国医院评审联合委员会（Joint Commission on Accreditation of Hospital，JCAH）。1966 年 JCAH 对工作做出重大调整，将标准完全修改成能够反映出医院可达到的最佳状况的标准。1987 年 JCAH 将名称改为美国医疗机构评审联合委员会（Joint Commission Accreditation of Health Organization，JCAHO），2009 年更名为美国联合评审委员会。JC 提供自愿申请的评审，其宗旨为"通过提供医疗服务评审及支持医疗机构绩效改进的相关服务，持续改进针对公众的医疗服务的安全和质量"。作为美国最大和最权威的医疗机构标准制定与评审组织，JC 已通过自愿申请评审的方式评审了近 2 万个卫生保健项目。此外，JC 还有一个著名的分支机构——JCI，其使命是通过提供全球范围内的评审服务，促进国际社会医疗护理质量的提高。

JC 对医疗机构进行分类评审，其类型为医院、门诊服务、家庭护理、长期保健机构、行为医学服务、病理学与临床检验等 6 部分。评审包括 3 个步骤：调查、资料汇总和做出决定。评审调查根据评审手册中的各项标准进行，调查方法包括访谈、观察和文件回顾。通过 JC 评审的医院每 3 年需要进行一次复审。

JC 是一个完全独立、非营利性和非政府的组织，通过评审促进医疗机构向公众提供高质量和安全的医疗服务。JC 评审建立了良好的医院 – 评估机构 – 政府 – 保险之间相互依赖的机制，将医院评审是否达标与政府财政补偿和医疗保险联系起来，使得评审具有权威性与必要性。1965 年美国国会通过了《医疗法》，明确规定只有通过 JC 认证的医疗机构才可以从美国联邦和各州政府得到 Medicare（残疾人、老年人的医疗护理计划）和 Medicaid（穷人医疗救助计划）两大医疗保险的偿付，故通过 JC 认证对于美国医院来说显得非常必要。此外，JC 的评价标准强调以患者为中心，以质量、安全为目标，它对医院日常运行的每一个方面都设定评价指标并给予考核，从而促使医院规范服务行为，改进服务质量，提升服务安全度。

（2）JCI 标准体系

JCI 是国际联合委员会（Joint Commission International，JCI）的英文缩写。JCI 标准由美国联合评审委员会下属的国际联合委员会制定，用于除美国本土以外的医疗机构实施医院质量评估认证的国际统一标准，是世界卫生组织认可的全球评估医院质量的权威评审标准。JCI 由来自世界各地的医疗、护理、行政管理和公共卫生政策等方面的国际专家组成，宗旨是通过提供咨询、培训及国际评审服务，不断提高世界范围内医疗护理服务质量和安全。截至 2018 年，全球共有 1049 家医疗机构通过 JCI 认证，中国内地有 99 家通过认证。从国际影响方面来看，JCI 是世界卫生组织认可的医疗认证机构，已成为世界各国医疗机构走向国际市场参与国际竞争的"通行证"。

JCI 标准（第 6 版）由参加评审的要求、以患者为中心的标准、医疗机构管理标准、学术型医学中心医院标准四部分组成。以患者为中心的标准由 8 部分组成，分别是国际患者安全目标、可及和连贯的患者医疗服务、患者和家属的权利、患者评估、患者的医疗服务、麻醉和手术医疗服务、药物管理和使用、患者及家属的教育；医疗机构管理标准由 6 部分组成，分别是质量改进和患者安全，感染的预防和控制，治理、领导和管理，设施管理和安全，人员资质和教育，信息管理；学术型医学中心医院标准由 2 部分组成，分别是医学专业教学、人体受试者研究项目。

JCI 认证是以国际公认的标准作为评审基础，将质量管理与持续质量改进的基本理念贯穿始终，把要求每一家接受评审的医疗机构必须达到的标准列为"核心"标准，并强调评价的真实性、客观性和可靠性。同时，JCI 评审注重延续性，强调医疗机构在评审过程中不断自我总结和完善。其医院评审标准主要分两部分：其一是以患者为中心的相关标准，其二是医疗机构管理的相关标准。

与 JC 一样，JCI 评审包括 3 个步骤：调查、资料汇总和做出决定。JCI

的评价过程是 JCI 总部向申请评审的医疗机构派驻调查员，评审调查员根据评审手册中的各项标准进行调查，调查方法包括访谈、观察和文件回顾。调查员在现场使用追踪方法学进行评审，主要从以下 3 个方面着手：结合使用评审检查申请书中提供的信息；追踪一定数量患者对医疗机构整个医疗流程的体验；检查医疗流程中一个或多个环节，或环节衔接处的表现。在具体评审过程中，调查员往往跟踪一个患者门（急）诊、入院、手术、出院的全过程，来现场观察医院各相关部门的管理是否规范和符合标准情况，并且较多地使用普通职工访谈、与患者交谈等方式获取信息，相对来说可以比较真实、可靠和客观地反映医院的整体服务水平。最终通过 JCI 认证的医疗机构将获得评审证书，其有效期为 3 年。

JC1 评审有 5 个特点：①以国际公认的标准作为评审的基础。②以患者为中心并强调医疗质量的持续改进。③要求全员参与，体现全员质量管理和民主决策；要求对医疗护理质量和各项保障服务开展全面评估，体现全面质量管理的要求。④把要求每一家接受评审的医疗机构必须达到的标准列为"核心"标准。⑤评审过程的设计考虑到各国的法律、宗教和文化等国情。

JCI 标准与 ISO 标准有许多类似的概念，其主要区别在于两者所关注的重点不同。ISO 标准着重于要求对象严格按照标准操作，以求产品的规范统一。在医疗工作中 ISO 标准更关注过程，要求医护人员在工作中需要一丝不苟地执行各项技术程序、操作规程，最大限度地发挥各项医疗技术的临床效果。JCI 标准则主要评估医疗机构的表现，鼓励持续的质量改进。

（3）IQIP 体系

国际医疗质量（International Quality Indicator Project，IQIP）体系是由 1985 年美国马里兰医院协会首先使用的医疗质量（The Quality Indicator Project，QIP）体系发展而来的，已成为美国医院质量管理的指标体系，并被国际社会普遍认可和广泛使用。IQIP 体系采用科学的检测方法及国际上广泛使用的评价指标来评价医疗机构的医疗服务效率，该体系共有 250 个经过科学验证的有效指标，分布在 4 个临床范畴：急性病治疗、慢性病治疗、精神病康复治疗和家庭保健。不同医疗机构的使用者可根据自身的需要选用指标，并将其作为医疗质量评价与改进的工具。使用 IQIP 体系的医疗机构需根据自身需求定期按规范上传相关数据，评价机构进行数据分析，通过纵向和横向对比找到改进受评医疗机构质量和效率的方法，并按季度反馈评价报告。使用者还可以通过互联网实现经验、资料共享，将自身的质量监测数据与国际上其他同类医疗机构的相关数据进行横向对比，发现不足以寻找改进办法。

（4）美国最佳医院评价体系

美国最佳医院评价体系是由芝加哥大学国家民意研究中心（National Organization for Research at the University of Chicago，NORC）在1993年提出的一套评价医疗服务质量的指标体系，以专栏的形式每年在"美国新闻与世界报道"所属的杂志和网上发布榜单对美国的医院进行评价。现已覆盖全美6000余所医院，针对肿瘤学科、消化病科、耳鼻喉科等17个医学学科领域分别进行排名。

评价方法是先将医学学科分为17个专业领域，不同医院的学科在相应专科领域进行排名，最后根据医院专科排名和数量产生最佳综合医院。评价体系所需数据来源于美国医院协会（The American Hospital Association，AHA）每年各医院上报的数据。在美国，入选最佳医院至少需符合三个条件之一。三个条件分别是教学医院理事会成员、医学院校附属医院、至少具备19项特殊医学检查服务技术中的9项。19项特殊医学检查服务技术分别为血管成形术、心导管插入术、心脏重症监护病房、CT、同位素诊断装置、乳腺X射线检查、体外冲击波治疗装置、核磁共振、外科重症监护、新生儿监护、肿瘤服务、儿科重症监护、开放心脏手术、PET、SPCT、超声、生殖健康、移植服务、X射线。

3. 德国 KTQ 体系

2004年在德国卫生部的支持下，由德国医学协会、德国医院协会、德国护理协会、德国医师协会和德国联邦健康保险公司共同组建的公益性公共管理机构——德国透明质量管理认证委员会（Kooperation für Transparency and Qualität Management，KTQ），是德国目前最权威的医院评审机构。KTQ曾在2001年以"德国医院评审透明及合作组织"的名义正式实施医院评审，故多认为KTQ成立于2001年。该委员会主要负责制定科学合理的医院管理制度和标准，受德国政府委托对各医疗机构的管理制度和标准进行检查和质量认证。KTQ标准是为开展医院质量认证而制定的医疗评价标准，出发点是以患者为中心，并将医疗机构质量结果在PDCA循环的基础上进行改进。目前已经有1000余家医疗机构通过评审认证，通过KTQ认证的医院，保险公司会对其免除许多医疗费用支付的审查和审核程序。

4. 澳大利亚 ACHS、EQuIP 体系

澳大利亚卫生服务标准委员会（Australia Council on Healthcare Standards，ACHS）前身在 1974 年成立，1976 年得到澳大利亚政府授权，在 1988 年更改为现名，对澳大利亚医院进行评审和监督。ACHS 和 JC 一样也是一个完全独立、非营利性的第三方组织。评审标准由澳大利亚医学院、医学专业人士协会及政府和患者的代表共同讨论决定，其目标是与医疗服务工作者合作，共同促进医院医疗服务质量的提高，促使医疗机构为社会提供更加优质的医疗服务。1996 年，该组织推出新的医院评审指标体系——"评估和质量改进项目"（Evaluation and Quality Improvement Program，EQuIP）。该项目评审周期为 4 年，包括医疗机构每年的自我评估、每 2 年一次的定点调查和每 4 年一次的专业机构检查。EQuIP 包括临床、支持和治理三方面。

5. 日本医疗评价体系

1985 年，日本医师协会和日本厚生省共同成立医院机能评价研究会，并在两年后制定了《医院机能评价手册》。1987 年，日本医院机能评价研讨委员会宣告成立，并对本国的 6433 家医院进行了评审工作。1993～1994 年，医院机能评价研讨委员会听取患者和医疗保险方代表的意见，确定建立作为事业单位的第三方评价组织，该组织拥有独立的财团法人机构。1995 年 7 月，日本医疗机构质量评审组织——日本医疗机能评价事业部正式成立，该组织由国家和各医疗团体共同出资成立，组织的日常运营主要依靠社会捐资和评价收费，于 1997 年正式开始实施医疗质量评审工作。该评价标准主要包括 6 方面内容：医院的宗旨和组织机构，地区居民保健需要的满足程度，诊疗质量的保证，护理服务的适宜性和有效性，患者满意度和信任程度，医院经营管理的合理性。

日本医院的评价从自身评价到第三方评价实现了一个重大转变。在此过程中，日本探寻并建立适应本国医院的基本评审标准，并逐步完善以质量为核心的评审指标体系。其目的在于向国际医疗机构评价标准靠拢，并侧重于对评价工具的开发和应用。

（四）评价体系的共同特点

国际上各个评价体系尽管各有特点，但都聚焦于"以患者为导向"和"质量持续改进"这一核心。其评价标准遵循绩效管理和绩效评价的基本原则，从患者的角度出发来评价医疗机构的水平。评价模式是关联、动态的循环过程。评价内容则不停留于医疗机构的设施、人员构成等基础层面，而是重点关注医院就诊流程，关注患者就诊服务的质量等问题。国外医院第三方评价主要有以下特点：

1. 健全的法律保障

第三方评价组织的建立，法律保障至关重要。如美国《医疗法》中明确规定只有通过 JC 认证的医院才有资格从美国联邦和各州政府得到 Medicare 和 Medicaid 两大医疗保险的偿付；德国《社会法》规定德国医疗机构必须通过 KTQ 医疗质量保障项目，并且凡是通过 KTQ 认证的医院，保险公司会对其免除许多医疗费支付的审查程序；澳大利亚联邦政府认可 ACHS 的评估认证标准并承认其评估认证结果，此外政府还购买其评价服务用于政府工作中；日本政府为第三方评审的访谈审查提供政策保障并加以支持等。由此可见，政府对第三方评价的开展无疑是非常有力的支持和保障。

2. 独立性、专业性、公正性

国际医院评审多由第三方评审组织完成。不同国家或地区均成立有健全、完善、独立运行的第三方评审组织，国际医院评审组织绝大多数为完全独立、非营利性和非政府的医疗机构评价组织，能够确保评审过程的科学性、专业性和公正性，使其评审结果得到社会的广泛认可。

3. 吸收社会力量参与，形成社会监督机制

国际上的评审体系多注重吸引社会力量参与评价。如 JC 由美国外科医师学会、内科医师学会、医院协会、医学会及加拿大医学会联合成立，其理事会自 1982 年以来吸收公众代表加入，以促进理事会更好地履行职责。公众代表中有律师、法律教授、大学校长、基金会主席等。现在 JC 理事会的成员共 29 位，其中公众代表 6 位。KTQ 由德国医学协会、德国医院协会、德国医师协会、德国护理协会和德国联邦健康保险公司等组织参与。中国台湾医疗质量策进会由台湾医院协会、医师公会全国联合会、私立医疗院所协会等参与。通过社会力量的参与，使得这些评审机构能实时听取不同层面、不同方向的声音，以便及时调整和持续改进评审工作，并且与不同的参与组织相互监督，形成社会监督机制。

4. 科学性和时效性

评审机构的评价程序和评价方法随着时间推移和经验的积累在不断改

进。评价人员的确定和培训有特定的规程，评价程序及方法持续更新，这样科学合理。美国 JC 评审标准每两年修订一次，并对医院资质每三年进行一次复审。JCI 以医疗质量持续改进和患者安全目标为中心，也在不断更新标准。2014 年 JCI 发布了第五版医院评审标准，2017 年发布了第六版医院评审标准。德国 KTQ 标准的更新拥有固定周期，一般每两年更新一次，其认证的有效期为三年，同时规定有效期满六个月时，医院就需要重新再申请 KTQ 认证。澳大利亚 ACHS 的评审周期为四年，且获得证书后，每两年进行一次定点的调查，每四年需要进行一次专业机构的检查。

（五）评审机构的运行模式与评审目的

1. 运行模式

第三方评审机构多为独立、非营利和非政府的评审组织，其运行模式主要有两种：一种是第三方评审机构根据政府需求而完成的周期性评审，由政府出资购买其评价服务，即政府购买模式；另一种是第三方评审机构协助和指导医院医疗质量和管理的持续改进而进行的医院评审，由受评的医疗机构出资购买评价服务，即评审机构购买模式，如 JCI 评审需要提前支付检查费用和评审员的差旅费。

2. 评审目的

开展医院评审的目的是为了优化医疗服务质量，提高医院管理水平及促进医院服务标准化、科学化和现代化建设与发展。其目的主要有 4 个方面：①从政府角度，通过制定针对本国医疗机构的医院评审标准，建立医疗服务质量保证与改进制度，实现医疗资源优化配置。②从医疗机构角度，通过医院评审发现自身在医疗质量与医院管理方面存在的问题，并借助咨询、培训等手段解决问题，提高患者的满意度。③从患者的角度，通过医院评审更清晰地了解医疗机构服务质量和安全等方面的情况，选择出适宜、安全和优质的医疗服务。④从医疗国际化角度，通过国际主流的评审组织认证，不仅能提升医疗服务质量水平与医疗管理水平，而且也使得医疗机构发展国际化。各国医疗机构深入交流、协同发展，有利于出色的医疗技术与管理水平的快速更新与迅速推广。

但是，在追求质量认证的同时，也要正确理解医院评审认证的结果。正如 ISQua（国际医疗健康质量协会）所指，认证不是一个可以解决所有质

065

量改进问题的万应灵药，但是它可以为需要改进的领域提供一个系统的解决路径，同时也可以成为医疗改革的有力工具。

二、中国医院评审

中国在 1989 年启动了医院分级管理与评审，由于一些原因，医院评审工作曾一度暂停。伴随着新医改的步伐，在总结第一阶段评审工作和借鉴国际医院评审方法及经验的基础上，本着以患者为中心、为患者提供优质医疗服务的目的，卫生部重新修订了等级医院评审标准并于 2012 年开启了新一轮等级医院评审。中国台湾地区也于 1978 年开展了医院评审，评审经历了 5 个主要阶段。

（一）中国等级医院评审

1. 概述

我国拥有世界上最大的医疗卫生服务体系，在医院评审工作上进行了十分有益的探索。20 世纪 70 年代末，丹东医院开展"文明医院"活动并由此拉开了我国医院评审工作的序幕。至此，我国医院评审经历了两个阶段，分别是 1989 ~ 2007 年的医院评审启动与总结阶段和 2008 年新指南发布实施阶段（2008 年至今）。

1989 年 11 月，卫生部发布了《关于实施医院分级管理的通知》和《综合医院分级管理标准（试行草案）》，标志着我国医院分级管理与评审工作正式启动；1994 年 2 月，国务院颁发《医疗机构管理条例》，明确规定"国家实行医疗机构评审制度"，标志着我国医院评审正式纳入了法制化轨道；1996 年 11 月卫生部发布了《关于进一步搞好医院分级管理和医院评审工作的通知》；1998 年 8 月，卫生部发出了《关于医院评审工作的通知》，决定暂停医院评审工作，以便"实事求是地认真总结经验，肯定成绩，切实纠正错误"，历经 10 年的医院评审工作告一段落。

在这 10 年中，我国医院评审工作进行了理论与实践的积极探索并积累了大量宝贵经验，取得了阶段性成果，但也暴露了部分医院在医院评审工作中存在形式主义及由于评审评级捆绑导致弄虚作假等问题，对评审工作产生了极大的负面影响。在反思、总结和探索开展新一轮评审工作的过程中，卫生部积极借鉴国际医院评审经验，于 2003 年委托中华医院管理学会与美国医院联合委员会合作，引进国际医院评审标准；2004年在北京的4所部属医院，以及二、三级医院进行医院管理评审试点；2005年3月，卫生部以"医院管理年"为契机发布了《医院管理评价指南（试行）》，并以此作为加强医院内涵建设和卫生行政部门对医院进行"指导、评价、检查和监督"的根据。但直至2007年，全国医院等级评审仍处于暂停阶段。

2008年5月，卫生部发布了《医院管理评价指南（2008年版）》；2011年4月，卫生部在总结第一轮医院评审和"医院管理年"活动经验的基础上，出台了《三级综合医院评审标准（2011年版）》，同年9月公布了《医院评审暂行办法》，11月公布了《三级综合医院评审标准实施细则（2011年版）》。这一系列文件的颁布，标志着第二阶段医院评审工作即将开始。2012年，卫生部正式启动了新一轮等级医院的评审工作，同年3月，卫生部颁发《卫生部办公厅关于做好医院评审工作的通知》，提出有条件的地区可委托具备条件的第三方机构实施评审的技术性工作。

2. 评审标准

2011年版的医院评审标准及实施细则相比以往更加强调"质量、安全、服务、管理、绩效"等医疗核心内容，更加注重医院制度建设过程和精细化管理，将评价重点放在改进服务管理、加强护理管理、推进规范诊疗及单病种费用控制等工作落实上，新增社会评价内容，不再鼓励医院超规模扩张。评审坚持"以人为本""以患者为中心"的思想，指导医院走以内涵建设为主、内涵与外延相结合的发展道路。

2011年版《三级综合医院评审标准》共有7章72节，内含391条标准与监测指标，内容上有坚持医院公益性、医院服务、患者安全、医疗质量安全管理与持续改进、护理管理与质量持续改进、医院管理、日常统计学评价指标7个方面。《三级综合医院评审标准实施细则（2011年版）》运用质量管理PDCA原理，采用A、B、C、D、E五档表述方式，A档为优秀（PDCA），B档为良好（PDC），C档为合格（PD），D档为不合格（仅P或全无），E档为不适用。评审判定原则按照要达到A档（优秀），则必须先符合B档（良好）的要求。例如三级甲等判定应符合C $\geq$ 90%、B $\geq$ 60%、A $\geq$ 20%，其中48项核心条款中C=100%、B $\geq$ 70%、A $\geq$ 20%。

3. 特点

2012年开展的新一轮医院等级评审主要有以下几个特点：

（1）评审理念创新

新一轮医院评审在理念上充分融入了"以患者为中心"和"持续质量改进"的思想，评审工作紧紧围绕"质量、安全、服务、管理、绩效"等核心内容展开。

（2）评审机构和评价方式多元化

在评审机构上明确提出医疗机构评审是由卫生行政部门组织的评审委员会或卫生行政部门授权的第三方机构或组织完成，在评价方式上新增了社会评价及指出开展第三方评价。

（3）重视评审工具的运用

如追踪方法学被应用于医院评审及强调开展 PDCA 循环模式等。

（4）增加了医院公益性评价

如参加并完成各级卫生行政部门指定的社会公益项目及边远地区医疗服务援助等项目。

（二）中国台湾地区医院评审

中国台湾地区于 1978 年开展医院评审工作，经历了教学医院评审时期（1978 ～ 1987 年）、医院评审暨教学医院评审时期（1988 ～ 1998 年）、委托民间办理时期（1999 ～ 2004 年）、新制医院评审时期（2005 ～ 2010 年）、医院评鉴时期（2011 年至今）5 个主要阶段。

早期的中国台湾卫生部门主要通过经济补偿的方式刺激公立医院进行医院评审。在 1988 年实行全面医院评审后，只有通过评审的医院才能签订保险合同，并且保险的给付比例与医院等级挂钩，以此来促进中国台湾地区医院的改革，提高医院的服务质量与服务效率。1999 年，财团法人医院评审暨医疗质量策进会（简称医疗质量策进会）成立，由此开始了民间第三方评审机构协助评审工作。在采用第三方评审之后，中国台湾逐渐构建起以患者为中心、以各个小区为基础的评审体系，打破了重视病床规模和科别设置的传统分级管理思维模式，并以居民健康需求为导向，鼓励医院发展自身优势和专科特长。此外，中国台湾医院评审制度具有两个显著特点：一是健康保险的给付比例与医院等级挂钩；二是评审工作以三年为一周期，并且进行每年一次的不定时追踪辅导。

第三章　医院服务标准化工作的开展

第一节　医院开展标准化工作的思路

在医院开展标准化工作不同于在其他企业开展标准化工作，医院中任何一项规章制度的变更都会对整个医院甚至社会大众的健康产生影响；另外，医院开展标准化建设也不能只以提高服务效率作为唯一目标，还应顾及其区别于其他企业的公益属性。因此，在医院中开展标准化工作的时候需要将医院的经济效益及社会效益进行全面的考虑。

医院服务标准化工作的首要目标是确保医疗安全，提升医疗质量。所以医院服务标准化的主体应是"技术标准化"或是"患者服务标准化"。医院的诊断、治疗、护理等技术不同于其他专业的技术，它不是以物质形态即产品形式反映出其效果，而是集中地反映在患者的医疗效果上。因此，对与医疗效果相关的一切技术项目都应加强管理，严格控制。

医疗保障标准是直接对技术标准起支持作用的，它包括人力资源管理、医用材料保障及环境与设施保障标准等，其中人力资源更是医院核心的战略性资源。

医院服务标准化除以上两个标准外还有医疗管理标准，医院服务标准化医疗管理是医院建设的核心内容，是对为保证患者安全、提高医疗质量而实施的医疗计划、组织、协调、督导、决策等的全部监督、管理和服务活动过程。

最后还有医院文化标准，它和前面的患者服务标准、医疗保障标准、医疗管理标准一起构成了医院标准体系，组成医院服务标准化工作的大致内容，也是医院服务标准化工作需要不断努力的方向。

一、确保医疗安全

医院工作制度及工作程序如果缺乏严格性与规范性，将使得医疗工作开展得较为随意，甚至出现懈怠的现象，容易出现失误，导致工作出现无序性，存在极大的医疗安全隐患。因此为有效保证医疗服务质量与安全，医院服务标准化建设应围绕保障基本的医疗安全，制定严格的诊疗技术规范、医疗安全相关流程管理程序来规范医务人员的医务行为。将医院的每个岗位、每个专业、每道工作程序都纳入标准化活动是实现患者第一、安全第一、质量第一的强有力的途径。

二、提升医疗质量

通过医院服务标准化建设建立质量管理体系，通过体系的有效运行促进医院持续提升服务质量，改进服务态度，以达到为患者提供最优质服务的目的。医院服务标准化建设应贯彻以医疗工作为核心的原则，以标准化为抓手，严格制定医疗服务提供技术标准，并在此基础上制定保障全院高效运行的医疗后勤服务保障标准，以及为医疗服务提供基本指导的基础标准等，通过高效的标准化工作保障医疗质量的有效提升。

三、满足患者对服务的需求

医疗服务质量不仅包括医疗质量，还包括患者就医期间接触到的服务品质，例如医疗机构服务人员的服务态度、医院的环境等，它是医院综合实力的体现。然而根据卫生部于 2014 年公布的第五次国家卫生服务调查数据显示，有近 1/3 的患者不满意医疗机构的病房环境，1/5 左右的患者对医疗机构的服务态度颇有微词。因此，满足患者对服务的需求也是医院服务标准化建设的着力点之一，规范医院相关工作人员的服务行为，规范服务人员服务用语，提高服务效率，避免不必要的流程及患者的折返；规范就医环境管理，对就诊环境、标识标牌、卫生保洁、水电气暖等环境与设施保障进行标准化建设，营造良好的医疗服务氛围，提高就医体验，是现代医院进行标准化建设的重要内容。

此外，可以通过制定标准，让医院标准充分体现医院文化的价值观，将医院的精医尚德、廉洁自律等行为文化通过标准，如医院的文化标识等加以体现，以此来向社会展示医院独有的文化价值。

四、提高科学管理水平

我国医院的经营管理正从规模扩张型转向质量效益型，从粗放的行政化管理转向精细化的信息化管理。医院管理所追求的质量与效益的目标越发清晰，探索新的能有效提高医院科学管理水平的工具显得越来越重要。

标准化是规范医院发展的重要技术制度，是科学管理的重要组成部分。"科学管理之父"泰罗曾在《科学管理原理》一书中提出："标准化是企业管理的基础。"诚然，高效有序的企业管理离不开标准化，其意义在于标准化一方面提高了工作效率，另一方面是将个人智慧转化为组织智慧，继而不断地为组织储存智能，推动组织发展。医院若要提高服务效率，促进医院不断向上发展，也应该引进标准化工具，通过医院服务标准化管理体系的建立使得医院的标准化管理成为为患者提供同质化医疗服务的有效途径，在确保医疗安全，提升医疗质量的同时，提高医院的科学管理水平，从而实现服务效益的突破。

第二节 医院服务标准化工作的基本要求及要素

一、医院服务标准化工作的基本要求

（一）以患者需求为导向

医院服务标准化工作的开展归根结底是为了更好地服务于患者，满足患者作为就医主体的客观需求及提高患者生理与心理上的就医体验；以患者满意为目的的医院服务与医疗质量、经营情况、创新能力和医务人员满意度等共同构成一所现代化医院的核心竞争力，对医院的生存与发展、改变与提升有着重大的影响作用。

因此，标准化工作需要以患者需求为导向，将"以患者为中心"的服务理念深入到医院的日常工作当中，为就诊过程中要求的各项技术和管理活动提供安全可靠的保障，使这些活动具体化、定量化，达到安全医疗、预防事故发生的目的。此外，在考虑满足患者生理需求、安全需求的同时，制定标准时还应考虑患者的爱与归属感、尊重和自我实现等需求。

（二）以一线员工为主体

医院服务标准化工作的开展，从标准的制定到推行都需要医院一线员工的积极参与，他们处于医院服务提供的第一线，与患者直接接触，对患者的要求、医疗技术、设备管理、后勤保障等问题都有更深入的了解与体会，并对如何改善医疗服务有着个人独到且有益的见解，因此在标准的制定、修订过程中应重视一线员工的参与，重视其提出的建议。同时，一线员工也是标准的使用者和受益者，理应是标准的重要参与者。以一线员工为标准的意见主体有利于提高标准的必要性、可靠性和科学性。

（三）广泛参与，善于借鉴

医院处于整个社会大环境中，标准的制定与实施解决的不仅仅是单位自身的问题，还涉及医院各相关方，因此，在医院标准制定、修订和使用过程中，应欢迎社会各个相关层面、各个利益主体的广泛参与，而不是"闭门造车"，不仅要听取本院员工的意见，还要倾听患者、患者家属、社会各界的意见，集思广益。对同行的有益经验更要重点关注，积极研究，做到言路广开，意见广集，并善于从中提取对医院服务标准化工作有益的部分。

（四）系统管理

标准化工作是一个从标准制定、颁布、实施到评价、修订、再实施的螺旋上升的过程，是一个动态的进化过程，在时间跨度上存在着连贯性，并且由于标准化对象在医院的广泛分布，其管理范围也不再局限在某一方面，因而应对标准化工作实行系统管理。

在构建标准体系时，既要从整体出发不断健全标准体系，实现对医院管理、医疗服务等各领域的全覆盖，满足医院运营过程中各个方面对标准化的需求，更要持续调整优化标准体系的结构，提升标准的适用性、有效性及先进性；在标准制定时，需要规定其合理数量和更新速度，并注重巩固和持续解决标准缺失、老化、滞后的问题；在标准运行期间，需要加强标准的监督、考核、评价工作，确保标准能发挥出预期的效果。

（五）重点突破

术业有专攻，每个医院各有自己的特色或者注重的领域，并以此为医院各学科发展做出榜样效应。标准化工作也应据此分出侧重的部分，注重在健全标准体系的基础上，紧密结合医院自身发展的迫切需求和主要任务，突出学科倾向、功能特色等重点工作领域，力争实现重点突破，通过标准化实施医院重点学科、重点领域的引领作用，同时检验标准化支撑医院发展的可行性、重要性。

（六）整体提升

开展医院服务标准化工作要求运用系统方法，建立标准制定、修订、运行、监督、评价等要素组成的标准化自身系统和标准化体制、机制、信息化、投入等要素组成的标准化保障支持系统。标准化工作注重的是整体的提升，即标准化自身系统、标准化保障支持系统及标准化外部环境等方方面面的提升，可通过系统管理保证标准化工作的整体提升，重点突破带动标准化发展整体质量效益的提升。此外，由政府或行业对标准化重视所引起的政策改变、患者对医院要求提升和医院发展规划对标准化工作的布局等引起的标准化发展环境的改善对标准化工作的提升也十分重要。

二、医院服务标准化工作的要素

（一）人的要素

医院标准从制定、颁布、实施到监督、评价、再实施的过程中，需要大量人员对其进行管理，包括医院领导、提供标准的一线人员、标准制定／修订者、标准操作人员等。每个环节都需要相关人员直接或间接地参与，而医疗领域属于特殊的服务领域，医院员工与患者面对面接触的机会更多、服务提供的内容更精确，因此"人"的要素是医院服务标准化管理最重要的要素。我们可以通过对医院员工的管理达到医院实施标准化管理的最终目标——通过保持最佳秩序，有效保障医疗质量。

（二）财物要素

所谓"兵马未动，粮草先行"，一定的项目基金、设备条件是医院能够顺利开展标准化活动的重要保证。大到医院服务标准化方针的制定，小到对已实行的标准、规范化操作的监督，都需要一定的物资投入和资金支持。并且标准化没有终点，它是一个需要不断更新与改进的系统，因此标准化工作需要一个长期、稳定的基金支持。同时，医院在对标准化活动有目的、有计划地投入时也要注意资金的合理分配，避免不必要的浪费。

（三）信息要素

信息是一种无形资产，它能使双方得到交流并由此产生价值，是现代生产和发展要素的重要组成部分。信息包括对外部的标准化相关信息的收集及通过信息平台进行内部的标准宣传、应用情况评价和反馈。收集如国家标准领域的法律法规和政策、医疗行业相关标准的制定和实施情况等信息。系统、及时、有效地收集这些信息能帮助医院更好地调整标准化工作的方针，优化标准化整体工作。内部信息平台的构建可通过利用医院自身的信息系统搭建标准化信息管理平台，实现医院标准库下载、标准应用实时监测、及时收集标准实施反馈信息等。

（四）市场要素

企业标准化工作有标准、产品、市场与竞争四个要素。医院作为市场经济的参与者，也离不开市场的竞争。患方市场的需求决定了医院提供的服务产品，医院间服务产品的比较促使着每个医院对服务产品与产品标准的升级，而标准的不断提升又引导着市场需求的变化，从而形成市场、服务产品和标准间的良性循环。同样，医疗服务市场的存在会引起同行之间的竞争，而竞争作为一种驱动力，会使得市场细化、产品与标准升级，对医院来说就是对医院的特色需求会越来越强烈、医院服务的提供更令患者满意，作用于标准则是标准化需要与市场同步甚至有引领趋势。通过对"四要素"的分析可以看出市场要素是以上两个良性循环的起点与终点，因此医院应该准确把握标准、产品、市场、竞争的辩证关系，通过"四位一体"的有机结合，产生医院服务标准化工作甚至医院发展的创新动力。

第三节　医院开展服务标准化工作的程序及方法

医院服务标准化工作是在以患者为中心，围绕医院服务的规范化提供和建立科学完善的标准体系并有效运行而开展的。具体工作程序包括分析医院服务标准化需求并制订工作规划、收集整理现行标准与法规、建立医院标准体系、制定医院标准及推动标准实施等。

医院服务标准化工作的开展有其自身的理论和方法，掌握并合理运用其理论和方法，使标准化工作开展得更为顺利。医院服务标准化工作通常采用过程管理方法，运用 PDCA 模型（P—策划，D—实施，C—检查，A—处置）对标准化工作进行持续改进，以达到不断提升工作效益的目的。

标准化工作包括标准的制定、发布、实施、评价、修订及再实施等内容，下面重点介绍医院标准制定与实施的方法。

一、明确标准实施主体

标准实施主体是指具体负责标准实施的单位、部门或职员，即标准的实际执行者。国家、行业、地方及组织内部制定的服务标准，其最终的实施主体都应是标准适用范围内所涉及的相关地区、行业、单位、部门及其工作人员。组织实施主体是负责实施组织自身制定的标准及被组织采用、在组织内部实施的上级标准的相关组织，在医院中，应为标准化主管部门，如医院服务标准化办公室。

二、分析医院服务标准化需求并制订工作规划

对标准化对象的需求及组织发展的需求进行分析是开展标准化工作的首要任务，接着结合医院发展的方针确定标准化工作的方针与目标，进而制订医院服务标准化工作的规划，使得各项标准化工作能够在协调医院发展情况下有目标、按步骤地进行。工作规划一般指期限为 3 年的中长期规划，内容主要包括前言（说明规划编制的目的、作用和意义）、现状分析（明确医院服务标准化工作现状及医院发展趋势对标准化工作的要求）、工作目标和具体措施（如资源配置、经费投入、设备采购等）。另外，还需要制订标准化工作的年度工作计划，即标准化计划。它需要将医院服务标准化目标和标准化规划任务落实到年度中去，例如将标准制定、修订、实施等任务安排到年度计划中。

每年各部门根据工作需要向医院提交标准制定（修订）计划，计划书中应阐述制定（修订）标准的必要性、可行性，开展调查研究，收集相关资料，重点关注标准化对象的国内外现状和发展方向、国际先进标准、技术法规、国内相关标准、患者的要求和期望、相关的服务过程，以及市场反馈的相关统计资料、技术数据，包括门诊医技报表、住院报表、满意度报表等；接着对收集的资料进行整理、分析、对比、选优，必要时应进行试验对比和验证。在以上工作的基础上，与制定（修订）计划一起提交标准草案。医院服务标准化主管部门组织相关部门及专家进行审核，经综合考虑对确实需要制定（修订）标准的计划项目进行立项，制订医院服务标准化年度计划。

三、收集整理现行标准与法规

收集整理现行标准与法规需要梳理和归纳医院内部标准、收集有关法律法规和政策文件。

1. 各部门归口收集现行的相关标准

医院各部门应整理现行归口、有效的各项标准，包括现行的国家、行业、地方、团体相关标准，如信息办公室应收集各类医院信息相关标准等。梳理本科室在长期工作中所形成的各种管理标准、工作指南等，如临床科室和医技科室在长期的医疗诊治过程中，形成了大量的诊疗指南和各类操作规范，这些标准可操作性强，应认真对待。将梳理、整顿出来的标准按要求登记造册，并分析其有效性和适用性。

2. 汇总整理各类标准

将收集的标准进行汇总和分类，整理成一份"医院现行有效标准一览表"。

3. 收集与医院标准有关的法律法规、政策文件和其他标准

收集国家、各级政府和部门、行业主管制定并颁发的法律、法规、条例、规章、规范、规程、规定、通知、意见、办法等，如与医院服务标准化关系密切的文件有《中华人民共和国标准化法》《中华人民共和国执业医师法》等，并分析其应用到医院标准体系中的必要性、可行性、适用性。

四、建立完善医院标准体系

传统的标准化是从单个标准的积累开始的，这种方式将孤立、分散地制定出的单个标准强行聚集成一个整体，当综合利用时往往会出现标准间不协调、交叉甚至矛盾等问题，难以发挥出标准的整体效应，降低标准化效益。另外，伴随着现代医院服务质量需求的提升，其服务提供的复杂程度也在逐步提高，专业与岗位的多样化、业务流程的复杂化、服务领域的前沿化等，使得标准的创新性要求也越来越高。为克服传统标准化方法的缺陷，现代标准化方法中应用系统论原理去解决传统标准化问题的思路应运而生。

（一）标准体系

医院标准体系是指医院内的标准按其内在联系形成的科学的有机整体。为更清晰地表达标准体系的构思和整体规划，通常需要运用标准体系表这一工具，而医院标准体系表是指医院标准体系内的标准按一定形式排列起来的图表。构建医院标准体系的目的主要是为标准的制定、修订及实施进行统一的规划，并提供根据。医院标准体系的构建既是标准化的顶层设计，也是标准化的基本建设工作。在一定范围内，可以有效地防止标准间的交叉与重复，使标准组合更科学合理。

医院标准体系一般采用服务业标准体系的构建模式，由服务通用基础标准、服务提供标准和服务保障标准三大板块构成，以服务提供标准为主体，以服务通用基础标准和服务保障标准作为配套。服务通用基础标准体系应能保证服务提供标准体系和服务保障标准体系的实施，服务保障标准体系应能保证服务提供标准体系的顺利实施。医院在构建适合本院的标准体系的同时应以医疗质量方针作为中心思想，引进 PDCA 闭环质量管理理念，并集思广益、积极鼓励员工参与标准体系的建设。

（二）标准综合体

在讨论标准综合体之前，首先了解综合标准化的概念。我国将综合标准化定义为了达到确定的目标，运用系统分析方法，建立标准综合体，并贯彻实施的标准化活动。即综合标准化借助系统分析方法对设定的总目标进行自上而下的分析，可以得到各相关要素的分目标，而这些分目标都围绕着一个总目标并致力于保证总目标的实现，这样的一群标准被称为标准综合体，其概念为综合标准化对象及其相关要素按其内在联系或功能要求以整体效益最佳为目标形成的相关指标协调优化、相互配合的成套标准。在系统性思维的作用下，标准综合体构成的标准系统不再盲目地追求标准的数量，主张够用就行；也不笼统地要求所有标准都处于高水平，主张适用就行。并且通过标准综合体的构建，可以在短期内填补一些前沿领域的标准空白，解决标准缺口较大的问题；也可以解决标准内容之间协调优化的问题，保障标准的配套性。

由于综合标准化是在系统理论指导下发展起来的着眼于建立一个解决具体问题并以实现整体效果最佳为目标的标准系统，所以标准综合体所要对接的问题往往是极其复杂的问题。有时为实现一个较为简单的目标通常建一个标准综合体即可，但对于一些较为复杂的系统目标，需要再分解目标，则需要建多个标准综合体。

医院标准体系在建立时可以运用综合标准化、系统层次结构、模块化等方法对标准体系进行不断优化，并适当淘汰一些不适用的标准，使医院标准体系始终处于整体效果最佳的状态。

建立完善医院标准体系要注意以下几点：①遵守国家法律法规和规章的要求，采纳国家、行业的强制性标准。②经医院批准的标准，全体员工都应该严格执行。③积极采用国际先进标准，加大医院标准竞争力，加速医院标准与国际接轨的步伐。④采用 PDCA 管理模式定期对标准体系运行效果进行监督、评价与改进。

五、制定医院标准

标准制定的一般程序是编制计划、调查研究、起草标准草案、征求意见、对标准草案进行必要的验证、审查、批准、编号、发布等。医院服务标准化组织在制定标准的过程中，优先考虑引用国际、国家、行业、地方、团体标准，在检索无相关标准可引用或参考时，再考虑制定医院标准。制定标准时，应认真考量标准间的协调性，尽量避免标准内容互相矛盾或冲突。医院标准制定时间一般为 1 年，完成标准草案制定后应在全院进行意见征集，广泛听取和征求标准相关方的意见，保证标准的适用性，根据意见进行标准修改，完成标准审定稿后，进行会议审查，通过的标准方能正式在全院实施。

医院活动的规范化与秩序化、管理工作的系统化与简单化离不开科学有效的医院制度和标准的实施。医院标准的制定是标准实施的前提，标准制定方法有简化方法、系列化方法、通用化方法等。

（一）简化方法

简化就是在一定范围内对标准化对象的结构、形式或数目进行筛选提炼，删减不必要环节的过程。医院服务标准化对象主要指医院服务过程中的重复性事物和概念。当标准化对象多样性的发展规模超出了必要的范围时，就应该消除其中多余、低效和可替换的环节，通过标准的不断优化保持医院标准构成的合理与精炼，使得标准效果最佳。一项医院工作应配有合理的标准，而不应盲目追求过于繁杂的规定。

简化是控制混乱和防止多样性泛滥的一种手段，是对标准化对象的客观事物构成加以优选调整并使之优化的过程，但也不能盲目简化。

（二）系列化方法

系列化是指对一定范围标准对象的内容、形式等做出调整，使得同类和配套服务之间的联系更密切，并对同一类型服务中的一组服务同时进行标准化的方法。其目的在于通过协调相关服务标准以提高标准间的连贯性，发挥标准的局部效应，从而间接提升标准的效用。

（三）通用化方法

通用化是指将不同类型的服务中目的相同的服务单元经过归并、优选、简化，统一为一种且能最大限度地扩大其使用范围的标准化方法。通用化以互换性为前提条件，实现服务单元功能的完全互换，最大限度地减少服务单元在设计和作用过程中的重复性劳动，防止其不必要的多样化，达到减少低效投入，提高经济效益的最终目的。

（四）组合化或模块化方法

组合化是指根据标准化的原则，设计并生产出一系列相关的服务单元，根据需求组合成不同服务工作的一种标准化方法。而模块化是指将设计并生产出的一系列通用性较强的"标准"单元模块组合成事或物的一种标准化方法。因而"组合"是两者的共同特征，区别在于构成模块的单元具有典型性和强烈的通用意义。但是不论是组合化还是模块化都可视为对统一化成果的多次重复利用，并促进人与人、物与物、人与物或多因素混合的关系对接，增强事物间的组织效应。此外，根据功能结构的分解而确定的单元，能以较少的种类和规格组合成多种服务，从而有效地控制服务单元的多样化。

六、开展组织培训，推动标准实施

标准化培训是医院标准能顺利实施的保障，在标准实施过程中，应重点把握两个阶段的培训工作：一是活动开始时的宣传动员，主要有召开标准实施动员大会、举行标准专题会议，以及利用院内局域网、宣传栏等手段进行标准宣传，培训对象应是医院中层以上干部和专、兼职标准化人员；二是在医院标准体系试运行时，应及时组织全体员工对医院标准体系文件进行学习培训，以增加员工的了解度与认同感。

医院对适用的国际标准、国家标准、行业标准、地方标准或者组织自身制定的标准可从不同角度采取不同的标准实施方法实施。以下从标准实施的原则出发，介绍几种常见的医院标准实施方法。

（一）按照标准内容的适用性分

1.直接采用法

此法即不做任何改动，直接实施国家、行业或地方的强制性标准或符合医院要求的标准。

2. 选择采用法

此法即根据医院客观需要，有选择地实施国家标准、行业标准或地方标准中的部分规定。

3. 补充采用法

即为了标准更适合实际情况和更具可操作性，对上级标准中的有关规定做一些适当的补充，制定为医院标准后实施。

4. 配套协调法

在实施某项上级标准时，若要达到预期目的，有时需要同时实施相关的配套标准。例如实施某项服务规范时，需要配套实施相关的服务提供标准，甚至服务保障标准。

5. 细化提高法

医院组织实施的国家、行业或地方标准，有时会因为其适用范围过广、实施时间过于迟滞，所以标准中的很多内容往往会比较保守、不够具体或跟不上社会高速发展的步伐。因此，在实施这类标准时，必须采取细化提高的方法，结合客观实际进行逐项分析，制定严于上级标准的医院标准，或在实施中提高上级标准中的某些指标或要求。

（二）按照标准的特性分

1. 过程法

此法是针对服务流程制定的一种分阶段实施的标准实施方法，其优点在于可及时控制服务流程标准的实施过程，并且对标准效果可以进行多阶段的评估，有利于标准的快速修正。但采用过程法实施标准需要注意实施过程中各个阶段的相互衔接问题，因为不经处理或处理不恰当的上一阶段标准实施的结果可能会直接影响下一阶段标准的实施。

2. 分类法

此法是指按照标准实施中涉及的范围大小、难易程度及缓急程度等进行分类实施的一种标准实施方法。一般来说，分类法应遵循"先易后难"的原则：容易、争论少、认识较为统一及所涉及地区、行业、单位或部门较少的标准先行实施，以此增强全体工作人员的自信心，提高标准实施主体的积极性，推动标准实施的进程。此外还应"急用急办"，在实践中优先实施急用的标准，然后再逐步组织实施难度较大、迫切性不高的标准。

3. 要素法

此法是指按照服务要素进行标准实施的一种方法。医院标准体系中的部分标准，虽然要素之间存在一些联系，但在时间上并没有严格的关联性，例如服务保障标准中的环境与设施保障标准、医疗器械保障标准等就属于这一类标准。这些标准的实施可按要素法进行，使每个要素分别达到标准的要求。

在推动标准实施时，还应有明确的目标，如规范服务行为、满足患者需求、提高医院服务质量等，因为对这些方面的重点关注有利于发现实施过程中标准效果与每个目标的距离，从而加深对标准实施效果的了解，有利于日后标准的完善。

七、医院标准实施的监督、评价与提高

对医院标准实施情况进行监督和评价是促进标准实施部门认真贯彻实施标准、提高服务质量的有效手段，同时也是对标准本身的一种检验。通过检查可以发现标准存在的问题和不足，有利于日后标准的修订工作。在医院标准实施的监督与评价过程中，对一些认真按标准进行工作和反馈有用信息的员工给予赞扬或奖励，对不符合标准的行为应及时进行纠正。最后，根据标准实施评价结果改进医院标准，达到整体提高医疗服务水平的目的。

第四节　医院服务标准化组织机构及人员

一、医院服务标准化组织机构

（一）形式

根据医院的服务特点、规模和标准化工作量，医院服务标准化组织机构主要分为以下几种形式：

形式一：在院领导的直接领导下，医院设立标准化专职机构（如标准化处、室），统一管理整个医院的标准化工作。各职能部门和科室的兼职标准化人员负责本部门和科普的标准化工作。

形式二：设立以高层领导为首，各部门负责人参加的医院服务标准化管

理委员会，负责标准化重大问题的讨论、审批与决策工作，如标准化方针、标准化目标、标准化有关政策、标准化规划、标准化计划和重要标准审批等，是医院服务标准化的最高领导和决策机构。并设标准化办事机构（或秘书处），负责标准化工作的管理和日常事务的处理，机构设置形式与形式一相同。

形式三：不设标准化专职机构，将标准化工作分配至相应的职能部门或业务科室负责，并设立专职或兼职标准化人员负责医院服务标准化工作，重大问题由医院统一协调。

（二）主要职责

医院服务标准化组织机构的主要职责包括贯彻实行国家标准化工作的法律、法规、方针、政策和有关强制性标准；执行与本院方针、目标相适应的标准化工作任务；明确医院服务标准化工作内容、人员及其职责。

二、医院服务标准化人员

（一）人员构成及要求

标准化管理组织人员设置：主任1名，主要由医院高层领导担任，以便于协调上下级关系，利于活动开展；副主任1～2名；秘书1名，要求熟悉标准化业务知识，有一定的文字功底和组织协调能力。

此外，还应有专职标准化工作人员及兼职标准化工作人员（根据现实需求）若干，应具备以下知识和能力：①医院服务标准化人员应具备与所从事标准化工作相适应的专业知识、标准化知识和工作技能，在相关岗位上工作满3年。②熟悉并能执行国家有关标准化的法律、法规、方针和政策。③熟悉本院医疗服务的管理、工作现状，具备一定的医院管理知识。④具备一定的组织协调能力、计算机应用及文字表达能力。

（二）标准化组织相关人员职责

1. 标准化办公室主任的职责

（1）确定并落实标准化法律、法规、规章及强制性标准中与医院相关的要求。

（2）组织制定并落实医院服务标准化工作任务和指标，编制医院服务标准化规划、计划。

（3）建立医院标准体系，编制医院标准体系表。

（4）组织制定、修订医院标准，认真做好医院标准的备案工作，落实标准体系的有效运行与持续改进。

（5）组织实施有关国家标准、行业标准、地方标准和医院标准。

（6）对技术改造、技术引进和新的服务项目提出标准化要求，负责标准化审查。

（7）对医院实施标准的情况进行监督检查，组织医院标准复审。

（8）组织制定医院服务标准化管理标准或管理制度。

（9）组织标准化培训。

（10）统一归口管理各类标准，建立标准档案，搜集国内外标准化信息，并及时提供给使用部门。

（11）承担或参加国家、行业和地方委托的有关标准的制定和审定工作，参加国内、国际各类标准化活动。

2. 专职标准化工作人员的职责

（1）贯彻国家的标准化工作方针、政策、法律、法规，编制本医院服务标准化工作计划。

（2）组织制定、修订医院标准。

（3）组织实施有关国家标准、行业标准、地方标准和医院标准。

（4）对医院实施标准的情况负责监督检查。

（5）参与新的服务项目、技术改造和技术引进中的标准化工作，提出标准化要求，做好标准化审查。

（6）做好标准化效果的评价与计算，总结标准化工作经验。

（7）统一归口管理各类标准，建立档案，搜集国内外标准化情报资料。

（8）承担上级标准化行政主管部门和有关行政主管部门委托的标准化工作任务。

3. 兼职标准化工作人员的职责

（1）协助制定本部门各类标准。

（2）组织实施医院下达的标准化工作任务。

（3）组织实施与本部门有关的标准化工作。

（4）组织本部门员工进行标准化培训，做好标准化宣传工作。

（5）负责管理本部门各类标准，建立本部门标准档案。

（6）定期审查本部门所负责的医院标准，提出修订建议。

第四章　医院标准体系构建及实施

医院服务标准化建设的一项核心工作是建立并有效运行医院标准体系，使一定范围内的服务提供及相关管理活动的众多标准形成合理、协调、科学、有序的标准化系统，有效促进医院服务与管理水平的提升。

第一节　医院标准体系的设计原则

一、目的性原则

医院标准体系的建立不是将医院现行标准进行简单叠加、任意堆砌，它是以目的导向作为第一原则，是为了解决医院服务与管理的具体问题而进行的系统化顶层规划和战略布局，并且将相关标准置于一个有目标的系统当中，可以减少标准间不协调、不统一等问题。因此在建立医院标准体系时，应首先明确标准化对象、标准化目的，将标准化的方法与途径等要素纳入标准化工作的计划当中去，并根据标准化对象与目的的不同选择不同类型的标准体系构建方法。

二、系统性原则

标准体系的系统性是标准体系框架中各个标准属性之间内部联系和区别的体现，是标准按其内在联系形成的一种属性。系统学第一定律指出"系统的新质总是大于组成它的各个要素在孤立状态下质的总和"，因而由各个标准组成的标准体系，其系统整体功能往往大于各标准要素的总和。所以在医院标准体系设计时应重视系统性原则，在确定标准化对象之后应该分析标准化对象诸要素之间客观、内在的联系，构建起相关标准的逻辑关系。

三、结构性原则

任何系统都是按照一定的结构形式组合而成的，通过结构调整合理安排各个标准在体系中的位置与作用，可以使标准体系发挥出更大的组合优势。

标准体系的结构常体现于标准体系表中（包括标准体系结构图、明细表、统计表），主要表现出序列关系与层次关系。其中序列关系是标准体系要素按照一定的逻辑关系进行分类的一种结构关系，而层次关系是按照系统中各要素之间的个性与共性关系进行分类的一种结构关系。在设置医院标准体系层级结构时，应整体思考，将大量个性化的标准置于低层级，将低层级中共性的标准提升至上一层级，将系统共性化标准提升至最高层级。

四、协调性原则

标准之间存在着相互衔接、相互依存及相互制约的内在联系，如何让不同的标准在标准体系的框架内搭配得当、协调一致，是标准体系实现其价值的关键。

处理标准间的协调问题应该注意以下几点：①标准体系内部标准之间协调一致，各标准子体系之间的标准应相互协调，互为补充，不应存在相互矛盾、互相抵触的情况。②标准与医院内部相关规章制度的协调，医院标准与医院实施的规章制度协调统一，标准是医院整体工作的准绳，制定规章制度应在标准允许的范围内，相互兼容，避免重复甚至排斥现象。③医院标准体系的标准要与医院所适用的相关法律法规协调一致。

五、适用性原则

标准的运行会经历一个从高效到低效、从先进到落后的过程，而医疗服务需求的提升及标准运行环境的时刻改变，使得医院标准需要得到不断的改进提高以满足新的医疗市场需求。因此，标准的适用性强弱便成了标准是否应该被淘汰的决定性因素。

在标准化工作中，应该对实施的标准进行及时的监督、评价和数据分析，淘汰不适用、效能较低的标准，对有缺陷的标准进行修订，补充新的要素及配套的标准，以提升标准的适用性。

六、预见性原则

由于客观环境的变化是逐渐发生的，因此制定出来的医院标准体系会有一个相对稳定的时效期。从这个意义上讲，研究制定医院标准体系需要充分了解本行业医院服务发展现状与趋势，以及相关国内外标准的制定情况，以科学发展的眼光编制出具有前瞻性、先进的和具有一定弹性的医院标准体系，使其能够适应新时代医疗服务需求的迅猛发展。

第二节　医院标准体系的内容

一、医院标准体系的组成

根据医院的服务业组织属性定位，可将医院标准体系的内容分为服务通用基础标准、服务保障标准及服务提供标准三部分。

（一）服务通用基础标准

服务通用基础标准是指在服务业组织内被普遍使用，具有广泛指导意义的规范性文件，并可作为其他标准的根据和基础，在医院标准体系中主要包括以下几种：

1. 标准化导则

标准化导则指适用于本组织、本行业标准化工作的相关国家标准、行业标准、地方标准。如标准编写规则、标准化工作指南、服务业组织标准化工作指南、医院服务标准化工作管理规范等。

2. 术语与缩略语标准

术语与缩略语标准指适用于本组织、本行业的术语和缩略语的相关国家标准、行业标准、地方标准及医院自行制定的用于内部信息沟通的概念定义和（或）术语含义标准。如学科诊疗术语、职业安全卫生术语。

3. 符号与标志标准

符号与标志标准指适合于医院的符号与标志的相关国家标准、行业标准和地方标准或医院对院内统一使用的标志的字体、样式、颜色及其含义所制定的规范性文件。如医疗机构标志、医院路标等。

4. 数值与数据标准

医院运行和管理活动涉及的数值和数据相关国家标准、行业标准和地方标准。如医院对检验结果正常数值范围的界定。

5. 量和单位标准

医院运行和管理活动中采用的量和单位相关国家标准及对量和单位的选用和确定制定的标准等。如检测报告所用单位。

6. 测量标准

医院运行和管理活动中使用的测量方法和测量设备相关国家标准、行业标准、地方标准及医院制定的测量相关标准。如测量设备使用人员的资质和技能要求、测量记录等。

（二）服务保障标准

服务保障标准是指为支撑服务有效提供而制定的规范性文件，也是服务提供所需资源的有效保障者，一般由医院各部门负责编制与提供，主要有以下几种：

1. 环境标准

环境标准是指医院落实国家法律法规和标准要求应采取的医院环境管理措施、环境保护措施及经营和管理医院活动中废气、废物等的处理标准，包括医院通用环境标准（如生活饮用水卫生标准、医院候诊室卫生标准、救护车清洁消毒管理规范等）和医院感染控制环境标准（如食品添加剂使用卫生标准）等。

2. 能源标准

能源标准是指医院为用能和节能而收集和制定的标准，包括节能监测技术通则，供配电设备（设施）运行管理标准、作业程序等。

3. 安全与应急标准

安全与应急标准是指医院以保护患者生命和财产安全为目的而收集和制定的标准，包括医院治安管理标准（如医疗纠纷预防与处理办法、医疗纠纷引发群体性事件应急处置预案）、消防管理标准（如安全标志及其使用导则、医院动火安全管理规定）、危险品管理标准（如化学品分类和危险性公示通则、易燃易爆危险品和场所防火防爆管理）、安全与应急标准（如保卫处户籍管理服务流程、停车场管理制度）。

4. 职业健康标准

以消除和减少服务提供过程中产生的职业安全风险，针对职工从事职业活动中的健康损害、安全危险及其有害因素而收集、制定的标准。如临床核医学放射卫生防护标准等。

5. 信息标准

信息标准包括信息通用、应用和管理标准。如信息术语与编码标准、文件格式标准、信息人员岗位管理标准等。

6. 财务管理标准

按法律法规和标准的要求，对财务活动中的成本核算和收支等方面进行管理，而收集、制定的标准。如流动资产和流动负债管理标准、营运资金管理标准等。

7. 设施设备及用品标准

设施设备及用品标准包括选购标准、储运标准、安装调试标准、使用与维护保养标准、停用改造与报废标准等。如设施、设备及用品的供方管理标准，维护保养技术要求等。

8. 人力资源管理标准

医院对人员配备与管理的相关标准，包括招聘管理标准、人才培养与开发管理标准、薪酬管理标准等。

（三）服务提供标准

服务提供标准是指为满足顾客（患者）的需要，规范供方与顾客之间直接或间接接触活动过程的规范性文件，一般由医院医教处组织各科室进行编制，如护理类标准由护理部负责编制、门诊相关服务标准由门诊办公室负责编制，主要有以下几种：

1. 服务规范

服务规范是指医院为满足顾客需求，根据服务项目的环节、类别等属性而规定的特性要求，如语言行为规范、服务行为准则等。

2. 服务提供规范

服务提供规范是指医院对医疗服务过程中提供服务的程序、技术方法和要求所制定的标准、技术规范、规程、诊疗指南等，是医院标准体系的核心内容。各临床业务科室的服务提供规范根据专业划分可分为门诊服务提供规范、急诊科服务提供规范、麻醉科手术室服务提供规范、重症医学科服务提供规范、药事服务提供规范、临床检验服务提供规范、病理科服务提供规范、影像科服务提供规范、医院感染防治服务提供规范、介入诊疗服务提供规范、血液净化服务提供规范、高压氧科服务提供规范、心功能室提供规范、气管镜室提供规范、消化内镜中心提供规范及护理服务提供规范。

3. 服务质量控制规范

服务质量控制规范是指在服务提供过程中识别、分析对服务质量有重要影响的关键过程并对其进行控制的标准，包括服务提供的识别说明、评价方法、控制措施规定等。

4. 运行管理标准

运行管理标准是指医院为保证服务提供的实现所制定的医院运行管理的程序、规定和文件，包括设施设备的调配规定、信息沟通的要求及资源和人员的组织协调。

5. 服务评价与持续改进

对服务的有效性、适宜性和患者满意进行评价，并对达不到预期效果的服务进行改进而收集、制定的标准，如患者投诉处理指南。

二、医院标准体系的相关文件

医院标准体系一般通过标准体系表来表示，用以表达标准体系的设想、构思和整体规划。标准体系表是一定范围标准体系内的标准按其内在联系排列的图表，包括反映标准体系分层分类的标准体系结构图、涵盖标准名称的标准体系明细表及反映标准的数量与构成比例的标准汇总统计表等，是建立医院标准体系应首先研究与编制的医院标准文件。

（一）医院标准体系结构图

医院标准体系结构图包括服务提供标准体系结构图、服务保障标准体系结构图、服务通用基础标准体系结构图及医院适用的政策法规结构图等，它体现了标准体系中各层标准的类型、层级之间的关系等众多关键信息，为标准体系明细表的形成提供了重要依据。

编制医院标准体系结构图，应首先明确体系类型、专业构成，以及不同专业标准化工作的重点方向，并参考国家发布的相关规划、政策性文件等。结构图的形式可由总结构方框图和若干个子方框图组成，每个方框可编上图号，并按图号编制标准体系明细表。下面以医院服务保障标准体系结构图为示例。

医院服务保障标准体系由医院为支撑医疗服务有效提供而制定的规范性文件构成，为医疗服务提供的有效开展提供必要的资源。结构图按 GB/T 24421.2 要求，划分为 8 个职能模块。根据各自医院特点，可在职能模块下再细分若干个职能分类类别（图 4-2-1）。

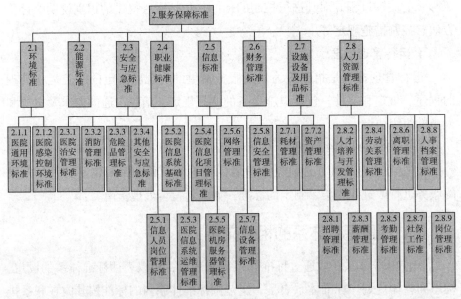

图 4-2-1　医院服务保障标准体系结构图

（二）医院标准体系明细表

医院标准体系明细表是体系结构图中每个结构单元方框项所对应的所有标准的列表集合，表示了标准体系中包含的所有标准，是医院标准体系的重要组成部分。标准体系明细表中一般包含体系表编号、标准号、标准名称、主管部门，以及被采用或转化的国家、行业、地方标准号或文件号及实施日期等详细信息（表 4-2-1）。

表 4-2-1　医院服务保障标准体系明细表

体系表编号	标准号	标准名称	主管部门	被采用或转化的国家、行业、地方标准号或文件号	实施日期
2.1 环境标准　2.1.1 医院通用环境标准					
2.1.1.1	Q/ZY 2010100001	生活饮用水卫生标准	总务处	GB 5749—2006	
2.1.1.2	Q/ZY 2010100002	污水综合排放标准	总务处	GB 8978—1996	
2.1.1.3	Q/ZY 2010100003	医院候诊室卫生标准	总务处	GB 9671—1996	

（三）医院标准汇总统计表

医院标准汇总统计表根据医院服务标准化工作的目的和需要而设计和填写。标准汇总统计表在横向上说明了各级标准在标准体系中的数量及构成比例，在纵向上反映了各类型标准的数量，包含服务通用基础标准数量汇总表、服务保障标准数量汇总表、服务提供标准数量汇总表、医院适用的政策法规数量汇总表及医院标准体系标准数量汇总表等。

编制医院标准汇总统计表可以将应有标准数、现有标准数进行对比，从而确定下一步标准制定、修订工作的重点（表 4-2-2）。

表 4-2-2　医院服务保障标准数量汇总表

序号	类别	数量（个）								合计
		国际标准	国家标准		行业标准		地方标准		企业标准	
			强制性	推荐性	强制性	推荐性	强制性	推荐性		
1	环境标准									
2	能源标准									
3	安全与应急标准									
4	职业健康标准									
5	信息标准									
6	财务管理标准									
7	设施设备及用品标准									

序号	类别	数量（个）								合计
		国际标准	国家标准		行业标准		地方标准		企业标准	
			强制性	推荐性	强制性	推荐性	强制性	推荐性		
8	人力资源管理标准									
合　计										

（四）医院标准体系表编制说明

医院标准体系表编制说明是说明医院标准体系构建的根据、必要性及思路的文件，内容一般包括编制体系表的根据、目的；国内、外标准概况；现行标准与国外标准的差距和今后努力的方向；标准体系结构图的构建思路，如专业划分根据及划分情况；与其他体系的交叉情况和处理意见；其他体系协调配套的意见；与相关法律法规协调统一的情况等。

第三节　医院标准制定的原则

一、一般原则

（一）合法性原则

标准能实施的一个重要条件是不得与维护全体人民利益的法律法规和政策相违背，在标准编制过程中要遵守国家、地方和行业的有关法律、法规、规章和强制性标准，并做好双方的协调工作，以便于标准能顺利实施。

（二）目标性原则

GB/T 1.1—2009指出"制定标准的目标是规定明确且无歧义的条款，以便于促进贸易和交流"，相对于医院来说，制定标准也是提高患者满意度及医院运营效益的一种手段。医院标准在制定时需要考虑以下方面：①完整、清楚与准确。②能被未参加标准编制的人员所理解。③标准实施的效率转换高。④充分考虑最新技术水平。

（三）可操作性原则

标准的可操作性是标准实施后能达到期望的必要条件。因此，制定的标准内容应便于实施，并易于被其他的标准或文件所引用。

（四）统一性原则

统一性是把同类事物的两种或两种以上的表现形态合并为一种或限定在一个范围内的标准化原则和方法。通过对共性的提炼、相似特征的归类，使得标准设置更为科学与合理，方便对标准化对象的管理。

统一性包括两种：一种是绝对统一，不允许有灵活性，如对规范性术语、基础计量单位、标志等的统一；另一种是相对统一，允许有一定的灵活性，如某一类疾病的诊疗规范。

（五）协调性原则

标准是一种成体系的规范化文件，彼此之间存在着广泛的联系。在医院标准体系的设计原则一节中强调过其重要性，这里主要提及为了达到标准整体协调在标准制定时应遵守的现行基础标准的有关条款，如标准化的原理和方法、标准化术语、术语的原则和方法等，在 GB/T 1.1—2009 中给出了详细的条款。

（六）先进性原则

《服务业标准化》指出，制定标准应力求反映科学、技术和生产的先进成果。标准的先进性不仅有利于医院服务标准化工作的规划，也有利于医院服务水平的领先。因此在制定医院标准时，应结合我国国情积极考虑采用国际标准和国外先进标准，关注国内及行业标准化的发展情况。

二、医院服务标准制定的原则

医院不同于一般企业，在标准的制定过程中，除了需遵循标准制定的一般原则外，还要遵循以下原则：

（一）关注医疗安全

确保医疗安全是医院进行各项工作的重要行为准则。在医院，安全包括人身安全、卫生安全、患者数据及隐私安全、财务安全等，在制定医院标准时需要给予充分关注。

（二）保证服务质量

质量表示服务满足被服务者需求的程度，它由有形因素和无形因素组成。有形因素如医院的医技服务、护理服务等，无形因素包括医疗信息提供服务、患者意见或投诉的及时处理程度、医患沟通的友好程度、医疗环境的舒适度等。确保服务质量是患者和社会的需要，也是医院发展的需要，更是医院服务标准化工作的需要。

（三）兼顾公平

医院是救死扶伤的平台，在对待每一位患者时都应体现出生命与健康的平等性，不管患者对医院服务获得性所付出的努力是多还是少，在标准制定上都应本着公平原则，并确保服务不会歧视任何特殊群体。

（四）满足期望

随着经济水平及文化素质的提高，患者对医院服务的期望不再限于对医技服务的满足，就医体验成了他们评价一家医院最直接的根据，包括医疗需求及服务期望。因此，在制定医院标准时，应充分考虑患者的医疗需求与服务期望，不断提高服务质量，以提升患者的满意度。

（五）照顾全面

标准的实施涉及多方利益，有消费者（主要是患者）、服务提供者（医院）、医疗器械和药品供应方等。适当均衡多方利益有利于标准在实施期间的顺利运行，价值的正常体现。因此，征求利益相关方的意见也是标准制定需要考虑的问题。

第四节　医院标准制定的程序

一、按时间顺序划分

医院标准的制定按时间顺序可分为预阶段、起草阶段、征求意见阶段、审查阶段、批准阶段和复审阶段。

1. 预阶段（编制标准计划、调查研究和收集资料）

在编制标准计划上，标准化部门应根据各部门的下一年度工作制订（修订）标准计划，编写年度标准化工作计划。在调查研究、收集资料上，应重点关注以下几方面：①标准化对象的国内外现状和发展方向。②有关最新科技成果。③患者的要求和期望。④诊疗及其他服务过程，市场反馈的统计资料、技术数据，包括门诊医技报表、住院报表、满意度报表等。⑤国际标准、国外先进标准、技术法规及国内相关标准。

2. 起草阶段（起草标准草案）

标准起草部门对收集的资料进行整理、分析和选优，必要时应进行试验对比和验证，然后起草标准草案。其中标准起草部门成员应包括一线服务人员、管理人员、标准专职人员，并应尽可能包括服务对象，如患者。

3. 征求意见阶段（形成标准送审稿）

该阶段的主要工作是标准起草部门将标准征求意见稿和标准编制说明提交标准化部门，由标准化部门通过内部局域网等方式向有关部门征求意见，归纳汇总，对返回意见进行分析研究、汇总，然后交还标准起草部门，使其根据意见修改标准征求意见稿，形成标准送审稿。在征求意见阶段，对于涉及服务对象（患者）的标准，应尽可能征求服务对象的意见。

4. 审查阶段（形成标准报批稿）

标准审查的主要内容包括：①标准送审稿是否符合或达到预定的目的和要求。②与有关法律、法规、强制性标准是否一致，与有关国际标准和国外先进标准是否协调。③技术内容是否符合国家卫生方针政策和卫生事业发展方向，技术指标是否先进、安全、可行，各项规定是否合理、完整和协调。④各项规定是否符合医院实际并具有可操作性，内容是否完整，与医院其他相关标准是否协调。⑤以会议审或函件审的形式对标准草案送审稿进行审查，审查的意见应及时反馈给标准起草部门，以便其根据意见对标准草案送审稿进行修改。

5. 批准阶段（批准和发布）

标准起草部门对经审查通过的标准草案送审稿根据审查意见进行修改，并编写"标准草案报批稿"及相关文件，如"标准编制说明""审查会议纪要""意见汇总处理表"等，然后上交医院服务标准化领导小组审核批准。

一般过程：由标准相关部门审核定稿，由标准化部门编号，医院服务标准化领导小组批准，院长签署发布令进行发布。

6. 复审阶段

医院标准实行定期复审制。

（1）复审周期

技术标准一般为 1 年，服务标准、管理标准、工作标准一般为 3 年。

（2）复审流程

标准编制部门初审，标准化工作小组会审。经复审后继续有效的标准仅需做好标准复审记录。经复审后决定要做修改的标准应及时更改，有重大变化的标准要重新办理报批、发布手续，并收回作废版本。

二、按逻辑顺序划分

医院标准的制定按逻辑顺序可分为服务要素的识别、指标确定、标准的正式制定、标准评价和标准修订。

1. 服务要素的识别

医院服务要素的识别，首先要对医院服务的主要要素和环节进行梳理，然后确认其重要程度，最后确认标准应规范的要素和环节。

服务的主要要素和环节一般包括服务支撑要素和服务传递要素，如保障服务顺利进行所需的人员和设备、完成服务的环节和步骤等；在确定要素和环节的重要程度上，一般以患者感知的服务质量作为判断根据，对每个要素和环节的重要性进行评估。因此，开展患者调研，获得患者关于不同要素和环节的重要性意见，对确定服务要素和环节的重要程度至关重要。常见的患者调研方法有问卷调查法、实地调查法和会议调研法。

在进行了服务要素和环节的重要程度确认后，需要对标准应规范的要素和环节进行选择和确认，以决定纳入标准的内容。纳入根据主要有制定标准的目的、要素和环节的重要程度、标准化的发展趋势等。

2. 指标确定

在确认标准应规范的要素和环节后，便应确定标准的选择和标准指标的具体数值或表述。

标准指标包括硬性指标和软性指标。能够量化的指标称为"硬"指标，而较难量化的指标称为"软"指标，例如"积极帮助有需要的患者"。"软"

指标有一定的灵活性，在服务接触方面尤为适用，它有利于服务人员的创造性发挥。因此在起草服务标准时，应根据服务要素和环节的实际情况合理选择标准；在确定标准的选择后，需要进行指标的具体数值或表述的确定，"硬"指标可通过机械计数等测算，"软"指标可通过服务人员和患者的意见等进行感知测评。

3. 标准的正式制定

医院标准的正式制定分立项阶段和起草阶段。立项阶段需要确认的是标准的目的、范围和适用的领域，当前可获得该项服务的用户群，消费者和服务提供者之间的沟通情况等事项；起草阶段需要确保的是标准起草部门成员熟知标准制定工作、标准起草部门能顺利获得制定标准所需的资料和协作、标准起草部门成员组成中各方利益代表比例适合等。

4. 标准评价

为了检验标准的适用性，在新标准运行一段时间后需要对其进行评价。标准评价一般由自我评价形式占主导，包括由医院组成独立的评价小组和按不同部门或岗位组成若干评价小组两种形式进行标准评价。在面对硬性指标时一般可通过技术手段进行检验，而对软性指标的检验则可更多样化。

5. 标准修订

医院服务标准的制定通常配套有标准实施的信息反馈机制，以发现进入实施阶段的新标准的表现或存在的问题，便于日后的修订与完善。对于标准本身出现的问题，常见的两个因素是标准过高和标准过低，过高则超出了标准使用者的组织实施能力范围，过低则标准缺乏挑战性和竞争力，两者都不符合医院标准的制定原则，需要进行调整。

第五节　标准实施与评价

一、标准实施

标准的实施是标准化活动最重要的环节之一，实施结果的好坏在很大程度上影响了整个标准化活动的成效，因此标准的实施应该有计划、职责明确地进行。

（一）实施原则

1. 基本原则

①实施标准必须符合国家法律、法规的有关规定。②国家标准、行业标准、地方标准中有关强制性标准，医院必须严格执行。③纳入医院标准体系的标准都应严格执行，任何部门或个人不得擅自更改或降低标准。

2. 一般原则

（1）注重安全与兼顾实效

医院标准的实施应致力于满足患者医疗安全需求和服务期望，努力提升患者的就医体验。同时也应该注重实效性，在选取标准实施方案时应该优先选择效益最大、见效更快且投入最少的方案，在注重质量安全的同时也要兼顾经济效益。

（2）实事求是

不同地区、不同类型医院、不同部门及不同条件对标准的适应性亦不相同。医院标准在实施的时候应该考虑这些因素，在必要的时候要对不同的科室部门制订更具有适应性的标准化实施方案，科学合理、实事求是地确定标准实施的难易程度、类别类型，避免因"一刀切"而造成标准实施不合理、资源浪费和执行力低下等问题。

（3）点面推进

医院标准的实施应讲究分层次、分批次、分重点地进行，要全面地考虑各项标准的特定功能和实施要求，考虑标准实施的难易程度，有选择、有重点地分批实施，通过关键环节的突破推动全面推广实施的步伐。

（4）沟通协调

标准的实施往往是一系列、一整套地进行，并在多个部门同时开展，而确保每个部门的标准协调、和谐共存是标准实施能实现系统性和有效性的重要保证。因此，医院应建立有效的沟通协调工作机制，对标准实施中可能出现的各种矛盾、不协调等问题进行及时调解。

（二）实施程序

服务标准实施工作可分为制订实施标准计划、实施前准备、实施标准、实施监督、监督结果的处理和评价总结。

1. 制订实施标准计划

制定实施标准计划的内容包括：① 实施标准的范围和方式。② 实施标准的步骤、内容、时间安排及责任部门或人员。③应达到的要求或目标。④实施标准的经费预算、设施设备、技术要求等。

在编制标准实施计划时还应明确标准实施的注意事项；分析标准实施的难易程度、先后顺序及应该采取的应对措施；注意标准间的相互协调问题，降低标准间的矛盾，提高标准间的合力。

2. 实施前准备

实施标准的准备工作主要包括组织准备、人员准备、经费和物资准备、技术准备及宣传培训五个方面。

（1）进行组织准备，建立标准化的领导机构和日常工作机构，研究标准实施的各项具体措施，明确参与单位、部门和人员及其对应职责权限等。

（2）进行人员准备，为标准化工作的开展配备具有相应资质和技能的工作人员，并在标准正式实施前，对相关标准实施人员进行专业系统的培训。

（3）进行经费和物资准备，为实施标准提供必要的设施设备、服务用品、工具、资金及与实施标准相适应的环境条件。

（4）进行技术准备，如提供标准文本和宣传资料，必要时进行技术攻关或技术改造。

（5）宣传或讲解标准内容，使有关员工理解和掌握标准内容；主要针对中、高领导层和一般工作人员。对决策层领导进行宣传培训，需要讲清实施服务标准的必要性、重要性和预期可以取得的成效以争取决策层领导对标准实施工作的重视和支持；对中层领导进行宣传培训，需要讲清标准实施的必要性和重要性、内容和实施要求、部门之间标准的沟通协调及标准实施的监督与考核评价等内容；对一般工作人员进行宣传培训，则主要介绍标准中规定的各项要求，并且可以以多种形式的培训进行。

3. 实施标准

标准实施应按计划进行，使标准规定的各项要求在服务过程的各个环节上加以实现，并满足以下要求：

（1）按照标准的不同特点，在做好准备工作的基础上，由各部门分别在各个环节组织实施有关标准。对医院提供服务活动所涉及的设施设备、服务用品、工具及相应的环境条件等，应通过一定的方法确认其达到标准要求后，投入使用；对于提供服务的相关医务人员应通过考核确认其达到标准要求后，准予上岗。

（2）各有关部门应严格按照标准规定的要求组织实施。

（3）在实施过程中遇到的各种问题应采取有效措施加以解决，以保证标准各项要求的贯彻落实，并记录标准实施中形成的数据。

4. 实施监督

对标准的实施进行监督可以有效地检验标准实施的可行性、先进性，可以了解标准实施中存在的问题，以便后续改进。

（1）监督的方式有两种，一种是对标准实施进行定期全面的监督，另一种是强调监督时间、部门和内容随机性的不定期监督。

（2）监督的内容有两方面，一方面是对标准实施准备工作的监督，另一方面是对标准实施情况的监督。负责监督检查的部门和人员，应确保监督检查的客观性和公正性，对检查结果做好记录，作为改进的根据。

5. 监督结果的处理

标准实施的监督检查后，对监督中发现的问题要及时向上反映，分析问题，提出整改方案，并把标准实施状况和效果与有关部门及人员的精神和物质待遇紧密挂钩。对认真实施标准并取得显著成绩的部门及人员，应给予表扬或奖励。对贯彻标准不力，造成不良后果的部门及人员，应给予批评教育；对违反标准规定，造成严重后果的部门及人员，按有关法律、法规规定与医院制度规定追究法律和经济责任。标准实施情况的反馈由检查监督部门进行收集，同时应该鼓励工作人员在标准的实施过程中及时发现和提供反馈信息。

6. 评价总结

检查标准的实施效果，总结标准的实施经验和问题，及时反馈至标准化部门，以便及时调整和改进标准实施工作。

（三）实施方法

医院各相关科室部门是医院标准的组织实施主体，在实施标准时要结合各部门的特点，灵活运用标准的实施方法。通常，医院标准的实施方法按照标准内容的适用性分直接采用法、选择采用法、补充采用法、配套协调法及细化提高法。按照标准的特性分过程法、分类法及要素法。

二、标准评价

标准评价是检验标准效率的重要环节，是检验标准实施过程中存在的问题的有力工具，也是标准改进提升的得力助手。这里值得注意的是标准评价针对的是标准实施情况及效果的评价，并不直接评价标准及标准体系文件本身的科学性和有效性等问题。

（一）评价原则

1. 全面准确的原则

要求评价工作全面覆盖标准实施全过程的各个环节，准确评价各方面的标准实施效果，包括标准实施的正负效应。

2. 客观公正的原则

要求标准评价工作以客观事实为根据，切忌加入个人的猜想和推测成分。

3. 科学严谨的原则

要求评价人员在评价过程中应充分尊重客观事实，注意不同部门之间的差异，采用科学合理的评价指标进行正确的分析和评价。

（二）评价对象和评价内容

明确评价对象和评价内容是标准评价人员做好评价工作的前提。

1. 评价对象

医院标准的评价对象一般可分为以下三类：①组织实施单项服务标准的情况和效果。②组织实施多项服务标准的情况和效果。③一定范围内单项服务标准的总体实施情况和效果。在医院标准的评价对象当中，对组织实施多项服务标准的情况和效果进行评价尤为常见，如医院定期进行标准和标准体系的自我评价。

2. 评价内容

医院对标准实施的评价可以分成符合性评价和实施效果评价两种。其中，符合性评价是前提，实施效果评价包括服务质量评价、经济效益评价和社会效益评价。在标准评价时应做到有所侧重、重点突出。

（1）符合性评价

符合性评价就是对标准实施过程中各环节是否达到标准的要求、标准执行程度是否达标进行的评价。对于服务设施设备、环境条件、服务流程及服务质量等具有定量指标的标准要求，应采用测量、试验等方法得出定量的数据；标准中的定性规定，可采用比较的方法进行衡量，并给出标准实施是否合理的结论。

（2）实施效果评价

①服务质量评价：主要是对标准实施后的安全性、功能性、经济性、舒适性、先进性等质量特性进行评价，顾客满意度的评价也常常能反映服务的质量。

②经济效益评价：不管是具有营利性质的企业还是公益性质的医院，对标准实施的经济效益评价都是非常重要的，它是标准效益性、可行性的直观反映，决定了大部分标准是否可持续实施。常见的直接经济效益表现有服务投入与产出的关系、服务效率的升降、患者数量的增减等。此外，还有标准实施后医院品牌知名度、竞争力变化等间接经济效益表现。

③社会效益评价：标准实施后，除了能够获得一定的经济效益外，有时还能获得社会效益，如标准的实施提高患者的需求，进而带动医疗市场的适应性提高等。

（三）评价程序和评价方法

医院对标准的实施进行检查评价是促进标准认真、全面实施的重要手段，也是医院服务标准化工作的一个重要组成部分。

1. 评价程序

（1）制订评价计划或方案

制订一个好的评价方案是做好评价工作的前提。通常，检查评价方案应包括以下内容：①检查工作的总体安排，明确医院各科室的检查部门、检查内容、检查细则及检查责任人。②确定评价方法。对于涉及面广、内容复杂的标准，可采用抽样的方式进行，所抽取的指标或事项应反映标准实施的总体情况；对于内容简单或较重要的标准，应采取逐项检查的方法。对具体项目可采取过程再现或通过标准实施痕迹（包括各种记录、报告等）检查等方法实施评价。③建立评价指标体系。标准技术指标评价是基础，标准实施情况评价是主体，标准实施效益评价是关键，三者相辅相成，共同构成评价指标体系。评价指标体系应能尽可能反映标准要求，准确衡量医院标准实施效果。并应根据指标体系和评价要求确定合理的抽样方案、判定规则。

（2）评价实施

医院内标准实施的监督可采用统一领导、分工负责相结合的管理方式，在院长、分管副院长的领导下，由标准化部门统一进行组织、协调、考核，各有关部门按专业分工对有关标准的实施情况进行监督检查。做好听取标准实施情况汇报、查阅实施记录和相关资料、统计与核实相关数据、现场考察标准的实施、编写标准评价报告及反馈评价信息等工作。

根据各职能部门主管内容的不同分工进行标准实施的评价，比如：①服务基础、保障标准及医疗相关政策法规实施的评价由标准化部门组织相关职能部门进行。②服务提供标准类中的医疗服务、全程服务质量控制规范的评价由医务处进行。③护理服务的评价由护理部进行。④医疗服务行为规范、服务评价与持续改进标准类由医院办公室负责进行监督检查和评价。

（3）编写评价报告

标准评价报告是标准实施的成绩单，它应建立在评价过程中获得的信息、数据经分析总结而成的评价结果上，并客观、真实、详细地反映标准实施的情况。编写标准评价报告是评价工作的重要内容，它一般应包括评价的根据、评价人员、评价时间、评价简要过程、各分项指标评价结果、总体结论、存在问题和处理建议等内容。

（4）评价结果的处理

在获得评价小组的评价报告信息后，应尽快让标准的负责部门组织相关人员对评价报告的结论、存在问题和处理意见等进行分析和研究，提出改进和预防措施，并付诸实施。同时，标准化部门对改进过程的有效性进行跟踪评价。

此外，各科室部门除了标准评价后的改进外，在日常工作中的自我改进也同样重要，它要求各级标准归口管理部门收集有关不合格信息，确定信息来源，分析不合格原因，制定纠正措施，对过程和管理机构进行调整，以避免不合格的发生。

2.评价方法

标准实施的内容评价有符合性评价和实施效果评价，其对应的评价方法主要有以下几种：

（1）符合性评价方法

①直接观察法：直接观察法是标准评价最为直接的方法，主要对员工的仪容仪表和行为举止、对物品标识标志和内容规格等是否符合标准规定进

行观察评价。

②文件查阅法：文件查阅法是标准评价数据的主要来源，也是标准评价工作的重点部分。主要查阅标准实施的规范性及文件记录的真实性等内容，一般的查阅对象有检查报告、处理记录、合格证明等。

③人员询问法：人员询问法是对标准实施人员和管理人员进行标准了解程度的询问，了解其对标准的掌握情况，以评价标准的实施范围与深度。

（2）实施效果评价方法

实施效果评价的内容包括服务质量评价、经济效益评价和社会效益评价，这里重点介绍服务质量评价方法。

①定量分析法：定量分析法是主要对时间性和经济性进行评价，采用抽样统计的方式对标准实施后患者就医时间和就医成本的情况进行分析，从而得出标准实施的价值。

②纵横对比法：纵向对比是指对同一标准化对象在标准实施前后的质量变化进行对比，横向对比是指服务项目有无实施标准的对比，通过对比找出两者之间的差异。

③现场体验法：现场体验法是通过现场体验，得出安全性、功能性、舒适性等服务质量的评价。

④满意度调查法：满意度调查法是通过对患者进行线上（电话访问、电子邮箱访问等）和线下（现场访问、问卷调查等）调查，收集患者在标准实施后的满意度评价，可由院内工作人员开展或委托第三方进行。

⑤文件查看法：标准实施记录和报告查看主要针对安全性的评价。

3. 注意事项

（1）进行质量评价的调查表设计应有针对性，调查数据要真实全面，结果分析应细心到位。

（2）自我评价客观合理，内容和要求可按照 GB/T 24421.4—2009 中 4.3.3 的要求进行。

（3）外部评价要考虑由于参与评价人员的出发点和角度不同，其结果可能会有差异的情形。

（4）当由于条件限制只能进行"抽样检查"时，应当确保所抽查的项目和指标具有典型性和代表性，满足评价目的的需要。

第五章　医院医疗服务标准化

第一节　医疗服务技术标准化

一、医疗服务技术的内容

医疗服务技术指医院及医务人员以诊断和治疗疾病为目的，对疾病做出判断和为消除疾病、缓解病情、减轻痛苦、改善功能、延长生命、帮助患者恢复健康而采取的诊断、治疗措施。即医院实现医疗服务过程中各临床专科的诊疗技术方法、操作规范，包括医院各临床科室，如内科、外科、骨科、肛肠科、肿瘤科、皮肤科、耳鼻喉科、眼科、儿科等。医疗服务技术的临床应用均应遵循科学、安全、规范、有效、经济、符合伦理的原则，各科室针对各疾病所开展的医疗服务技术应当与各科室的功能任务相适应，具备符合资质的专业技术人员、相应的设备设施和技师控制体系。

二、医疗服务技术标准化的目的和内容

（一）医疗服务技术标准化的目的

医疗服务技术是医院提供服务的核心技术内容，是医院服务标准化中的技术标准。通过制定规范、科学的诊疗技术标准，整合最新的研究成果，同时汇集本院本病种诊治方面有丰富经验和独特疗效的名医的临床经验，形成体现该疾病临床诊治的基本共性规律的临床诊疗规范。一方面可为患者提供现阶段的最佳诊疗方案，另一方面可提高并统一全院对该疾病的认识，规范诊疗行为，提高医疗质量水平。

（二）医疗服务技术标准化的内容

在开展医院服务标准化建设中，我们将医疗服务技术进行统一管理形成技术标准，要求各科室对本专科的重点病种、常见病、多发病制订诊疗方案，临床应用成熟的方案形成临床路径。医疗标准体系中应纳入医院各科室现行的临床路径、诊疗方案及临床技术操作规范，包括医院各科室自主制定的医院标准及科室正在执行的国家标准、行业标准、地方标准，由医院进行统一管理。本部分所采纳的国家、行业标准有 ZY/T 001—1994《中医病证诊断疗效标准》共 9 个部分、GB/T 21709《针灸技术操作规范》共 22 个部分及 GB/T 23237—2009《腧穴定位人体测量法》等。

三、标准举例说明

（一）慢性肾衰竭临床路径及解读

1. 目的

制定本院慢性肾衰竭诊疗标准，规范临床诊疗行为。

2. 范围

本标准规定了慢性肾衰竭的疾病诊断、证候诊断及治疗。本标准适用于中医、中西医结合医疗、教学、科研、卫生统计、医政管理、出版及国内外学术交流。

3. 规范性引用文件

GB/T 16751.1—1997。

4. 诊断标准

4.1 疾病及证候诊断标准

4.1.1 中医诊断标准

4.1.1.1 中医病名诊断

4.1.1.2 诊断根据

4.1.1.3 中医证候诊断标准

4.1.1.4 中医证候分类

4.1.2 西医诊断标准

4.1.2.1 西医病名诊断

4.1.2.2 西医诊断标准

4.1.2.3 分期诊断

4.1.3 适用范围

4.1.3.1 纳入标准

4.1.3.2 排除标准

5. 治疗方案

5.1 中医治疗方案

5.2 西医基础治疗措施

6. 护理调摄

6.1 饮食护理

6.2 心理护理

6.3 休息与活动

6.4 健康指导

7. 随访计划

8. 临床疗效评价指标

表 5-1-1　慢性肾衰竭中西医结合临床路径表单

适用对象：第一诊断慢性肾衰竭

患者姓名：　性别：　　年龄：　　门诊号：　　住院号：

住院日期：　年　月　日　出院日期：　年　月　日　标准住

院日：　天

日期	第一阶段 住院第1天	第二阶段 住院第2～3天	第三阶段 住院第4～7天	第四阶段 住院第8～14天
诊疗工作				
医嘱				
中药处方				
并发症处理	□○有 □○无	□○有 □○无	□○有 □○无	□○有 □○无

日期	第一阶段 住院第1天	第二阶段 住院第2～3天	第三阶段 住院第4～7天	第四阶段 住院第8～14天
护理 工作	□○进行入院宣教 □○挂禁补液牌 □○病情监测 □○执行相关医嘱	□○病情监测 □○日常生活和 　心理护理 □○进行药物宣教 □○执行相关医嘱	□○病情监测 □○日常生活和 　心理护理 □○进行疾病宣教 □○执行相关医嘱	□○病情监测 □○日常生活和 　心理护理 □○进行出院前 　宣教 □○执行相关医嘱 □○帮助患者办 　理出院手续、 　交费等事宜 □○出院随访宣教
病情 变异 记录	□○无 □○有 原因： 1. 2.	□○无 □○有 原因： 1. 2.	□○无 □○有 原因： 1. 2.	□○无 □○有 原因： 1. 2.

　　【解读】该标准为医院医疗服务标准中的技术标准，该标准为病种的临床路径。该标准详细描述制定该标准的目的、适用范围、疾病的诊断、路径的适用对象、中西医治疗方案、护理调适、随访要求、标准住院日及出院标准等内容。以上标准内容一般来源于多方面证据的采集，包括以下几点：①医院既往病案数据分析。②古籍文献的系统挖掘整理。③名中医经验的系统整理和提炼。④现代文献的系统分析和评价。⑤高层次临床专家的共识。

　　疾病名称：应参考国际疾病分类（International Classification of Diseases，ICD）ICD-11中的疾病名称（如该分类标准有更新，应以本医疗机构选用的版本或最新版本为准），并注明相应的ICD编码。

　　诊断标准：应分别描述相关疾病的西医诊断标准、中医疾病和（或）证候诊断标准等，并标明所采用标准的来源及发表时间。

　　适用范围：明确纳入、排除标准，界定临床路径的适用对象和范围，可对纳入路径的对象进行筛选，使纳入的患者符合临床路径的管理范畴。

　　治疗方案：应包括中医、中西医结合治疗方案，中医治疗方案包括中医辨证治疗的根据，中药处方及加减，中成药成分及适应证、使用方法，中医特色疗法的功效、适应证、禁忌证；西医治疗方案包括西医基础治疗及对症处理。

护理调摄主要包括饮食护理、心理护理、休息与活动、健康指导等。

临床疗效评价指标：可分为显效、有效、稳定、无效，应标明所采用的评价指标的来源及发表时间。

临床路径表单为该标准的规范性附录，在执行该标准时应同时遵照该表单执行。

（二）针灸技术操作规范第1部分：艾灸及解读

1. 范围

2. 规范性引用文件

3. 术语和定义

4. 操作步骤与要求

4.1 施术前准备

4.1.1 灸材选择

4.1.2 穴位选择及定位

4.1.3 体位选择

4.1.4 环境要求

4.1.5 消毒

4.2 施术方法

4.2.1 艾条灸法

4.2.1.1 悬起灸法

4.2.1.2 实按灸法

4.2.2 温针灸法

4.2.3 艾炷灸法

4.2.3.1 直接灸法

4.2.3.2 间接灸法

4.2.4 温灸器灸法

4.2.4.1 灸架灸法

4.2.4.2 灸筒灸法

4.2.4.3 灸盒灸法

4.3 施术后处理

5. 注意事项

6. 禁忌

【解读】该标准为操作技术标准，操作技术标准大部分直接采用现行的国家标准或行业标准，在查无国家标准、行业标准可采纳的情况下，医院可自行制定本院的相关操作技术标准。中医操作技术标准的前期研究可参考《中医临床诊疗技术研究工作指南》开展相关研究，标准的文本可参考已发布的国家标准的内容纲要进行撰写。

第二节　医疗通用服务提供规范

一、医疗通用服务提供规范的内容

住院服务是医院医疗服务的主要组成部分，住院服务的管理水平、技术能力及质量安全是医院综合实力的体现，医院有不同的临床科室，每个临床科室的住院服务有其通用、共性的服务内容，这些内容涉及科室众多、业务流程复杂，根据标准化简化、统一、通用的方法及原则，医院可制定统一、协调一致的管理与服务标准进行规范。

本节将介绍医院实现住院医疗服务过程中相关服务事项及住院相关医疗服务程序的标准，是医院各临床科室通用的服务规范，包括出入院服务、医师对患者病情的评估、住院期间医师的职责、手术资格管理、抢救、转科管理、患者住院期间管理等。以上标准的实施为临床各科医务人员及医院管理人员提供了基本的要求。下面将列举部分标准的提纲或内容进行举例说明。

二、标准举例说明

（一）入院出院管理

范围：本标准规范了医院入院、出院工作流程。本标准适用于医院入院、出院管理。

1. 入院管理

（1）患者住院由本院门诊医师根据病情决定，患者凭医师开具的住院证，并携带门/急诊病历、身份证、就诊卡，医保患者需携带医保卡等到住院处办理住院手续。

（2）急诊危重患者经总值班同意后可先住院后补办手续，住院证均需通过急诊分诊台审核盖章。

（3）普通患者住院应登记其联系人的姓名、地址、电话号码和身份证号码。传染病患者住院应严格进行卫生处理。

（4）医务人员应主动、热情地接待住院患者，介绍住院规则、病房有关制度及住院患者须知。

2. 出院管理

（1）患者出院应由主治医师以上级别（含主治医师）的主管医师决定。

（2）出院通知单原则上应于出院前一天下午3点以前交住院处办理出院手续。

（3）病房护理人员应凭结账单发给出院证，并清点收回患者住院期间所用的医院物品。

（4）患者出院前，管床住院医师应告知其出院后注意事项，并主动征求其对医疗、护理等方面的意见。

（5）病情不宜出院而患者或其家属要求出院者，医师应加以劝阻，如说服无效应经上级主管医师或科主任批准，并由患者或其家属在出院小结中签字备案。

（6）应出院而不出院者，经上级主管医师或科主任劝说无效，应与医教处联系，通知所在单位或有关部门接回或送回。

（二）首诊医师负责制

1. 第一位接诊医师（首诊医师）应对其所接诊患者，特别是急危重患者的检查、诊断、治疗、会诊、转科、转院等工作负责到底。

2. 医师按相关要求进行病历采集，详细记录体格检查、检验检查结果，对诊断已明确的患者应及时治疗或收住入院；对诊断尚未明确的患者应在对症治疗的基础，及时请上级医师会诊或邀请有关科室医师会诊，诊断明确后应立即转有关科室治疗。

3. 如遇危重患者需抢救时，首诊医师应首先抢救并及时报告相关诊疗小组、上级医师。由科主任主持抢救工作，不得以任何理由拖延和推诿抢救。

4. 对诊断明确须住院治疗的急、危、重患者，应收入住院，如因本院条件所限确需转院者，按转院管理标准执行。

5. 对已接诊的患者，需要会诊及转诊的，首诊医师应详细记录病情，完成首诊病历后再转至有关科室会诊及治疗。

6. 对因不执行首诊医师负责制而发生的医疗差错、事故、医疗纠纷，对当事医师按医院有关规定处理。

（三）手术及有创操作分级与分类管理规定

1. 手术及有创操作分级

手术及有创操作指各种开放性手术、腔镜手术及介入治疗（以下统称手术）。根据其技术难度、复杂性和风险度，将手术分为四级。

（1）四级手术：技术难度大、手术过程复杂、风险度大的各种手术。

（2）三级手术：技术难度较大、手术过程较复杂、风险度较大的各种手术。

（3）二级手术：技术难度一般、手术过程不复杂、风险度中等的各种手术。

（4）一级手术：技术难度较低、手术过程简单、风险度较小的各种手术。

2. 手术医生分级

（1）根据其卫生技术资格、受聘技术职务及从事相应技术岗位工作的年限等，规定手术医师的分级。所有手术医师均应依法取得执业医师资格。

（2）手术医师的分级为低年资住院医师、高年资住院医师，低年资主治医师、高年资主治医师，低年资副主任医师、高年资副主任医师，主任医师。根据医院具体情况制定各分级标准，一般要求取得相应专业技术职称3年以上者为高年资，未满3年者为低年资。

3. 各级医生手术权限

（1）低年资住院医师：在上级医师指导下，可主持一级手术。

（2）高年资住院医师：在熟练掌握一级手术的基础上，在上级医师临场指导下可逐步开展二级手术。

（3）低年资主治医师：可主持二级手术，在上级医师临场指导下，逐步开展三级手术。

（4）高年资主治医师：可主持三级手术。

（5）低年资副主任医师：可主持三级手术，在上级医师临场指导下，逐步开展四级手术。

（6）高年资副主任医师：可主持四级手术，在上级医师临场指导下或根据实际情况可主持新技术、新项目手术及科研项目手术。

（7）主任医师：可主持四级手术及一般新技术、新项目手术或经主管部门批准的高风险科研项目手术。

（8）对资格准入手术，除必须符合上述规定外，手术主持人还必须是已获得相应专项手术的准入资格者。

（四）患者评估管理规程

1.门诊患者评估

（1）门诊患者首次在医院挂号就诊时，医生应询问患者的既往史。重要的既往史包括但不限于高血压，心脏病，糖尿病，痛风，甲亢，肺、肝、肾脏等慢性疾病病史，重要的手术史和外伤史，药物及食物过敏史等。

（2）门诊护理评估的内容包括但不限于以下内容：患者到达的时间、功能评估、特殊人群、生命体征评估、疼痛评估、就诊科别等。有发热病史、高血压病史、现有发热和高危患者应测量体温、脉搏、呼吸、血压等，将评估结果记录在门诊病历上，并签名。对院外带入的各种静脉留置管首次使用时均应评估管道是否在规定使用期内、留置管是否通畅、穿刺部位是否有感染等。

（3）医生在患者初次就诊时记录书写内容包括但不限于以下内容：就诊时间，主诉，现病史，根据主诉、现病史提供的线索，对诊断有意义的相关体征，诊断，治疗意见，疼痛评估及处理情况，健康教育，随诊计划和医生签名等。

（4）门诊患者的再评估（复诊）：门诊患者每次挂号复诊、查看结果、治疗时都应对患者进行再评估。医生评估的内容包括但不限于以下内容：日期和时间，就诊科别，主要病情变化（症状、体征改变），辅助检查结果及分析，诊断修正，用药记录（药名、剂量、用法、频次、用药天数等），治疗方案，疼痛评估、处理及缓解情况，功能评估及恢复情况，健康教育，随诊计划等。门诊患者的再评估应根据具体情况记录在门诊病历或者是门诊治疗记录单上，并签名。如以上各评估要素患者不具备或不需要，则不必记录。

（5）当门诊患者未经门诊护士挂号评估而直接到住院部找专科医生就诊时，负责接诊的专科医生应完成护理相关内容的评估并做记录。

2. 住院患者初始评估

（1）初始医疗评估的内容应记录在《入院记录》中，应在患者入院后24小时内完成。首次病程记录应在患者入院后8小时内完成。

（2）对于患者病史的询问及体格检查应真实可靠、全面、没有遗漏，并准确记录在《入院记录》中，应在询问既往史之后进行系统回顾以了解患者过去各系统有无症状，并有记录。过敏史应单独列出。产科、儿科、新生儿科等专业按本专业特定格式书写。现病史、既往史、过敏史、个人史等应让患者或家属签名确认。

（3）医生书写医疗文书的格式、规则和要求应符合国家卫生健康委员会颁布的中医病历书写基本规范。

（4）初始医疗评估应能够确定患者的医疗需求，填写《住院计划书》。

（5）初始护理评估应在患者入院后24小时内完成，并填写《住院患者初始护理评估单》。产科、儿科、新生儿科等专业按本专业的特定表格填写。

（6）初始护理评估应包括对每一位患者的生理、社会、身体、疼痛、心理、跌倒风险、营养、功能、接受健康教育能力、出院需求进行评估。

（7）对于无家属陪伴的患者，家属无法进行接受健康教育能力的评估，应做好护理记录，一旦有家属陪伴，则应对其进行接受健康教育能力的评估。

（8）对院外带入的各种静脉留置管首次使用时均要评估管道是否在规定使用期内、留置管是否通畅、穿刺部位是否有感染等。

（9）初始护理评估应能够确定患者的护理需求，患者一旦被护理评估筛查确定为高危、疼痛、特殊人群、有营养问题、跌倒高风险、活动能力障碍或存在肢体瘫痪等特殊类型，护士应及时报告主管医生。主管医生应认真了解初始护理评估单中的内容，并签名确认。对于以上类型患者主管医生应在48小时内根据患者的情况，决定是否邀请心理医生、营养师、康复医生对患者进行进一步的心理、营养、功能等评估。心理医生、营养师、康复医生得到邀请后应在72小时内完成评估，同时与主管医生及护士进行沟通，并制订相应的治疗计划。

（10）疼痛患者由医护人员进行再评估与记录。跌倒高风险患者由护士每天进行再评估与记录。

（11）特殊人群的初筛：特殊人群包括老年人、临终患者、慢性疼痛患者、受虐待患者、受歧视患者、吸毒患者、酗酒者等。对这些患者应给予特殊的照顾，促使他们接受公平的治疗。并填写《特殊患者评估表》。

（12）所有再入院患者均须重新进行初次评估。

3. 住院患者再评估

（1）医生对住院患者的再评估记录在病程记录中，护士对住院患者的再评估记录在护理记录单及病情观察记录单中。医疗再评估按病历书写规范要求进行。

（2）对住院患者进行再评估时考虑的内容应包括但不限于以下内容：患者的症状及体征变化，患者各项辅助检查结果的判断与分析，判断治疗决策是否恰当，治疗方案对患者是否合适，治疗效果是否满意，患者对治疗的反应如何，诊断是否需要修正，患者疼痛是否得到控制或改善，病情发展变化情况，静脉留置针穿刺部位情况的评估，患者的下一步诊疗安排，与患者及家属谈话的背景及具体内容，患者及家属对医疗服务的满意度，患者是否符合出院标准，患者康复情况等。以上内容在病程记录或护理记录中并不要求全部记录，只要求记录以上内容中有变化或必要的内容。

（3）住院患者再评估原则是急性期的患者每天至少评估一次，并有记录。当患者的治疗、检查、病情有变化时，要随时进行记录。康复治疗患者、处于稳定期的其他慢性病患者，当其在医院住院1个月以上，且生命体征正常，诊疗方案没有更改、没有停止或没有新开医嘱，当日没有进行辅助检查、没有辅助结果回报时，病程记录可以3天记录一次。每30天应按要求记录一次《阶段小结》。护理再评估按照《护理文书书写与管理规程》执行。

4. 出院评估

（1）护士在患者入院2小时内填写《住院患者初始护理评估单》中的

出院评估，医生在患者出院前 24 小时内完成出院计划。

（2）患者出院前 24 小时内由主管医生 / 值班医生、责任护士 / 值班护士填写《健康教育单》，进行出院教育需求评估。

（五）三级医师查房

1. 科室主任（副主任）重点查房

（1）每周至少 1 次，时间固定，由病区主任主持。

（2）查房人员：病区主任、副主任、主治医师、住院医师、进修医师、实习医师、病区护士长。

（3）查房前的准备：查房前一天需明确查房病例并在科内公示，以危、重、疑难病例为主，病区主治医师需提前将病例的简要情况报告科主任，要求所有医生复习病历，查阅相关文献；查房前需准备好病历、影像学资料及检查器材等。

（4）查房位置（图 5-2-1）。

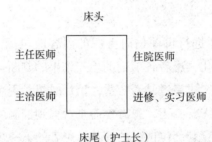

图 5-2-1 查房位置

（5）主管医师扼要地汇报病情，包括主诉、简要病史、体查、化验阳性及有鉴别意义的阴性结果、诊断治疗情况。

（6）主治医师对病情进行补充，并提出需要主任解决的问题。

（7）主任根据情况进行必要的问诊和查体，力求及时解决危、重、疑难病例的诊断及治疗中存在的问题，应能体现当前国内外、中西医最新进展，对下级医师须起到带教和指导作用。对重大手术的适应证、术前准备、手术方案、可能出现的并发症及相应的预防措施进行审查，并提出指导性意见。

（8）查房完毕后回医生办公室由主任对病情进行分析，提问各级医师，并结合国内外、中西医的最新进展，对下级医师进行带教和指导，对诊断及治疗的疑难问题做出明确指示。

（9）主任查房时各级医师应准备好查房记录本，对主任查房指示做好记录，要指定专人做好登记与记录。

（10）主任查房的情况，应由主管医师整理并及时做好病程记录；每月定时将当月病区主任重点查房的患者姓名、病案号、上报时患者状况通过行政网上报到医教部。

2. 科室主任（副主任）普通查房

（1）每周至少2或3次，时间可不固定，应由病区主任主持。

（2）查房人员：病区主任或副主任、主治医师、住院医师、进修医师及实习医师。

（3）查房前由主管医师准备好病历及有关资料，贴好检验单。

（4）查房时，由主管医师汇报病情，由主治医师对病情进行补充。

（5）由主任审查新入院患者，随时解决新入院和急、危、重患者的诊疗问题，尤其是3天内未确诊患者；根据情况做必要的检查并审查病历，对是否进行特殊或贵重检查、治疗做出决定。抽查医嘱执行情况及病案书写质量，检查护理质量。

（6）查房后主任应对患者的诊断及治疗方案做出明确指示。

（7）主管医师对主任的指示做好记录。

（8）对每个危、急、重患者随时查房，对疑难患者在入院3天内、普通患者在入院1周内应有主任首次查房，主任首次查房由主治医师整理情况并做好病程记录，主任审查后签名。

3. 主治医师查房

（1）坚持每天查房，对危、急、重患者应至少每日1次或随时查房，一般患者查房间隔不超过3天，并及时做好记录。

（2）对新入院患者的首次查房不能超过入院后24小时，节假日48小时内由当班二值协助处理，急、危、重患者应与住院医师一起接诊，由住院医师及时记录在病案中。

（3）新入院患者，主治医师应在听取下级医师汇报后再简要询问病史并详细检查患者，然后对下级医师的病史采集、查体所见和诊疗计划提出补充、修改意见。对必要的重要检查、会诊及转科做出决定。3日内做出是否明确诊断的意见，并反映在病程记录上。

（4）在查房中对新入院、急、危、重、诊断不明、治疗效果不佳的患者进行重点查房，提出诊治方案（包括手术患者的手术方案），并在积极处理的同时，及时向上级医师汇报，听取和执行上级医师查房的意见。

（5）对危、重、疑难患者，应及时向家属反馈病情，加强与患者及其家属的沟通；与手术患者的术前沟通应由主治医师进行；对危重、疑难、风险较大的手术，术前谈话应报请科主任与家属沟通。

（6）应系统掌握所管患者的病情和诊疗情况，并了解病区内危重患者的情况。

（7）审查针对性检查、治疗及用药的合理性，特殊检查、治疗及用药报请主任批准。

（8）在查房时，对下级医师的病案书写和病程记录进行检查、指导。

4. 住院医师查房

（1）每天查房2次，上下午各1次，带领实习医师或进修医师参加，上午查房时应携带病历，危、急、重患者病情变化时应随时查房。住院医师下夜班，每天下午查房由主治医师代替。夜间值班医师应于晚20时前带领实习医师到病房巡视患者1次。

（2）对新入院患者应尽快进行检查及处理，特别是及时做出针对性检查的决定；8小时内做好首次病程记录，并于24小时内完成住院病历（或住院记录）。

（3）查房时重点检查危、重、疑难、新入院、诊断不明及手术后患者，并有计划地巡视一般患者。

（4）及时向主治医师汇报新入院患者及急、危、重患者的情况。

（5）及时检查有关临床检验、功能检查、影像等报告单，对未能及时返回的报告单应尽快催回，对检查结果进行分析，提出进一步检查和治疗的意见，使用西药及抢救性药物应向主治医师汇报请示。

（6）负责病程记录的书写和及时完善其他特殊记录。负责修改实习医师书写的病案，指导实习医师进行新入院患者的体格检查及病案书写工作；检查实习医师对病程记录的书写并签名；及时记录上级医师查房的意见，严格执行上级医师的医嘱。检查医嘱的执行情况，对特殊医嘱（如强心药、抗癌药、胰岛素等）应列表登记。

（7）住院医师查房时应及时向患者或其家属沟通目前的检查结果、诊断及下一步的治疗方案及检查计划，听取患者对诊疗工作和生活方面的意见。

（六）抢救工作管理

1. 重危患者的抢救工作，一般由科主任、正（副）主任医师负责组织并主持抢救工作。科主任或正（副）主任医师不在时，由职称最高的医师主持抢救工作，但应及时通知科主任或正（副）主任医师或本科值班人员（相关住院总医师）。特殊患者抢救应及时报请医教处、护理部和业务副院长，以便组织有关科室共同进行抢救工作。

2. 对危重患者不得以任何借口推迟抢救，必须全力以赴，分秒必争，并做到严肃、认真、细致、准确，各种记录及时全面。涉及医疗纠纷的，应及时报告有关部门。

3. 参加危重患者抢救的医护人员应明确分工，紧密合作，各司其职，无条件服从主持抢救工作者的医嘱，但对抢救患者有益的建议，可提请主持抢救工作者认定后用于抢救患者，不得以口头（自行）医嘱形式直接执行。

4. 参加抢救工作的护理人员一般情况下应在护士长领导下，执行主持抢救工作者的医嘱，并严密观察病情变化，随时将医嘱执行情况和病情变化报告主持抢救工作者。执行口头医嘱时应复诵一遍，并与医师核对药品后执行，防止差错事故发生。

5. 严格执行交接班制度和查对制度，日夜应有专人负责，对病情抢救经过及各种用药应详细交代，所用药品的空瓶经二人核对方可弃去。各种抢救物品、器械用后应及时清理、消毒、补充，物归原处，以备再用。

6. 安排专人及时向患者家属或单位讲明病情及预后，以取得家属或被授权人的配合。

7. 需跨科抢救的重危患者，原则上由大科主任主持抢救工作，并指定主持抢救工作者。参加抢救的各科医师应运用本科特长致力于患者的抢救工作。

8. 抢救记录须严格按照国家卫生健康委员会的要求书写。

9. 不参加抢救工作的医护人员不得进入抢救现场，但须做好抢救的后勤工作。

10. 抢救期间，药房、检验、放射或其他特检科室，应满足临床抢救工作的需要，不得以任何借口拒绝或推迟。

第三节　门诊服务标准化

一、业务内容

医院门诊工作是医院业务的重要组成部分，也是医院服务的主要窗口。其主要任务是接诊病情较轻的患者，经过接诊、病情评估和辅助检查，给出初步诊断，并提出治疗方案，对症处理。门诊的就诊环节包括预约、挂号、候诊、分诊、诊病（检查及处置）、缴费、取药、检查及检验、结果查询、治疗等。

二、门诊服务标准化的基本原则

门诊服务是医院重要的服务窗口，是医院为患者提供医疗服务的重要方式，是医院服务管理水平的重要标志之一，直接影响医院的声誉。门诊服务具有环节多、时间短、时效性和风险性等特点，因此，门诊服务标准应围绕门诊一线服务的特点，以高效、低耗为原则，学习并应用门诊服务流程优化的技术方法，服务程序设计及资源配置以高效、低耗为原则。高效是指能够快速地满足患者的需要，低耗是指诊疗过程中对于患者、医务人员的体力、时间消耗及医院的物力、财力的消耗最少。根据我国目前综合性中医院门诊信息化程度，充分利用信息化手段，从环节、时间、质量等三个方面进行考虑，以提高服务效率、降低消耗、节省时间为主线，提高服务质量和改善服务水平为目的，优化门诊服务程序；以"以患者为中心"理念为服务主旨，将流程组合、资源配置与服务理念进行整合。在考虑服务效率的同时保证服务质量及服务满意度，导入精细化管理理念，注重细节，规范服务人员行为，以提升服务需求的响应能力，提高门诊服务品质。

三、门诊服务标准化的主要内容

根据门诊服务特点及要求，门诊服务标准可分为五类，包括门诊人员岗位管理标准、门诊工作标准、门诊质量管理标准、门诊服务规范、门诊运行管理标准等。门诊人员岗位管理标准主要对不同门诊岗位的职责提出相关管理要求；门诊工作标准是对门诊各不同部门的工作规范提出相关管理要求；门诊质量管理标准内容繁多，主要针对门诊质量管理的关键要素制定了相关服务标准，如医疗文件书写、投诉管理、传染病管理等；门诊服务规范主要针对门诊服务流程提出程序管理要求；门诊运行管理标准主要对门诊运行过程中的紧急事件提出处理方案。下面列举部分标准的内容进行举例说明。

（一）门诊人员岗位管理标准

门诊工作人员分为两大类，一类为门诊办公室工作人员，另一类为一线门诊服务人员。门诊办公室工作人员分为办公室主任、办公室副主任、办公室干事，一线门诊服务人员分为医生、护士、护士长、文员等。每个岗位均设置岗位管理规范，其目的是规范医院门诊各岗位人员的工作内容、岗位职责及责任目标。以上标准的确定以相关法律法规或医院管理规章为根据，如门诊医生职责以《中华人民共和国执业医师法》和《医疗机构管理条例》为根据。

1. 门诊办公室主任职责

（1）门诊办公室主任主要负责门诊医疗、服务、护理、预防的行政管理工作，执行的是"服务、指导、协调、监督"职能，应确保门诊工作正常进行。

（2）应组织检查门诊患者的诊治和疑难患者会诊，定期组织检查门诊医疗质量，定期组织抽查门诊病因，汇总医疗缺陷，改进门诊医疗质量，提高门诊"急、危、重、疑难"疾病的诊治疗效。

（3）处理患者投诉和各种医疗纠纷，督促检查反馈科室对投诉的改进措施，营造和谐的医患关系。

（4）定期召开门诊会议，协调各科关系，组织开展门诊医生医疗服务案例点评，规范诊疗行为，保障医疗安全，严格执行首诊负责制，落实执行医生出诊及停诊管理规定。

（5）组织窗口科室服务培训和考核评价服务规范的执行情况，改善服务态度，改进服务流程，持续改进门诊服务工作。

（6）协调有关科室做好专科专症门诊、中医特色门诊开设的管理工作；配合科室开展中医特色疗法、专家专长等的宣传推介。

（7）组织门诊工作人员做好卫生宣传、清洁卫生、消毒隔离、疫情报告等工作。协助有关科室做好门诊的其他宣传工作。

（8）定期检查督促医务人员执行各项规章制度，反馈门诊科室目标责任完成情况，定期向上级汇报。

2. 门诊护士长职责

（1）门诊护士长的职责是主要负责门诊的护理行政和业务管理工作。

（2）制定完善门诊护理技术操作规程及评价标准，积极开展中医特色护理技术，严格护理质量管理，进行专项检查，督促护理人员严格执行各项规章制度，定期进行门诊护理质量考评及报告，确保医疗护理质量安全。

（3）检查各科急救物品、药品的管理，消毒隔离制度的落实，患者安全管理，5S管理等，分析存在的问题，制定改进措施，持续改进。

（4）推广优质服务，落实各种服务规范与措施，强化窗口人员主动服务意识，提升门诊窗口服务水平。

（5）深入门诊一线，检查开诊期间及诊后的工作，落实护士、文员岗位责任制，督促做好诊前准备，准时开诊、治疗；协调高峰时段各科室人员安排，做好门诊咨询解释工作。

（6）加强候诊秩序管理，及时疏导患者，减少围观现象，实行"一医一患"诊疗措施，保护患者隐私；运用5S管理改善候诊环境。

（7）妥善处理门诊患者意见，反馈科室并持续改进，提高门诊患者满意度。

（8）制订门诊护士三基、专科培训计划，完成继续教育考评。指导护士岗位业务；积极参加护理科研，开展各种新技术、新业务。

（9）组织护士、文员进行门诊服务规范学习、岗位业务培训、服务技巧学习，组织进行服务案例点评。

3. 门诊医生职责

门诊医生一般按普通门诊医师、专科门诊医师、专家门诊医师等几类规定医生工作职责。对于普通门诊医师职责应有以下要求：

（1）在上级医师的指导下，开展各项门诊业务工作，诊治门诊常见病。

（2）遵守门诊工作的各项规章制度，严格执行各项诊疗和操作规范。

（3）参加门诊、会诊、出诊和危重患者的抢救工作，执行首诊医师负责制。

（4）认真书写门诊病历、处方和各种检查、治疗单。

（5）疑难病例及时请上级医师会诊。

（6）发现传染病按规定及时报告。

（7）参加临床教学，指导进修、实习医师工作。

（8）学习、运用国内外先进诊疗技术，开展新业务、新技术和科研工作。

专科门诊医师与普通门诊医师的工作职责基本相同，主要开展的是专科门诊工作及处理专科门诊的常见病和疑难杂症。

专家门诊医师主要负责本专业疑难危重患者的诊治工作，并同时指导下级医师。

（二）门诊工作标准

门诊工作管理以门诊医疗服务工作管理为主，规范门诊各诊室及门诊办公室的工作管理，下面摘取标准的部分内容进行举例。

1.门诊医疗工作规范

门诊医疗工作规范从门诊医生工作管理、门诊处方管理等方面进行规范。

（1）出诊医师应取得医师执业资格、具备一定的临床经验。

（2）根据医生职称规范不同职务医生门诊出诊次数，如：副高以上职称人员每周出门诊时间，日诊不少于＊次，夜诊/周日诊不少于＊次；中级职称人员，门诊出诊时间不应少于＊次日诊。

（3）各专科门诊应保证充足的出诊人员。

（4）门诊各科室实行首诊医师负责制，凡已挂号的患者，首诊医师一律不得推诿，如发现患者不属于本专科或跨多个专科，或疑难病需专科会诊，协助转相关专科或疑难病会诊中心处理。

（5）门诊医生对患者要进行认真的检查及询问，充分尊重和保护患者隐私，首诊病情记录应简明扼要、及时准确，维护病历法律根据的严肃性。

（6）门诊医师在保证疗效的前提下应采取经济合理的方案、疗法、用药，应充分尊重患者的知情权和考虑患者的经济承受能力。

（7）门诊医师处方权应由科主任提出，报主管院长批准、医教处备案，具备处方权的医师的签名式或印模应留样于相关科室。医师开处方前应认真充分了解药物有关知识，对不符合规定或签名字迹不清的处方，药学部有权拒配，由此造成的后果由当事医师负责。

（8）毒、麻、精、高危类药品处方应遵照《毒麻烈剧精神药管理制度》规定及国家药政其他规定和《中华人民共和国药典》规定。

（9）饮片内服、外用，中成药，西药应分开处方，药名应使用正品名或惯用名，剂量单位使用"毫克""毫升"等国际单位，数量单位一律使用阿拉伯数字。

（10）药学部对有错误或疑问的处方有责任通知医师，让其更改并签名以示负责后才能配发，擅自修改处方或"见错照配"所造成的后果，由当事药剂人员负全部责任。

（11）门诊手术科应建立手术资格准入制度，严格执行术前患者谈话、尊重患者隐私权、术中风险及术后可能出现问题等有关规范，并严格手术文件记录（含手术知情同意书），维护法律根据的严肃性。

（12）门诊医师应严格遵守劳动纪律，准时开诊，不早退，坚守工作岗位，不得随意停号、停诊，停诊应履行相应报批手续，并安排顶替人员。

（13）门诊应保持整洁、安静的就诊环境，经常对患者进行健康知识教育。

（14）门诊医务人员应严格执行消毒隔离制度，发现传染病患者按传染病管理规定处理，防止交叉感染和院内感染。

（15）加强医患沟通，遵循门诊医患沟通标准，关爱患者疾苦，耐心善待每一个患者。

2. 挂号处工作规范

（1）提前上班，做好上岗前的准备，上班时间不玩手机、不做私事、不离岗、不早退。

（2）精神饱满，着装整洁，正确佩戴工作牌。

（3）实行首见、首问负责制，主动热情，语言文明，行为规范，耐心解答患者的询问，绝不以任何借口推诿。

（4）指引初诊患者凭身份证办理诊疗卡，复诊患者凭身份证或诊疗卡挂号；患者没带诊疗卡应主动为患者查诊疗卡号，并填写在病历首页。

（5）严格执行财务管理制度，窗口钱款、票据唱收唱付当面点清，票据款项应日清日结。

（6）加强挂号员专业培训，熟悉医生专长和出诊动态，准确为患者分诊，提高挂号准确率，减少退号率。如医生停诊，应推介合适的医生。

（7）严格执行门诊办公室制定的挂号工作管理制度，包括号源管理、预约规则、实名制挂号、停改诊管理等。未经门诊办公室同意，挂号处不得随意给医生停诊、停号，科室或医生个人不得随意减少/限号。

（8）爱护公物，设备定期检查、保养，发现故障应及时维修，保证设备完好运作。

（9）做好 5S 管理，保持环境整洁，物品定位摆放、定期清理。

（10）认真做好信息系统应急预案的准备工作，并做好核对和交接班工作。

3.预约诊疗规范

（1）加大宣传力度，通过医院网站、门诊大厅、宣传单等多渠道宣传，提高患者预约服务的知晓率，引导患者主动预约诊疗。

（2）加强导医、挂号员专业培训，熟悉医生专长和出诊动态，做好预约诊疗的就医咨询服务，做好预检分诊工作，提高挂号准确率，减少退号率。

（3）定期更新门诊诊疗科目信息。

（4）实行实名制预约，可绑定身份证、诊疗卡、有效手机号码。

（5）明确预约挂号时间，系统提供一周以内、分时段预约的预约挂号服务，同一时间、同一个专科/专家限挂一个号源。

（6）建立患者诚信制度，超过预约时段未取号，重新放出窗口挂号。

（7）建立预约平台监控措施，要求各预约公司提供专家预约挂号的原始数据（放号数量、挂出时间、患者姓名），防止屯号/炒号，一旦发现有违规行为将终止合约。

（8）规范预约诊疗管理，预约诊疗服务应按照物价管理部门和卫生行政部门规定的标准收取挂号费用，不得擅自提高收费标准或增加收费项目。

（9）退号管理：线上预约挂号并缴费的患者，退号时费用按原路径返回；线下挂号患者可在现场挂号窗口直接退费。

4.门诊传染病管理

（1）在医院感染管理委员会的领导下，由医院门诊办公室和医院感染管理科对医院门诊患者传染病预检、分诊工作进行组织管理。

（2）发热门诊和肝炎门诊、肠道门诊应当标识明确，相对独立，通风良好，流程合理，具有消毒隔离条件和必要的防护用品。

（3）门诊挂号处和门诊咨询处发现传染病患者或疑似传染病患者，或体温≥37.5℃的患者时，应当将患者分诊至发热门诊或肝炎门诊、肠道门诊就诊。

（4）全院所有科室的医师在接诊过程中，应当注意询问患者有关的流行病学史、职业史，结合患者的主诉、症状、体征和病史等对来诊的患者进行传染病预检。经预检为传染病患者或疑似传染病患者的，应将患者分诊至发热门诊或肝炎门诊、肠道门诊就诊，同时对接诊处采取必要的消毒措施。

（5）应当根据传染病的流行季节、周期和流行趋势做好特定传染病的预检、分诊工作。

（6）医院在接到上级卫生行政部门发布特定传染病预警信息后，要加强特定传染病的预检、分诊工作。必要时，设立相对独立的针对特定传染病的预检处，引导就诊患者首先到预检处检诊，初步排除特定传染病后，再到相应的普通科室就诊。

（7）对呼吸道等特殊传染病患者或者疑似患者，应当依法采取隔离或者控制传播措施，并按照规定对患者的陪同人员和其他密切接触人员采取医学观察和其他必要的预防措施。

（8）转诊传染病患者或疑似传染病患者时，应当按规定使用专用车辆并严格消毒。

（9）医院感染管理科应当定期对医务人员进行传染病防治知识的培训，培训应当包括传染病防治的法律、法规及传染病流行动态、诊断、治疗、预防、职业暴露的预防和处理等内容。从事传染病预检、分诊的医务人员应当严格遵守卫生管理法律、法规和有关规定，认真执行临床技术操作规范、常规及有关工作制度。

（10）医院感染管理委员会应当加强对医院预检分诊工作的监督管理，对违反《医疗机构传染病预检分诊管理办法》和医院传染病预检分诊制度的行为，应认真教育直至交上级部门依法查处。

（11）强化全院全员的法律意识，定期组织全院医务人员学习《中华人民共和国传染病防治法》及《中华人民共和国传染病防治法实施办法》。

（12）发现甲类传染病和乙类传染病中的传染性非典型肺炎、人感染高致病性禽流感、肺炭疽、不明原因肺炎、暴发性流感的患者、疑似患者和病原携带者时，应于2小时内填写传染病报告卡；由预防保健部负责在中国疾病预防控制中心进行网上直报。

（13）发现乙类、丙类传染病患者、病原携带者或疑似传染病患者时，应于24小时内填写传染病报告卡；由预防保健部负责在中国疾病预防控制中心进行网上直报。

5.门诊候诊管理

（1）5S 环境管理

①保持诊室、治疗室、候诊区环境整洁、安静。

②诊疗用物齐全，及时更新医生简介及出诊条，补充宣教资料。

③规范显示屏宣传、指引内容，显示屏功能完好。

④保证饮水供应。

（2）患者管理

①实行首问、首见负责制，落实岗位责任制，礼貌用语、主动热情、耐心解答患者的询问，认真做好分诊、接诊工作。

②经医生同意，核对患者身份，为有需要的患者进行计算机登记加号。

③根据病情需要，及时给患者测量体温、血压等生命体征，并记录于门诊病历上。

④做好健康教育及咨询工作。

⑤注意观察候诊患者的病情变化，发现急危重患者时及时转送急诊科处理，患者体温37.5℃以上转发热门诊就诊。

⑥发现传染病或疑似传染病患者按消毒隔离措施处理，并做好疫情报告。

⑦做好危急值登记，及时报告医生处理。

（3）秩序管理

①做好诊前准备，协助/指引患者报到，协助医生安排患者有序就诊。

②巡视候诊区，维持安静良好的就诊秩序，避免患者围观医生。发生医患矛盾时主动上前调解。

③诊室内保持"一医一患"就诊，疏导围观患者，保护患者隐私。

④按规则安排优先诊、续诊、过诊、加号患者就诊，同时做好患者的

127

沟通解释工作。

⑤关注医生接诊动态、患者报到就诊情况，对未完成诊疗的患者及时跟进。

（三）门诊服务规范

规范医院门诊预约、挂号、咨询、导诊、候诊、应诊、门诊治疗等服务工作流程及服务。

1.门诊应诊服务规范

（1）遵守医院门诊服务规范总则，准时到岗开诊。

（2）营造安静和谐的就诊环境，保持诊室内一医一患，避免无关人员围观，保护患者隐私。

（3）认真接诊，严格履行首诊医师负责制，耐心细致地解答患者有关病情的询问，规范使用服务用语。

（4）初诊患者应严格规范病史的采集，进行全面的或重点的体格检查，以及必要的辅助检查，防止漏诊、误诊。

（5）复诊患者应询问诊疗后情况变化，依照诊疗常规进行相应补充检查，调整合适的最佳治疗方案。

（6）合理检查，掌握好适应证及禁忌证，事先向患者说明检查的必要性，并向患者交代清楚检查前注意事项，检查结果在不违背保护性医疗的前提下，应及时告知患者。

（7）规范病历书写，合理制订诊疗方案。

（8）坚持合理用药、安全用药，严格履行处方权限规定，杜绝不合格处方，应详细向患者交代清楚药物的用法、注意事项。

（9）如遇疑难病例经二次门诊不能确诊或三次以上门诊疗效不佳者，首诊医师应完成病历记录和体格检查，及时请上级医师诊治，对非本专科的患者应转诊至相关专科，合并多学科疾病的患者转诊至疑难病会诊中心诊治。

（10）重视医疗安全，对急危重患者应优先诊治、迅速抢救或转急诊留观。

2.门诊治疗服务规范

（1）岗前准备：保持治疗室环境安静，无过期物品，治疗用物、器械完好无缺。

（2）接待患者主动、热情、耐心周到，观察前来治疗患者的情况，如有急、危、重症等特殊情况，给予优先治疗并报告医生或护士送急诊科处理。

（3）心理护理：解除患者思想顾虑，避免不良情志刺激，培养乐观情绪，做好心理护理。解释说明：向患者或其家属说明治疗的目的、反应、注意事项。

（4）查对：严格执行三查七对制度。

（5）患者准备：帮助患者准备体位、部位。

（6）实施治疗：严格执行各项操作规程。

（7）病情观察：治疗过程中经常巡视观察患者病情变化，询问患者感受。

（8）治疗后调护：应观察患者治疗后的反应，观察治疗部位有无红肿、发热、水泡等不良反应，并及时处理。

（9）健康宣教：适时向患者或其家属做疾病健康知识宣教，介绍饮食、起居及用药注意事项。并有针对性地介绍中医情志调摄、饮食起居、运动导引、食疗药膳等保健养生知识。

（10）整理：治疗结束后整理用物，洗手消毒处理。并告之患者下次治疗时间或定期复诊。

3.门诊信息系统故障应急预案

（1）信息系统故障，电话班立即通知信息处、保卫处、护士长，护士长通知门诊办公室主任、财务处、总值班。门诊办公室主任通知门诊护士长，门诊护士长通知分诊文员。

（2）门诊办公室主任、挂号处护士长到现场指挥，院长代表、导诊、保安做好患者的解释、疏导工作，维持挂号大厅秩序，保证患者安全。

（3）电视屏幕及液晶广告机立即播放信息故障告示。

（4）护士、文员密切观察候诊患者的病情，发现急危重患者，马上送急诊科处理。

（5）若长时间故障未恢复，接上级领导指令方可启用手工挂号。

（6）医生工作站备用状态：

①诊室备有应急包，计算机桌面备份药品目录、检查、治疗文件夹。

②科室备一本纸质版药物手册。

③熟悉本专科常用药物规格、检查、治疗项目。

④手写病历、处方、检查、治疗。

⑤医生保管好挂号单，汇总交门诊办公室统计工作量。

第四节　急诊服务标准化

一、业务内容

急诊是医院 24 小时开放，面向急危重症患者，需要分秒必争及时诊疗或实施紧急救治的场所，属于医院较为重要的治疗场所。其主要是针对病情危重、生命体征不稳定的患者实施复苏抢救，全面、准确、快速地对患者病情进行判断后制订进一步的治疗方案，以提高患者的生存率，减少死亡现象的出现，具有紧迫性、突发性和复杂性的特征，需要流程顺畅、配合密切、救治迅速。

二、急诊服务标准化的基本原则

急诊科标准化水平的高低直接反映着医院整体管理质量及管理水平，因此，急诊科在管理过程中应根据我国急诊管理规范，围绕急诊救治全过程，结合实际情况及管理需求制定并实施服务管理标准，规范诊治流程，保证急诊患者能够得到全面、有效、及时的救治。

规范化的急诊医疗流程是医疗质量管理工作中的重要内容，它可以将诊疗过程的反馈控制、前馈控制和现场控制进行综合管理，增加急诊诊疗服务过程中的有序性、快速反应性，真正体现医院对患者的关怀，是医院在文化上的一种转变。急诊制度和流程的规范化、标准化是指在实践中不断完善现有的制度和流程，实现医疗工作有章可循、有据可依。急诊面对的是急危重症患者，因此在标准制定上应以强调人员责任，注重流程简化及人员便利为原则，可以通过明确各个岗位的职责，增强医护人员的工作责任；通过简化流程减轻患者的负面体验和情绪；通过便利设置减少中间环节，提高医生工作效率。

三、急诊服务标准化的主要内容

根据急诊的服务特点及要求，急诊服务标准可分为四类，包括急诊科岗位管理标准、急诊科运行管理标准、急诊科服务规范、急诊突发事件应急管理标准等。急诊科岗位管理标准主要对不同急诊岗位的准入及职责提出相关管理要求，比较特殊的有如急救驾驶员管理规范、急诊院前急救护士准入规范；急诊科运行管理标准是对急诊各不同工作区提出工作管理要求，对急诊仪器设备管理提出管理要求；急诊科服务规范主要针对急诊服务的各流程、环节及服务要素提出管理要求；急诊突发事件应急管理标准是急诊所特有的，针对群体紧急救助事件提出服务流程及应对措施。下面列举部分标准的内容进行举例说明。

（一）急诊科岗位管理标准

1.急诊一值医师岗位职责

（1）在科主任领导和上级医师指导下进行工作。

（2）参加急诊接诊、检诊、诊断、急救处置和出诊工作；实行首诊医师负责制。

（3）认真书写急诊病历和填写各种检查、治疗单，及时做好各种登记和统计工作。

（4）负责分管留观病房伤病员，严密观察病情变化，及时进行诊治及抢救工作。

（5）遇疑难、重症病例，应及时报告二值医师，共同完成检查、救治工作。

（6）在抢救中遇到困难时，应及时向上级医师报告；发现传染病时，应按规定立即向有关部门报告，并采取相应措施，进行消毒、隔离。

（7）需急诊手术的伤病员，负责术前准备并护送其到手术室。

（8）学习、运用国内外先进诊疗、抢救技术，开展新业务、新技术及科研工作。

（9）参加急诊科值班。

2.急诊科护士接诊规程

（1）按规定着装，提前5分钟接班。

（2）交接时应确认麻醉药品、器械、出诊箱内物品是否齐全。

（3）在正常上班时间不应擅离岗位，如有急事需要离岗者，应指定专人补位方可离岗，并在规定时间内及早返回工作岗位。

（4）接诊护士应密切留意大厅及接诊台四周的患者来往情况，主动接待每一位来诊的患者，进行生命体征的测量和记录，及时按病情予以分诊，安全转送到相关的诊室。急危重症患者应在5分钟内做出处理。

（5）随时留意抽血、注射患者的流动情况，发现"排长龙"现象，应及时报告护士长，派人增援，如护士长不在场，宜由组长调配其他班次的护士增援。

（6）接到求救电话时，应认真做好登记工作，迅速通知有关人员出车，日间＊分钟、夜间＊分钟内出车。

（7）急诊患者进入急诊区后，接诊护士需妥善安置，可先做出相关处理，再补挂号。需立即抢救的患者，应先抢救，再交费取药，接诊护士需观察患者的动态情况，应提醒相关人员领取检查结果，绝不能拖延获取信息。

（8）非急诊患者咨询有关问题时，接诊护士应耐心地解答和指引。对于自己不能解决的问题，应请示值班医师，或可请示二值医师、护士长，必要时请示科主任。

（9）负责各急诊诊室环境的整洁，卫生材料、纸张、器械、计算机的整理和管理工作。

（10）接诊护士原则上不离岗，遇有急诊患者需要处理（如清创、吸氧、补液等），应及时调配出车班护士帮忙。

（11）应清楚各急诊医生的动向，便于及时通知他们处理患者。

（二）急诊科运行管理标准

1. 急诊科医生值班交班工作程序

（1）节假日及下班后实行医生值班制，值班医生按时交接班，不得擅自离开岗位。如有医疗任务需离开科室，应告诉当班的护士。

（2）值班医生每日上班前接受各级医师交办的医疗工作，交班时应巡视病房。

（3）交班医生应将危重患者的病情变化记录在交班本上，并做到床前交班，接班医生根据危重患者的病情做好接诊治疗工作，并做好记录。

（4）值班医生负责各项临时性的医疗工作，对新入观患者要写好四诊摘要及必要检查，病情简析及治疗措施。对急、危、重症患者入观要详细写病历，开出长、临时医嘱，及时处理，对抢救或死亡患者要详细记录。

（5）值班医生遇到疑难、重症，自己难以处理的患者，应尽快请示上级医师。

（6）值班医生交班时，应将重点患者的情况及尚待处理的工作向接班人员交清，并填写值班记录。

2. 发热门诊工作规定

（1）发热门诊应指派专人进行导诊，导诊人员位于门诊最前端，患者就诊前首先测体温，然后将其引导至登记处。

（2）发热门诊的布局：医院应将发热门诊设置于单独建筑内，与其他门诊相对分离；发热门诊分污染区、半污染区、清洁区。

（3）医务人员应服从安排、坚守岗位。严格执行首诊医师负责制，不得以任何理由推诿或擅自转诊。

（4）填写患者日志、登记本，应包含以下信息：姓名、性别、年龄、单位、住址、电话、发病日期、就诊日期、流行病学史、体温、血常规、胸片等情况。

（5）对所有就诊患者，应详细询问流行病学史资料。凡发热>38℃（腋温）者，一般需做胸片及血常规检查。经发热门诊医师检查，需留观的患者，在办理留观手续后，由值班护士按发热性传染病疑似病例或一般病例分别安排床位留观。

（6）凡疑似传染病的，应严格按照《中华人民共和国传染病防治法》的要求及时填写传染病报告卡，并报告有关部门及疾病预防控制中心。

（7）保持诊室清洁整齐，每天清扫2次、消毒2次。进入发热门诊就诊的患者应在医务人员的指导下戴好口罩，患者离去后应立即进行消毒处理。

（8）发热门诊受法律保护，任何单位和个人不得以任何理由违反发热门诊的各项规程和制度。需留院观察或转送的病例应无条件服从医嘱，对不服从者要强制执行。

3. 急诊补液室工作规范

（1）保持急诊补液室清洁，每天用紫外线灯空气消毒1次，并做使用

133

时数登记；做空气细菌菌落培养，每个月 1 次，留底存档。

（2）本室除工作人员及接受治疗的患者外，无关人员不许在室内逗留。

（3）严格执行无菌操作，正确执行各种操作规程，进入补液室应穿戴工作衣帽、戴口罩。

（4）各种用物放在固定位置，做好物品清点工作，未经允许不得外借。无菌物品与非无菌物品应严格分开放置，标志明显，使用后应放回原处，及时清理。

（5）严格执行三查七对制度，严格查对注射袋及药物，原则上应由两人查对无误后方发注射回条给患者。对有疑问的医嘱，应问清后方可执行。

（6）使用药品前要检查质量，核对标签和批号，如有不符合要求的，不得使用。

（7）给药前注意询问患者有无过敏史，静脉给药注意有无沉淀变质，瓶口有无松动、裂缝，给各种药物时要注意有无配伍禁忌。注射过程中注意观察患者情况，尤其是皮试、静脉注射及使用特殊药物的患者，发现问题要及时做出处理。

（8）严格执行消毒隔离制度，防止交叉感染，桌椅等每天需用消毒液抹洗。

（9）注射结束后，其治疗单应集中处理，不能当面销毁。

（10）其他分院患者来医院接受治疗时，除青霉素或某些特殊药物外，均应先为患者注射，然后再补办有关手续，不能推诿。

4. 急诊留观区工作规范

（1）急诊留观区室内物品和床位要摆放整齐、固定位置，未经同意不得任意搬动。

（2）医务人员应穿戴工作服、口罩、帽子，着装整洁，病室内不准吸烟。

（3）向患者和其家人介绍观察室布局、设施，作息、探视、陪护制度，以及防盗、卫生知识。

（4）患者呼叫系统能正常运行，患者可随时应用，各种护理标记按统一规定标识。

（5）按常规进行治疗和基础护理，执行交接班制度，认真做好交接班。

（6）医护人员严密观察患者病情，定时巡视，及时发现病情变化，主班护士做到七掌握，包括姓名、诊断、病情及阳性体征、主要治疗、饮食、情志、护理措施等；随时解决患者需要，了解患者思想、饮食、生活等情况。向患者做好基本的健康指导、卫生宣教及出观指导。

（7）认真执行三查七对，严防差错事故发生。

（8）留观过程发现疑似传染病须做好隔离消毒工作，挂隔离标志。

（9）应有医护人员护送补液患者和重患者做检查、治疗，转住院患者应有专人护送，并与住院病区详细交接班。

（10）患者出院，要交代注意事项，交还门诊病历、出院药给患者，并进行床单位终末消毒。

（三）急诊科服务规范

1. 发热患者处理流程

（1）体温超过 38.5℃ 的发热患者，应详细询问流行病学史，并详细询问周围人群有无集中类似发热患者，如有类似情况应通知其余人员尽快就诊；如为散发病例，可初步判断病情，并常规查血常规、胸片，根据病情需要可检查肥达氏、外斐氏、血沉、血培养、中段尿培养、大便培养等。

（2）在发热登记本上详细登记患者姓名、性别、年龄等一般情况及电话、住址等，字迹清晰。

（3）如白细胞计数降低、肺部有阴影、咳嗽剧烈、病情进展迅速的患者，要及时通知科室主任及医务处，必要时请相关专家会诊。

（4）每天上午上报当班发热患者情况给医院感染控制办公室。

（5）如遇特殊传染病暴发，按各级卫生健康委员会及医院感症控制办公室最新通知执行。

2. 急诊科患者入院护送程序

（1）急诊科为急、危、重症患者入院设立了绿色通道。

（2）急、危、重症患者来急诊科就诊，医务人员应在急诊科门口接诊。

（3）凡急、危、重症患者接诊后要严格按照各项抢救程序做好急诊抢救工作，陪同并护送患者做必需的检查。对严重颅脑外伤、胸腹联合伤、大出血等在抢救的同时做好术前一切准备，必要时送入手术室；对危重患者，电话告知病房做好床位准备及抢救的准备工作，对年老、体弱、行动不便者协助其办理入院手续，护送其入院。

（4）护送患者时应注意安全、保暖、体现人文关怀，途中密切观察病情变化，保持输液、用氧及各管道通畅，对外伤骨折患者应注意保持体位，减少痛苦。

（5）对传染病患者做好消毒隔离工作，送入病房后要进行终末消毒。

（6）送入病房后，应与病房医务人员做好交接班工作，包括病情诊断、用药处置、生命体征、辅助检查、各管道通畅情况等。

（四）急诊突发事件应急管理标准

1. 应急救护工作原则

（1）接到突发3人以上群伤的信号，立即联合多科出车，迅速到达现场，积极开展救护。

（2）坚持救急扶危，抢救生命为首则，立即开通抢救生命的绿色通道。

（3）坚持立即救护，指挥靠前的原则。按广州市急救中心规定：3人伤亡，医院的主管医务部门负责人应及时到达急诊科指挥应急救护；5人以上群体重大伤亡，主管院领导及时到达急诊科，医务部门负责人及时到达事故现场进行现场指挥应急救护。

（4）坚持医护人员积极救急扶危又要注意保护自身安全的原则。

（5）做好现场救护的伤情报告工作和详细记录。

2. 急救规程

（1）切断致伤因子，将患者转移至安全地带救治。

（2）迅速有效地消除威胁生命的情况：凡心搏、呼吸骤停者应迅速施行心肺复苏；对休克、抽搐、呼吸困难、脑水肿、脑疝患者应立即对症救治；对外伤者快速、准确地实行止血、包扎、固定；对中毒患者应尽快切断毒源。

（3）尽快明确致伤因子、时间、地点、伤害的人数、致伤的程度，及时准确地报告。

（4）根据情况尽早使用特效急救措施，如紧急气管内插管、特殊解毒剂、扩容、止血剂、止痛剂、解痉剂、血管活性药等。

（5）当致伤原因不明时，应开展生命支持、对症处理，及早查明致伤原因，及时进行病因治疗。

第五节　麻醉科手术室服务标准化

一、业务内容

手术麻醉是医院的高风险医疗服务之一，其主要任务是确保患者在无痛和安全的条件下顺利地接受手术治疗，涉及专业多、岗位多，技术操作复杂、流程环节繁复，本节主要介绍从临床麻醉、疼痛治疗及急救治疗等方面进行服务标准化的内容。临床麻醉包括麻醉前病情判断，制订麻醉方案，做好麻醉前各项准备工作，按麻醉操作规程实施麻醉，麻醉期间严密监测、调整和控制患者的各项生理功能，进行手术过程及术后并发症的处理。疼痛治疗主要是针对各种慢性顽固性疼痛或病理性疼痛所进行的技术操作。麻醉专业知识和技术在急救治疗中发挥了重要作用，急救治疗成为麻醉专业的重要业务之一。

二、麻醉科手术室服务标准化的原则

科学合理的麻醉科服务管理标准是麻醉科工作顺利进行的重要保障，同时也是提高麻醉科人员工作意识的重要措施，手术麻醉的术前、术中、术后的所有环节均是风险防控的重点，需要通过标准规范管理，规避风险。麻醉科手术室服务标准化工作应注重连续性、时效性、全员及全过程覆盖。

三、麻醉科手术室服务标准化的主要内容

根据麻醉科手术室工作业务范围及其服务管理过程中的不同内容，将麻醉科手术室服务标准分为四类，分别为麻醉科手术室运行管理标准、麻醉科药品管理标准、麻醉技术操作规范、麻醉并发症处理服务规范等。麻醉科手术室运行管理标准包括麻醉科手术室的工作管理标准、人员资格准入、岗位职责等。麻醉科药品管理标准包括麻醉科麻醉药品、心血管药物、血液制品等在麻醉过程、围术期的合理使用。麻醉技术操作规范内容较多，包括术前、术中、术后与麻醉相关的技术操作规范，如麻醉科输血常规，麻醉中机械通气、气道管理技术，麻醉常规及特殊监测，中心静脉穿刺、动脉穿刺技

术等。麻醉并发症处理服务规范是围绕着麻醉过程常见的并发症，如术前或术中心律失常、急性肺栓塞、肺水肿、低血容量休克制订了系列处理方案。下面列举部分标准的提纲或内容进行举例说明。

（一）麻醉科手术室运行管理标准

1. 麻醉科术前准备工作

（1）术前访视患者

择期手术麻醉前麻醉医师均应访视患者。麻醉医师查阅手术患者病历，了解病情，对患者的心肺等重要脏器功能和全身状况能否耐受麻醉手术做出评估，必要时向相关手术科室提出患者的治疗处理意见；同时了解患者对手术麻醉的顾虑，做必要的解释以消除疑虑，并让患者签署麻醉知情同意书。

（2）麻醉前讨论

特殊及重症手术麻醉前均应在科内进行讨论。由麻醉负责医师介绍病情，提出麻醉实施存在的困难和问题，预计麻醉中可能发生的问题，制定应对措施，并集中全科甚至全院的力量，保障麻醉安全实施。

（3）制订麻醉方案和准备药品器材

麻醉医师应在麻醉开始前根据手术方式及患者的年龄、病情等特点选择适当的麻醉方法。麻醉医师应制订书面麻醉计划，包括麻醉方法和药物选择，麻醉手术中可能出现的问题与应对策略等。

对可能出血多的手术应有包括血液回收、减少失血方法及异体输血方案等血液保护措施在内的麻醉计划。

麻醉实施前应准备好以下器材：麻醉机、监护仪、注射泵、吸引器、椎管内麻醉包或全麻包、喉镜、氧气、麻醉药品、心血管药物等，重大及特殊手术麻醉还需准备中心静脉导管、漂浮导管、压力传感器、血糖及血气检测设备等，这些药品器材应准备就绪，可立即使用。

2. 器材维护和药品管理规定

（1）设备维护：麻醉机、监护仪、注射泵等重要设备应有专人保养维护，使用者应熟悉了解仪器的操作规程，不应随意操作或更改仪器的设置，使用中应妥善保护好各种附件及电缆线，不应随意用碘酒、酒精等化学物品抹擦，不应随意放置在地面践踏。使用后须妥善清洁并归位。

（2）物品补充：手术间内及麻醉车内的麻醉相关药品用后应检查补充，

确保数量和质量完备。

（3）无菌要求：可重复应用的喉镜片、喉罩、纤维气管镜等，使用后应用肥皂水刷洗干净，晾干后包封，用环氧乙烷消毒。

（4）一次性物品如注射器、椎管内麻醉包及全麻包等不得回收使用。对呼吸道感染、肝炎、HbsAg 或 HIV 阳性及其他传染病患者用过的喉镜片、导管、螺纹管、呼吸囊按规定方式回收包装焚毁。麻醉、监护设备清洁后消毒。

（5）麻醉药品管理：阿片类药物由专人专柜保管，领出使用和药房领回补充均应有专本登记，包括领药者及发药者姓名、用药患者姓名及身份证号、药品安瓿批号及日期等，同时需开具毒麻药品特殊处方。当日下班时应将空安瓿和未用药物归还，统一保管。

（二）麻醉科药品管理标准

1. 合理用药要求

（1）合理选择方法

根据患者体格状况和手术要求选择麻醉方法。

（2）合理选择用药

根据手术要求和患者状况选择药物，时间较长的手术尽量避免反复应用价格昂贵的短效药物。

（3）合理搭配用药

长效与短效药物搭配使用，贵药与廉药搭配使用，减少对贵价药物的依赖，合理减轻患者负担。

2. 合理麻醉深度

（1）麻醉深度和肌肉松弛程度以能满足手术要求为度，避免不必要的深度麻醉或肌肉松弛，避免不必要的药物费用增加。

（2）无须肌肉松弛或对肌肉松弛要求不高的手术，如颌面颈部、耳鼻喉、脊柱及体表手术等，可不用或少用肌肉松弛药。

（3）切忌利用深麻醉药抑制循环的不良作用来控制术中高血压，提倡联合应用抗高血压药物。

（三）麻醉技术操作规范

本部分的标准规范了多种麻醉科常见技术操作，包括复合麻醉方法、中心静脉穿刺置管技术、动脉穿刺置管技术、术中体温监测与保温、术后镇痛管理、改善患者自控的硬膜外止痛措施、腹腔腹下手术后镇痛方案、经静脉患者自控镇痛、慢性疼痛治疗、针刺防治麻醉手术并发症处理、心脏和大血管超声监测、颈部超声监测、术前自体血小板血浆采集储备、抗凝患者实施椎管内麻醉与镇痛指引、特殊情况下椎管内麻醉实施指引等。以上技术操作主要从技术的适应证、禁忌证，使用器材及准备，操作方法，注意事项进行规范。

特殊患者的麻醉操作包括神经外科手术麻醉、心脏手术麻醉、胸内手术麻醉、高血压患者麻醉、心脏病患者非心脏麻醉、呼吸系统疾病患者麻醉、支气管哮喘患者麻醉、嗜铬细胞瘤患者麻醉、眼科手术麻醉、糖尿病患者麻醉、甲状腺功能亢进症患者麻醉、肝肾疾病患者麻醉、小儿麻醉等。以上标准主要从特殊疾病或特殊患者应做的术前评估、麻醉前用药、器材设备准备、麻醉用药、术后管理的注意事项等方面进行规范。

（四）麻醉并发症处理服务规范

麻醉常见并发症有术前心律失常、术中心律失常、术中心肌缺血、入室后高血压、低血容量休克、围术期循环系统并发症、肺水肿、麻醉相关喉痉挛、全麻后声音嘶哑、全麻后苏醒延迟、恶性高热、急性肺栓塞、腰麻并发症，本类标准主要围绕以上并发症的原因、诊断、鉴别诊断、预防、处理等内容进行规范。

第六节 重症医学科服务标准化

一、业务内容

重症医学科的主要业务范围包括急危重症患者的抢救和延续性生命支持、发生多器官功能障碍患者的治疗和器官功能支持、防治多脏器功能障碍综合征等，是随着医疗、护理、康复等专业的共同发展，新型医疗设备的诞生，医院管理体制的改进而出现的一种集现代化医疗、护理、康复技术为一体的诊疗科目，是急危重症患者进行集中治疗抢救的科室。重症医学科有别于一般临床科室，具有患者病情危重、变化快，病死率高，需多种监护、抢救治疗仪器复杂且多、医疗风险高、医疗费用高、医患纠纷发生率高等特点。

二、重症医学科服务标准化的主要内容

重症医学科是多学科协作的科室，诊疗服务的有序、高效、规范开展有利于发挥科室的综合抢救能力，保证医疗质量与安全。重症医学科服务标准化内容主要包括重症医学科的运行管理标准、人员岗位管理标准及服务规范。运行管理标准主要从重症医学科的基本条件要求、人员队伍建设、服务技术要求、环境规定了重症医学科的建设和管理要求。人员岗位管理标准对重症医学科的人员配备、人员基本技能要求、岗位职责、值班及交接班管理等进行了规定。服务规范密切结合重症医学科的特点，规定了其区别于其他普通临床科室的服务内容及服务程序，如危重患者抢救规范、转入和转出管理、家属探视管理、患者病情告知管理、机械通气患者停电应急流程等。下面列举部分标准的内容进行举例说明。

（一）重症医学科人员队伍建设与管理规范

1. 医师构成

（1）中医医院重症医学科内中医类别执业医师占执业医师的比例应不低于70%，并根据工作需要配备经过中医专业培训的其他类别执业医师。

（2）重症医学科内高级、中级、初级专业技术职务任职资格的人员比例应合理，年龄构成基本均衡，具有支撑科室可持续发展的人才梯队。

2. 技能要求

（1）中医医院重症医学科的医生应接受过中医重症医学科专业的系统训练，掌握重症医学、中医危重病学的基本理论、基础知识和基本操作技能。

（2）中医类别住院医师经规范化培训后应掌握本学科常见病种（病证）的诊断标准，掌握本科室主要病种的中医诊疗方案、临床路径、临床指南和基本诊疗技能，熟悉常用中药方剂300首，重点掌握100首。

（3）中医类别主治医师应在达到住院医师基本要求的基础上，对部分病种具有较高的中医诊疗水平，对临床常见危重病形成较系统的中医诊疗思

路，积累相当的诊疗经验，具备常见急危重症的处理能力，并能指导下级医师开展危重病中医救治工作。

（4）中医类别副主任医师以上医师应在达到主治医师基本要求的基础上，具有较高的中医理论素养与丰富的实践经验，具备对少见、疑难病症，危重病的诊断和应用中医方法处理的能力，具备对科室重要中医诊断和治疗方案做出最终决策的能力。

3. 医师培训

（1）中医医院重症医学科住院医师应在完成规范化培训中的转科培训后，在重症医学科上级医师指导下，重点培训本科室常见病种（病证）的诊断标准，主要病种的中医诊疗方案、临床路径、临床指南和基本诊疗技能，抢救技术，中医重症医学科基础知识、基本理论及常用诊疗技术的操作。

（2）中医类别主治医师主要通过参加进修、跟师学习、参加学习班等方式，重点培训疑难重病的中医诊疗技术方法、名老中医专家的学术经验、新技术、新方法、中医重症医学科科学研究方法等，明确个人专业发展方向。

（3）中医类别副主任医师以上医师主要通过参加高级研修班、参加学术会议、跟师学习、主持不同级别科研课题等方式，重点培训解决危重病的中医诊疗技术方法，开展中医重症医学科常见病症临床难点的科学研究，掌握中医重症医学专业最新学术动态及最新进展。

4. 学科带头人

（1）中医医院重症医学科主任应由从事中医重症医学科工作的中医类别执业医师或系统接受过中医药专业知识培训（2 年以上）的临床类别执业医师，并具有一定行政管理能力者担任。二级中医医院重症医学科主任应具备从事重症医学专业 5 年以上工作经历和中级以上专业技术职务任职资格。三级中医医院重症医学科主任应具备从事重症医学专业工作 5 年以上工作经历和高级专业技术职务任职资格。

（2）三级医院和有条件的二级医院重症医学科可建立学术带头人制度。学术带头人作为本科室的学术权威，具有高级专业技术职务任职资格，从事中医重症医学专业临床工作 10 年以上，在专业领域有一定学术地位。学术带头人负责指导本科室中医特色诊疗技术、方法的传承和创新工作，组织研究确定本科室发展方向与发展规划，指导重点项目的制定与实施。

5. 学术继承

（1）中医医院重症医学科的学术继承人，应有从事中医重症医学专业工作 5 年以上的工作经历，并具有中级以上专业技术职务任职资格。

（2）学术继承人培养应充分利用本科室、本院及本地区的资源，通过跟师学习、参加高级进修班、参加学术交流等方式，着重进行中医理论、老专家学术思想、临床经验、中医外科疾病防治新进展等方面的培训。

（3）中医医院重症医学科应做好本科室名老中医专家学术经验继承，采取师带徒、名医讲堂、老专家工作室等方式，整理、传承名老中医专家的学术经验。

6. 护理建设

（1）重症医学科护理人员应系统接受中医知识与技能培训，西医院校毕业的护士在工作 3 年内，中医知识与技能培训时间不少于 100 学时。

（2）中医医院重症医学科护士应熟悉重症医学科常见疾病的中医药诊疗基本知识，掌握重症医学科常见病、多发病的基本护理知识和方法，掌握重症医学科中医护理常规和重症医学科中医特色护理技术操作规程，能为患者提供具有中医药特色的护理服务和健康指导。

（3）中医医院重症医学科护士长是重症医学科护理质量的第一责任人。二级中医医院护士长应具备护师以上专业技术职务任职资格，并具有 3 年以上重症医学科临床护理工作经验；三级中医医院护士长应具备主管护师以上专业技术职务任职资格，并具有 5 年以上重症医学科临床护理工作经验。

（4）中医医院重症医学科要积极应用中医药方法，促进中医诊疗水平的提高。应建立绩效考核制度，将辨证论治优良率、中成药辨证使用率、中医治疗率、中药饮片处方比例、应用中医诊疗技术治疗率、急危重症抢救中医参与率、治愈好转率等纳入科室绩效考核。

（二）重症医学科人员岗位管理

1. 重症医学科（ICU）病房医护人员准入要求

（1）ICU 医师应经过严格的专业理论和技术培训，以胜任对重症患者进行各项监测与治疗的要求。

（2）ICU 医师应经过规范化的相关学科轮转培训。

（3）ICU 医师应具备重症医学相关理论知识；掌握重要脏器和系统的相

143

关生理、病理学知识，ICU 相关的临床药理学知识和伦理学概念。

（4）ICU 医师应掌握重症患者重要器官、系统功能监测和支持的理论与技能。

（5）ICU 医师除掌握一般临床监护和治疗技术外，应具备独立完成以下监测与支持技术的能力，具体参见 ICU 医生基本技能要求。

（6）ICU 医师至少每 5 年参加 1 次省级 ICU 质控中心继续医学教育培训项目的学习，不断加强知识更新，并获得培训证书以备查。

（7）ICU 护士应经过严格的专业培训，熟练掌握重症护理基本理论和技能，经过专科考核合格后才能独立上岗。

2. 重症医学科（ICU）医生基本技能要求

（1）应经过严格的专业理论和技术培训并考核合格。

（2）应掌握重症患者重要器官、系统功能监测和支持的理论与技能，应对脏器功能及生命的异常信息具有足够的快速反应能力，包括休克、呼吸功能衰竭、心功能不全、严重心律失常、急性肾功能不全、中枢神经系统功能障碍、严重肝功能障碍、胃肠功能障碍与消化道大出血、急性凝血功能障碍、严重内分泌与代谢紊乱、水电解质与酸碱平衡紊乱、肠内与肠外营养支持、镇静与镇痛、严重感染、多器官功能障碍综合征、免疫功能紊乱等。要掌握复苏技能和疾病危重程度的评估方法。

（3）除掌握临床科室常用诊疗技术外，还应具备独立完成以下监测与支持技术的能力，包括心肺复苏术、颅内压监测技术、人工气道建立与管理、机械通气技术、深静脉及动脉置管技术、血流动力学监测技术、持续血液净化、应用纤维支气管镜等技术。

3. 重症医学科（ICU）护士基本技能要求

（1）应经过严格的专业理论和技术培训并考核合格。

（2）应掌握重症监护的专业技术，包括输液泵的临床应用和护理，外科各类导管的护理，给氧治疗、气道管理和人工呼吸机监护技术，循环系统血流动力学监测，心电监测及除颤技术，血液净化技术，水、电解质及酸碱平衡监测技术，胸部物理治疗技术，重症患者营养支持技术，危重症患者抢救配合技术等。

（3）除掌握重症监护的专业技术外，应具备以下能力：各系统疾病重症患者的护理、重症医学科的医院感染预防与控制、重症患者的疼痛管理、重症监护的心理护理等。

（三）重症医学科服务规范

1.重症医学科（ICU）病历讨论管理

（1）中医病例讨论

ICU 根据自身情况，选择一些具有中医治疗优势，可以总结经验教训、改进治疗措施的中医病例进行讨论。

（2）疑难病例讨论

凡遇疑难病例（入院 1 周以上仍诊断不明或疗效不好的），ICU 治疗困难的，要求进行讨论，尽量明确诊断，改进治疗措施。

（3）术前术后讨论

对重大疑难或新开展的手术，应进行术前讨论，同科主任或主治医师主持，邀请手术医生及麻醉医生、相关人员参加。并在术后，针对手术疗效、术后进一步的相应治疗进行讨论，总结经验。

（4）死亡病例讨论

凡死亡病例均应进行讨论，总结经验教训，要求 1 周内完成。

（5）急重危症患者讨论

每日晨间交班，在专科主任的主持下，对 ICU 重点患者进行简要病情讨论，指导查房重点和对患者治疗方案的调整。在进行病例讨论时可邀请相关专科医生或多科医生参加，对病例进行更深入、更全面的讨论。

2.重症医学科（ICU）患者转入管理

（1）接到收治患者的通知时，应询问是否需要呼吸机及其他特殊的抢救设备，患者的年龄、体重、性别、诊断和病情，入室所需的时间。

（2）接到收治患者的通知后，护士立即做好床位的准备工作，包括铺床、吸氧装置、负压吸引装置、呼吸机的管道连接，灭菌水、吸痰管、监护电极片、约束带及其他所需抢救设备，打开监护仪，通知当班医生调试呼吸机。

（3）患者入室后，先大致检查一下患者的生命体征和一般状况，然后共同协作将患者平稳转移到监护床。

（4）患者转移到监护床后，应先接呼吸机，固定气管插管，观察呼吸机的工作状态和相关指标；连接心电监护电极，观察心电图的变化情况；连接脉搏血氧饱和度，观察脉搏波形和氧合情况；连接无创血压监测袖带或有创血压监测换能装置。

（5）应交接静脉输液的种类，药物的浓度与剂量，输注的速度、总量，入室前的液体出入情况及抢救用药情况。

（6）应交接各种引流管道，记录引流管的位置和引流量。

（7）应同专科医生了解入室前治疗（或手术中）的情况，并熟悉下一步治疗过程中所需注意的专科情况。

（8）检查皮肤是否有压痕和褥疮。

（9）责任护士应与当班医生一起和患者家属交接患者的随身物品，并自我介绍和介绍 ICU 病房的一些管理制度，以取得家属的配合。

（10）医生根据病情确定监护级别和治疗方案并上报上级医师。

（11）医生和护士对患者入室的情况在病历和特护记录上要详细记载。

第七节 药事服务提供规范

一、业务内容

药品是完成医疗任务的重要物质基础，药品在医院环节的科学管理就是医院药事问题。医院药事服务与临床医学、护理学共同组成医院医疗服务的三大支柱，是医院医疗服务工作的重要组成部分，负责全院有关药品工作事宜、药事管理工作和各项药学技术服务。药事服务要以患者为中心，按法购药，按法管药，按法用药，科学地管理全院药品，最大限度、及时准确地为患者提供质量高、疗效好、不良反应小和价格合理的药品。药事服务的内容包括药品采购、药品调剂配发、药物制剂、购入药品质量监控、开展临床药学工作等，为患者提供药事服务。

二、药事服务提供规范的主要内容

医院的药事服务是开展医院药品供应、药事管理、药学技术服务等，以患者为中心，以药品为手段，参与临床治疗，故应建立完善的药品供应保障、临床用药管理、患者服务制度。

药事服务根据其服务流程的不同环节可梳理为药品调配、药物发放、药品使用监测，根据药事服务标准的不同类型分为人员岗位管理标准、药事服务规范及药学部运行管理规范等。其中人员岗位管理标准规定了药学不同人员的任职资格与岗位职责、临床药师工作规范；药事服务规范规定了医疗服务过程中与患者关系较为密切的药品相关技术服务规范，如出院带药操作规程、处方点评、门诊调剂室操作规程、住院调剂室操作规程等；药学部运行管理规范主要规定了药学部科室运行相关管理规范，如药品仓库管理规范、中药煎药室管理规范及相关操作规程、医院中药房基本要求、中药饮片供应商评估管理细则等。下面列举部分标准的内容进行举例说明。

（一）药师岗位职责

1. 主任、副主任（中、西）药师岗位职责

（1）在科主任的领导下，负责指导本部门各项业务技术工作和制定各项技术操作规程。

（2）指导和参与复杂的调剂、制剂和药品质量控制方面的技术工作。

（3）指导和参与科研工作，组织解决技术上的重大疑难问题。

（4）参与建立临床药师制度，积极参与药师下临床，参加临床查房、病历讨论和用药讨论，做好临床合理用药的工作。

（5）负责收集整理国内外药学情报资料和了解掌握药学发展动态，承担业务教学工作，指导进修生、实习生的学习。

（6）负责指导和检查下级药师的工作。

2. 主管（中、西）药师岗位职责

（1）在药剂科主任、副主任药师的指导下进行各项工作。

（2）负责指导本部门下级药师的工作，并参与药品调剂、制剂等工作。

（3）负责药品及制剂的质量检验、鉴定等工作，保证药品和制剂质量符合规定要求。

（4）检查和参与特殊药品、贵重药品及其他药品的使用、管理工作，发现问题及时处理，并向主任或上级药师汇报。

（5）积极参加科研工作，负责收集整理药物不良反应报告，积极深入临床科室了解用药情况、介绍新药等。

（6）参加临床查房、病历讨论，参与临床合理用药的工作，参加用药咨询服务工作。

（7）担任业务教学和进修生、实习生的带教等工作，组织下级药师的业务学习和考核。

3.（中、西）药师岗位职责

（1）在药剂科主任、副主任药师的指导下进行各项工作。

（2）参加药品调剂、制剂，药品质量检验及药品采购供应等工作。认真执行各项规章制度和技术操作规程，严防差错事故的发生。

（3）以患者为中心，面向临床，积极与临床医护人员沟通，了解用药情况，配合临床医疗、保障药品供应。

（4）积极参加科研工作，收集药物不良反应报告，参加用药咨询服务工作。

（5）负责本部门各种设备、仪器的使用保养工作。

（6）担任进修生、实习生的带教工作，组织指导药剂士和其他人员的技术业务学习和工作。

4.（中、西）药士岗位职责

（1）在药剂科主任和上级药师的领导和指导下进行各项工作。

（2）按照分工，负责药品的采购、保管、请领、摆发、统计、管理账目和处方调配、发放，以及制剂、质量检测等具体工作。

（3）认真执行各项规章制度和技术操作规程，严防差错事故的发生。

（4）负责检查、校正和保养各类仪器设备。

（5）在上级药师的指导下，深入临床，了解用药情况。

5.临床药师岗位职责

（1）在药剂科领导下，以患者为中心，遵循药物临床应用指导原则、临床治疗指南和循证医学原则，积极参与临床合理用药工作。

（2）定期参加临床查房、会诊和病历讨论，参与临床药物治疗方案的拟订与实施，对药物治疗方法提出建议。

（3）深入临床了解药物应用情况，进行治疗药物监测，设计个体化给药方案，重视临床用药理论的总结和用药实践经验的积累。

（4）认真做好药品不良反应监测工作和血药浓度监测工作。

（5）为医生、护士和患者提供药物咨询服务，以及正确给药、用药知识。

（6）及时有效地收集和评估临床医生、护士和患者对药学服务效率、质量的评价及意见的反馈，并组织持续改进。

（二）药事服务规范

1. 出院带药操作规程

（1）得到临床病区发送的出院带药医嘱后，审核药品数量是否符合医保要求，医嘱是否合格，发现不合格医嘱及时联系临床科室医生更改，对审核合格的医嘱进行调配。

（2）打印领药单。

（3）调配药师按照领药单逐张、逐条由上而下调配，并撕下条码用法标签贴药品上，调配完后自我核对条码标签是否与药品实物及领药单信息一致，自我核对完成后在领药单上签名。调配人应把调配好的药品及印有患者名字信息标签纸贴药袋后，整齐地摆放在配药筐中，一张单放一个筐，便于发药人核对发药。

（4）发药人按照领药单逐张、逐条核对药品，确认调配无误后在领药单上签名，领药单、药品包入药袋中，并把已经打包好的药袋放置于相对应的药品存放柜中。

（5）将药品发放给临床科室的护士时，需确认临床科室护士身份，并将药品中的注意事项告知取药护士。

2. 中药处方审方

（1）审方：由中药师或以上职称人员审核处方，确定无误后，由各调配人员（中药士以上）进行调配。

（2）审方严格执行四查十对制度：查处方，对科别、患者姓名、患者年龄；查药品，对药品、规格、数量、标签；查配伍禁忌，对药品性状、用法用量；查用药合理性，对临床诊断。

（3）有配伍禁忌、超剂量用药、服用方法有误、毒麻药使用违反规定等处方应向处方医师说明，不予调配。如确属超常规使用，应经处方医师签具知情同意书，并在该味药旁双签名后方可调配。

（4）确认处方无误后，在处方上盖章。

（5）发现有问题电子处方要及时反馈给发药人员，发药人员与处方医生联系更正。无问题的处方进入调配程序。

3. 散味中药处方调配

（1）对戥：使用经检验合格的戥秤。每次调配前先检查定盘平衡度是否准确。

（2）持戥：左手持戥，右手取药。检视戥星指数和所秤药物是否平衡，要举至眉齐，以戥秤平衡为准确。

（3）对于一方多剂的处方，秤取总量，认真分量到相应的药铛中，不能抓配。每剂药品误差不得超过 ±5%。

（4）处方中需要特殊处理的药品，如先煎、后下、包煎、冲服、烊化等，要用注明相应用法的小纸袋单包成小包，再放入药包上面。

（5）调配完毕经自查确认无误后，装入纸袋，把处方与药袋装订在一起，以便复核人员进行复核。

4. 小包装中药处方调配

（1）按照处方上的信息先将药袋数齐，将患者的序号、姓名及配剂员工号分别写到药袋上规定的位置。

（2）有特殊用法的需要拿药袋分别单剂量包开，特殊用法的纸袋应写上序号。

（3）配每一种药时均要求核对药柜标签上的药名、规格是否与药柜中药物、标签及规格一致。

（4）调配时，要注意观察药物是否变质，包括变色、风化、潮解、走油、虫蛀等。

（5）配完药后要求每位配剂员对已配好的中药进行自检，按处方上的药名及规格逐味核对，检查完成后封好袋口，放到发药窗口相应位置，以便复核人员进行复核。

5. 发药

（1）向患者问好，提醒患者递交清单与处方；未到号的患者提醒稍等；遇到急诊、行动不便等特殊的患者，可给予优先调配及发药。

（2）发药人员对照清单的发药窗口、顺序号和患者姓名，找出该患者的药；询问患者姓名，确认清单信息与患者信息相符后，抽其中一剂中药进行复核。核对内容：药名、味数、剂量是否与处方相符，药品质量是否正常。散味中药秤量有疑问时，应重新校对，每剂药重量误差不允许超过

±5%。

（3）核对无误后在清单上依次签上配剂员工号、发药人员工号、核对人员字母代码，如66/16 Y，在药袋左上角签上核对人员字母代码，向患者交代清楚煎煮及服药方法（注意如有散味药物、贵重药物应予提醒；有另包的药物，应交代清楚用法和用量）；如药物不对，应先向患者道歉说"对不起，请稍等"，然后把药物返回配剂员改正，改正后再次复核无误后方可发药，并做好内部差错登记。

（4）发药完毕后，告诉患者药已配齐。

（5）若取药者有疑问或要求，发药人员应认真回答有关问题。若解释不了或需解释的内容较多时，可请取药者取完药后到用药咨询窗口或有关医生处咨询。

（6）患者手持清单超过3天取药的，处方应经过医生签名确认方可调配发药。

（三）药学部运行管理规范

1. 中药饮片管理规范

（1）中药饮片库工作人员须按时上班，不迟到、不早退。非工作人员一律不得擅自进入中药饮片库。

（2）中药饮片库严禁带入明火、暗火和火种，以及易燃易爆品，库房环境须保持整洁卫生。

（3）中药饮片库的饮片品种实行分库管理，各分库管理人员每天根据库存情况做出合理的采购计划，及时将验收合格的中药饮片入库，以确保临床用药正常供应。

（4）对中药饮片库的中药饮片要做到分类定位、整齐存放，注意避光、通风、防霉、防虫、防鼠、防污染、防火等。

（5）对特殊中药饮片，如贵细中药饮片等，实行专柜储存管理；毒性中药饮片须按照《医疗用毒性药品管理办法》实行专人专柜专锁管理。

（6）对中药饮片库的中药饮片应定期检查，防止变质失效，霉变、虫蛀、变质的饮片不得出库使用。

（7）各分库管理人员应做好日常的中药饮片养护工作，随时检查各品种的储存情况，发现库存中药饮片有质量问题应及时报告并做详细记录，及时处理。

（8）由一名主管中药师以上专业技术职务人员定期抽样，确保中药饮片质量。

（9）中药饮片入库、出库严格执行核对制度，入库、出库应有完整的记录。验收人员在验收入库时应真实记录入库数量，并与供货公司的单据核对无误。各分库管理人员在饮片出库前应严格进行质量控制及检查，不合格品不得出库使用；饮片出库前应与申领人员认真核对出库数量。

（10）及时认真处理药房退药，药房退药人员应填写退货品种、规格、数量、批号、生产公司、退货原因等情况，并与饮片库房管理人员共同签名确认，饮片库房管理人员应及时查明原因并进行处理，保证临床用药质量及供应。

（11）中药饮片库管理人员应每月盘点，做到账、物相符。库房管理人员在盘点时无特殊情况不得请假、休息；库房管理人员分别对自己所管全部中药饮片进行盘点。

（12）盘点时认真仔细，不得漏盘。盘点错误，造成影响的，追究盘点人责任。

（13）盘点完后，盘点人在盘点本上如实填写数据，字迹清晰工整。应及时与统计人员核对，发现错盘、漏盘者，应重新盘好、补漏。发现可疑数据，及时到现场核实。

2. 煎药室管理规范

（1）由中药师及以上职称人员负责煎药室的业务指导、质量监督及组织管理工作。煎药人员应经过中药煎药相关知识和技能培训并考核合格后才能从事中药煎药工作。

（2）针对住院患者，全部采用"瓦煲"煎煮中药。

（3）根据整剂用法如内服、外用、炖服、灌肠等分类再按相关的操作规程在相应的煎煮区内煎煮。

（4）领药人员不定时到住院中药房领取已调配好的待煎中药。领药时认真核对处方和煎药证、处方剂数和调配的剂数是否相符。领药人员在处方上签名确认，同时取当天要煎煮的一剂药和相应的煎药证，把煎药证放入对应的药包里，送煎药室煎煮。余下的剂数送至储药室登记，分类储放，同时在煎药室领药登记表上核对签名。

（5）煎药人员应认真核对待煎煮的药包中煎药证的内容，确认是当天要求煎煮的药后，把煎药证夹在瓦煲手柄上以标识。

（6）待煎药物应先行浸泡，加水浸过药面 2～5cm，浸泡 30 分钟以上；如有先煎药，把先煎药放在药煲里，加入 200mL 水，浸泡 30 分钟，其他药物做好标识后另行浸泡，待先煎药物煮沸 15 分钟后倒入同煎；如有后下、烊化等药，将其药包与煎药证一起夹在药煲上，按要求处理。

（7）煎煮前根据方剂的功能主治和药物功效的不同选择不同的煎煮方法，煎煮完毕在药瓶中倒入药液，拧好瓶盖，同时将煎药证夹在药瓶上做好标识。倒掉药渣，清洗干净药煲。

（8）按科室核对煎药记录表，核对无误的在煎药记录表上打"√"，并填写调配人、煎药人等资料。

（9）按科分隔把登记好的药瓶摆上送药车，送药人签名确认，送到病区后，护士核对后由护士签名确认。

（10）药瓶的回收、清洗和消毒：每天早上由专人到病区回收药瓶，清洗药瓶，定期对药瓶进行漂洗、消毒。

（11）加强对煎药的质量控制、监测工作，定期对煎药工作质量进行评估、检查，做好中药煎药室煎药质量抽查记录、煎药质量点评记录，征求医护人员和住院患者意见，并建立质量控制、监测档案。

第八节　临床实验室、功能检查科室服务提供规范

一、业务内容

（一）临床实验室业务内容

临床实验室服务是通过临床血液学检验，体液检验，化学检验，免疫学检验，微生物学检验，生物物理、细胞、病理、核酸和基因检验等，为疾病预防、诊断、治疗或人体健康信息评估提供检测信息。

临床实验室服务可以概括为以下几种类型：临床化学、临床血液学、临床免疫学、临床微生物学、临床输血、结果解释等。其功能为在受控的情

况下，以科学的方式收集、处理、分析血液、体液和其他组织标本并将结果提供给申请者，以便其采取进一步的措施，实验室同时应提供对诊断和治疗有益的参考信息。

（二）影像科业务内容

随着医学科学技术的不断发展，影像科在医院的功能和作用已经发生了巨大变化，专业种类多、学科跨度大、工作范围广、技术更新快和投入产出多是影像科的特点。其在现代医院中占有重要地位，影像科的发展水平直接影响医院的整体水平和技术进步。因此重视医技科室的发展，充分认识影像科的地位、作用及发展潜力，重视和加强对影像科的管理工作，有着重要意义。医学影像学不仅扩大了人体的检查范围，提高了诊断水平，而且可以对某些疾病进行治疗，成为医疗工作中的重要支柱。医学影像服务是应用 X 射线、CT（计算机断层扫描）、MRI（磁共振）、超声、正电子发射计算机断层扫描、脑电图、脑磁图等技术手段，实施成像检查的过程。整个影像科的管理服务包括检查申报、检查操作、检查报告、质量控制、设备管理等。

（三）病理科业务内容

病理学是研究人体疾病的发生原因、发生机制、发展规律，疾病过程中机体的形态结构、功能代谢变化和病变转归的一门基础临床医学课程。病理学侧重从形态学角度研究疾病，同时也研究疾病的病因学、发病学及形态改变与功能变化和临床表现的关系。病理科是大型综合医院必不可少的科室之一，其主要任务是在医疗过程中承担病理诊断工作，包括通过活体组织检查、脱落，细针穿刺细胞学检查，尸体剖检，为临床提供明确的病理诊断，确定疾病的性质，查明死亡原因。临床医师主要根据病理报告决定治疗原则、估计预后及解释临床症状和明确死亡原因。病理诊断的这种权威性决定了它在所有诊断手段中的核心作用，因此病理诊断的质量对相关科室甚至对医院整体的医疗质量构成极大的影响。

（四）心功能室业务内容

心功能室是指医院里专门用来测试心脏功能的医疗室，是运用心功能测试仪器检查心脏功能。心功能室一般下设心脏超声室、心电图室、平板运动心电图室、动态心电图和动态血压监测室等。

二、临床实验室、功能检查科室服务提供规范的主要内容

（一）临床实验室服务提供规范的主要内容

临床检验标准化关系检验质量，更关系医疗质量，其贯穿临床检验发展史，也是临床检验的重要发展主题。临床检验标准化涉及常规方法建立、使用及性能评价与监测等主要环节。临床实验室是临床检验的实施者，是提供标准化服务的前沿阵地，质量控制是保证临床实验室提供高质量服务的基本手段。临床实验室的服务标准化包括检验科服务质量管理、临床检验室程序文件、临床基础检验作业指导书、临床生物化学检验作业指导书、临床免疫检验作业指导书、微生物作业指导书、输血检验作业指导书、临床样本接收作业指导书、检验科质量控制管理等。

（二）影像科服务提供规范的主要内容

影像科服务标准化是对影像科下属科室的管理标准化，包括放射科、登记室、X 射线摄影室、CT 室、MRI 室、DSA 室的管理标准化。

影像工作涉及放射卫生防护及工作人员的职业健康，因此，需要对影像放射进行安全管理标准化，如科室的放射防护管理要求、放射工作人员管理要求等。

影像科的核心业务是影像技术检查，影像技术操作规程也是影像科服务标准化的必要内容，包括 DR 摄影操作规程、CT 检查操作规程、MRI 检查操作规程等。

影像放射科的诊断报告书的书写质量是服务质量的重要保证，应对报告书的格式、内容的一般原则，以及不同检查方式的诊断报告书进行规范。

放射科存在发生放射事故的危险，应制定放射事故医学应急预案，保证放射事故的医学应急处理，并对事件后期评估，估计群体受照射情况和健康危害后果；对人员的长期健康跟踪和对人群影响进行监测，内容包括放射事故分级、放射事故应急响应原则及程序、放射事故响应终止条件及程序、后期评估总结等。

（三）病理科服务提供规范的主要内容

病理科服务标准化包括两方面内容，即针对科室、人员、设备管理的

运行管理标准和针对工作流程的程序规范。科室管理标准包括规定病理科执业条件、质量控制、安全管理和监督管理的科室管理规程，以及技术室工作规范、细胞学室工作规范、资料使用管理、病理检查报告规范等；人员管理标准包括人员休假、请假、外出学习管理，人员奖惩管理，病理科三级医生诊断负责制，人员工作责任制等；设备管理标准包括病理科仪器设备管理、试剂耗材管理、危险试剂及医疗废物管理等；工作程序规范包括疑难病例会诊，查对签收管理，组织收检、取材工作规范，借阅切片管理，差错登记规程，快速冰冻工作规程等。

（四）心功能室服务提供规范的主要内容

心功能室服务标准化的主要内容包括心功能室人员管理规范、报告书写要求、质量安全控制规程、危急值报告规程及设备管理规程等。

三、标准举例说明

（一）影像放射科诊断报告书规范

1. 诊断报告书的格式

（1）一般资料包括以下信息：患者姓名、性别、年龄、科别、住院号、病区、病床、门诊号、X 射线号、CT 号、MRI 号、DSA 号、X 片序号、检查日期、报告日期等。

（2）检查名称与检查方法或技术。

（3）医学影像学表现，如 X 射线所见、CT 所见、MRI 所见、DSA 所见等。

（4）医学影像学诊断。

（5）书写报告与审核报告医师签名。

2. 诊断报告书的内容

（1）一般资料：患者的姓名、送诊科室、住院号或门诊号，检查号可分为 X 射线号、CT 号、MRI 号与 DSA 号等。

（2）检查名称与检查方法或技术。

（3）医学影像学表现。

①临床对医学影像学诊断所要求的内容：阐明有无临床所疑疾病的种种表现或征象，如有则应对所出现的病变大小、形态与部位等一一加以描

述，并对该疾病应该或可能出现而未出现的表现说明"未见"。此外还应对疾病定位与定性有关表现或征象说明"见到"或"未见到"。"见到"者再加以必要的描述。

②临床要求（即临床所疑疾病）以外的阳性发现内容：意外或偶然发现"临床所疑疾病"以外疾病的征象，如骨外伤患者所摄骨骼片上偶然发现骨软骨瘤；种种正常变异的表现；成像伪影的表现；难以解释的不能据之做出医学影像学诊断的一些表现。对于最后一种情况应在"医学影像学诊断"项下建议临床做进一步检查，以明确这些表现的意义。

③讨论：对于判断为正常或诊断十分明确者，其诊断报告书一般无须"讨论"。对于诊断比较复杂，即有鉴别诊断的情况存在时，为了使读诊断报告的医师了解书写报告医师的思路与诊断根据，应有"讨论"的内容。

（4）医学影像学诊断：报告书写者应根据医学影像学表现恰如其分地做出检查结论。一般分为以下5种情况：

①正常或未见异常。

②病变肯定，性质肯定。

③病变肯定，性质不肯定，这种结论又可分以下两种情况：以某一疾病为主但不典型，应说明不典型的理由；病变表现无特征性，可有多种可能性，依次说明每种可能性。

④可疑病变，所见表现不能肯定为病变，可能为正常变异或各种原因造成假象。应说明不能肯定的原因。

⑤需要患者回来补充检查，如补加增强扫描或加做MRI其他序列检查等。

（5）医师签名：签名医师即是此份医学影像诊断报告书的责任人，如只有一名医师签名，该名医师须为主治医师以上职称。如书写报告者为住院医师，则在"书写报告"处签名，同时应由主治医师职称以上医师在"审核报告医师"处签名。

（二）影像放射科检查操作规程

1.DR 摄影操作规程

（1）阅读检查申请单

认真阅读检查申请单，仔细核对患者姓名、性别、年龄、住院号、门诊号、病区、床位号及收费情况；详细了解观察患者的病情，明确投照部位和检查目的。

（2）机器设备检查

按检查申请单的检查要求，确认机器的功能运行情况。

（3）确定摄影位置

根据医嘱用常规位置投照，如遇特殊病例可根据患者的具体情况，征求申请医师的意见后摄取其他位置，如切线位、轴位等。

（4）摄影前的准备

去掉一切影响图像的物品，如发夹、金属饰物、膏药敷料等，有条件者应换上专为患者准备的衣服；投照腹部、下部脊柱、骨盆和尿路等平片时，确认患者肠道准备情况。

（5）患者信息录入

从计算机录入患者的基本信息；进行摄影技术选择和器官程序选择。

（6）安置患者

引导患者进入检查室并将其安置于检查床上。

（7）训练患者动作

根据摄影要求训练好患者的呼气、吸气或屏气动作，要求患者尽量配合。

（8）摆体位对中心线

以尽量减少患者痛苦为原则，依照检查部位及检查目的，摆好体位；调整中心线、照射野和焦片距；做好患者的必要防护。

（9）曝光

确认各步骤完成后，再次检查校正控制台各曝光技术条件，然后曝光；在曝光过程中，密切注意各仪器仪表的显示情况。

（10）后处理

曝光结束后操作者签名，特殊检查体位应做记录；进行图像的后处理，确认无误后嘱患者离开。

2. 胃肠及造影检查操作规程

（1）阅读检查申请单

认真阅读检查申请单，仔细核对患者姓名、年龄、性别、住院号、门诊号、病区、床位号及收费情况，了解患者病情，明确检查部位、检查方法和检查目的。

（2）机器设备检查

按检查申请单的检查要求，确认机器的功能运行情况。

（3）观察患者的病情

仔细观察患者的病情和体质，严格掌握检查的适应证和禁忌证；准确评估患者接受检查的耐受程度；如遇特殊病例可根据患者的具体情况，征求申请医师的意见后确定是否继续检查、检查方法和检查时间。

（4）患者准备

根据技术要求确认患者的检查前准备情况，如禁食、清洁洗肠、造影剂过敏试验等；去除一切影响图像的物品，如发夹、金属饰物、膏药敷料等，有条件者应换上专为患者准备的衣服。

（5）说明检查过程

向患者详细介绍检查方法和检查过程，以及有无不适的感觉。

（6）药品准备

根据检查要求调配造影剂的浓度和总量；适当准备好急救药品以防不测。

（7）患者信息录入

从计算机录入患者的基本信息；根据检查部位和临床要求，选择合适的检查技术程序和器官程序。

（8）安置训练患者

引导患者进入检查室，将其安置于检查床上；根据检查要求做好患者呼气、吸气、屏气、转体等动作的训练并交代注意事项，尽量取得患者的配合。

（9）防护

调节照射野，在不影响诊断的基础上尽量缩小照射野，减少患者接受的辐射量。

（10）曝光检查

确认各步骤完成后，开始曝光检查；检查过程中要求操作准确，尽量减少不必要的曝光；密切注意患者的情况，发现异常立即处理。

（11）后处理

曝光结束后操作者签名，特殊检查体位应做记录；进行图像的后处理，

159

确认无误且患者无异常后，交代注意事项，嘱患者离开检查室。

（12）书写诊断报告

严格按照诊断规范，仔细观察分析影像，认真书写诊断报告。

（三）病理科查对签收规范

1.收集标本时，查对病室、姓名、编号、标本、固定液、缴费等。交接时签名，取材医生和值班的技术员同时接收，不合格的标本及时处理或退送。

2.组织取材时，查对标本瓶上的名字是否与申请单上的名字一样；查对标本瓶上编号是否与申请单上的编号一致；查对申请单上组织块数是否与组织瓶中的块数一致；查对切取组织块数是否与记录的一致。

3.制片时，查对编号、标本种类、有无特染、免疫组化、切片的数量及质量。

4.诊断时，查对医院、科室、病理切片及住院或门诊编号、标本种类、临床诊断。

5.发报告时，查对单位、科室、患者姓名、病理诊断、有无漏账。

6.标本和申请单接收要核对并签名，需要核对并签名的环节主要有：由科外向科内交接时，切片交接技术员将切片交给医生时，报告交接医生将报告交给技术员时，病理报告发送人员将报告派送到各相关科室及咨询台时，切片归档医生将切片交给相关人员时。

（四）心功能室质量控制规程

1.心电图检查前应详细阅读申请单，了解患者是否按要求做好准备。

2.危重患者检查时由医护人员至床边检查，应详细交代注意事项。

3.发现传染病患者，检查完毕严密消毒仪器和用具。

4.及时准确报告检查结果，检查结果特殊或为危急心电图时应按照规定时间与临床医师沟通或上报危急值结果。

5.严格遵守操作规程，认真执行医疗器械管理制度，注意安全，定期对机器保养、维修，并对机器进行检测。

6.保管好各种检查记录，建立档案。

第九节　介入诊疗服务提供规范

一、业务内容

介入诊疗是通过在血管、皮肤上的微小通道或经人体原有的管道，在血管造影机、透视机、CT、MRI、B超等影像设备的引导下对体内病灶进行诊断和局部治疗，其特点是创伤小、并发症少、恢复快、效果好、简便、安全。接受介入诊疗的患者可来自门诊、急诊或病房。开展介入诊疗的科室可以是外科、内科或医技科室。

二、介入诊疗服务提供规范的主要内容

介入诊疗为有创性且部分项目存在放射性，因此，应主要针对介入诊疗过程中的技术操作规范、安全防护、人员管理、设备管理等形成系列标准，包括介入室安全防护规范、介入工作人员防护规程、介入受检者防护管理、设备管理、介入手术室的感染管理、介入室感染控制、介入室感染手术间消毒隔离管理、介入室放射性损伤应急预案等。下面列举部分标准的内容进行举例说明。

（一）介入安全防护规范

1. 介入工作人员的防护

（1）介入工作人员就业前应进行职业健康体检，体检合格者方可从事介入放射工作，参加工作后每2年进行职业健康体检1次。

（2）介入工作人员要接受个人剂量监测，并建立个人剂量档案，保留原始剂量资料，工作时应佩戴个人剂量计。

（3）对从事介入工作的人员加强放射防护知识的教育，并定期进行考核。

（4）介入手术人员应熟练掌握业务技术，掌握介入检查和治疗的适用范围并正确、合理使用。

（5）介入检查或治疗时，介入工作人员应在放射屏蔽的状态下进行曝

光，严格按要求投照部位和调整照射野，使有用线束限制在临床实际需要范围内。

（6）介入工作人员近台操作时，应穿好铅围裙，戴好铅帽、铅颈套，必要时佩戴铅眼镜与铅头套。

2. 介入受检者的防护

（1）建立完善的介入检查治疗资料登记、保存、提取和借阅制度，不得因资料管理及其他原因使受检者接受不必要的照射。

（2）介入检查或治疗时，介入手术人员应严格按所需的投照部分合理选择照射野，必要时对受检者的非投照部位采取适当的防护措施。

（3）孕妇一般不宜做介入检查或治疗，对婴幼儿的介入检查或治疗应严格掌握适应证，注意缩小照射野，降低照射条件，并进行严格的屏蔽。

（4）候诊者和陪检者（患者必须搀扶才能进行检查者除外）不得在无屏蔽防护的情况下在介入放射机房内停留；当受检者需搀扶或看护时，对陪检者应采取相应的放射防护措施。

3. 放射性药物管理

（1）放射性药物是指含有放射性可塑或其标记化合物，用于诊断或治疗的药物，其保管、储存、使用均应严格按照操作放射性药物的有关条例进行，任何个人不得违反相关规定。

（2）放射性药物应由受过专业培训的指定人员保管，且应放入专门的储存室。

（3）放射性药物在收货、开罐、分装、使用过程中任何一环节，均应有详细登记并妥善保管，以便复查及供上级机关检查，登记不得擅自涂改。

（4）放射性药物的分装、操作应在专门设备下进行，不得污染环境及周围设施。如发生放射性污染，应及时报告，并按照《介入中心放射性损伤应急预案》处理。

（5）放射性药物操作人员应经专业培训后方可上岗。

（6）任何人不得私自将放射性药物带出科外。

（7）使用后的放射性废物及放射性污染物（棉签、注射器等）要放入专门衰变柜内，达标后按照国家相关规定处理。

4. 放射线管理

（1）介入工作时应关闭门窗，严防放射线泄露污染环境。

（2）介入检查或治疗时应遵守快速准确、小光圈原则，不做不必要的多余照射。

（3）每年检查放射线防护设施安全情况，每年检查个人照射剂量计，以留作个人健康档案。

（4）定期对数字减影血管造影机状况进行检查，防止机器防护故障，造成辐射事故发生。

（5）一旦发生辐射事故，应停机并报有关部门检测，并按规定向卫生、公安部门逐级上报，尽量减少和消除事故的危害和影响。

（6）放射防护衣裙由介入室每年检查1次，检查结果要记录在档案中。

（二）介入手术室感染管制规程

1. 介入室出入管理

（1）凡进入介入室的工作人员应先更换介入室洗手衣或参观衣，以及介入室专用鞋、口罩、帽子。

（2）手术人员手术前应先刷洗、消毒双手，遵守无菌操作，规范穿戴无菌衣帽及无菌手套。

（3）凡进行介入手术的患者，可步行者须更换医院病员服或介入室洗手衣、介入室专用鞋方可入室，车床接送者应在患者通道处交换介入室推车送患者进介入手术间。

2. 消毒灭菌

（1）重复使用的介入手术器械物品应遵循一用一灭菌原则，可使用压力蒸汽灭菌的物品应首选压力蒸汽灭菌。

（2）每天应检查无菌物品所标示的有效期（压力蒸汽灭菌的布包装物品，有效期1周），按有效日期的先后排列物品的使用顺序，超过有效期者，应重新包装灭菌。

（3）手术前应准备必要的防护物品，如眼罩或面罩、防渗漏围裙等。

（4）手术时应严格执行无菌技术操作，并避免弄湿手术衣及无菌布单，只有穿戴无菌手术衣及无菌手套的工作人员才能接触手术台面的无菌物品，未穿无菌手术衣的人员应与手术台保持30cm以上的距离；如术中器械物品受污染或疑受污染，则不可再用。

（5）手术过程中，应避免不必要的走动或进出。

（6）每日非感染介入手术后手术间须进行清洁消毒。

①地面及物表使用含氯消毒剂（有效氯 *00 ～ *00mg/L）消毒，仪器设备按感染程度进行清洁或消毒。

②废弃的针头、刀片等锐器须置入耐刺容器内。

③进行空气消毒。

④每周手术室进行大扫除 1 次；每个月应对手术室的无菌物品、工作人员物体表面、室内空气等进行检测，物体表面细菌数 ≤ *cfu/m^2，工作人员手细菌数 ≤ *cfu/m^2，室内空气细菌数 ≤ *00cfu/m^3。

（三）介入室放射性损伤应急预案

1. 放射性损伤应急救援应遵循的原则

（1）迅速报告的原则。

（2）主动抢救的原则。

（3）生命第一的原则。

（4）科学施救，控制危险源，防止事故扩大的原则。

（5）保护现场，搜集证据的原则。

2. 放射性事故应急处理程序

（1）事故发生后，当事人应立即通知同工作场所的工作人员离开，并及时上报医院行政部门。

（2）医院应急处理领导小组召集专业人员，根据具体情况迅速制订事故处理方案。

（3）放射性损伤处理完毕，应组织有关人员进行讨论，分析损伤发生原因，从中吸取经验教训，采取措施防止类似事件重复发生。凡严重或重大的事故，应向上级主管部门报告。

3. 放射性损伤的分级救治

（1）一级医疗救治（现场救护或场内救治）

① 由本单位组织实施，必要时可请求场外支援。主要任务是发现和救出伤员，对伤员进行初步医学处理，抢救需紧急处理的伤员。

②首先将伤员撤离事故现场并进行相应的医学处理，对危重伤员应优先进行紧急处理。

③初步估计人员受照剂量，进行初步分类处理，必要时及早使用稳定

性碘或抗放药物。

④填写伤员登记表，根据初步分类诊断，尽快将各种急性放射病伤员、放射复合伤伤员及一级医疗救治不能处理的非放射损伤人员送到二级医疗救治单位；必要时将重度以上急性放射病、放射复合伤人员直接送到三级医疗救治单位。伤情危重不宜后送者可继续就地抢救，待伤情稳定后及时后送。对怀疑受到照射人员也应及时后送。

⑤在实施现场救护时，应遵循快速有效、边发现边抢救、先重后轻、对危重伤员先抢救后除污染及保护抢救者的原则。

⑥一级医疗救治单位的医务人员和管理人员等，需进行技术教育和培训；为保证应急按相应的顺利进行，平时对工作人员和家属进行普及教育。

（2）二级医疗救治（地区救治或当地救治）

由本单位所在省市应急医疗救治机构实施。主要是对中度及中度以下放射损伤和放射复合损伤伤员，以及中度以上各种非放射损伤伤员进行确定诊断与治疗；对中度以上放射损伤和放射复合损伤伤员进行二级分类诊断，并及时将重度和重度以上放射损伤和放射复合损伤伤员，以及难以确诊和处理的伤员送到三级医疗救治单位。

（3）三级医疗救治（专科救治）

由三级医疗救治单位实施。三级医疗救治单位为国家指定的设有放射损伤治疗专科的综合医院。主要是收治重度和重度以上急性放射病、放射复合伤人员，进一步明确诊断，并给予良好的专科治疗。必要时对一、二级医疗救治给予支援和指导。

第十节　血液净化服务提供规范

一、业务内容

血液净化（透析）是通过净化装置把患者血液引出身体外，达到清除体内代谢废物，排出体内多余的水分，纠正电解质和酸碱失衡，部分或完全恢复肾功能的目的。血液透析室简称血透室，是利用血液透析的方式，对因相关疾病导致慢性肾衰竭或急性肾衰竭的患者进行肾脏替代治疗的场所。血液透析室主要开展各种血液透析技术项目，如血液透析、血液滤过、血液透析滤过、血液灌流、单纯超滤、可调钠透析、序贯透析、无肝素透析、体外肝素化透析、腹膜透析、腹水回输、持续性血液净化治疗（CRRT）等。

二、血液净化服务提供规范的主要内容

血液净化服务提供规范的内容主要是科室管理、人员管理、设备管理及技术操作，标准包括人员（医师、护士）工作职责、人员资质要求、人员培训、设备维护与保养、护理管理、血液净化诊疗规范、血液净化技术操作规范、血透室病历管理规范、血透室应急预案等。下面列举部分标准的内容进行举例说明。

（一）血透室医师工作职责

1. 血透室主任医师工作职责

（1）遵守相关法律、法规及规范，贯彻执行医院的规章制度及各种规定，服从科室主任的领导和工作安排，在血透室履行高级职称的岗位职责。

（2）在本科室主任领导下，负责指导并参与全科医疗、保健、教学、科研、科室发展及人员培养等方面的工作。

（3）负责相应的临床工作，定期查房、检诊，参加门诊、会诊、出诊和手术。指导危重、疑难病例的抢救和治疗，解决本科室复杂、疑难技术问题。

（4）指导下级医师的业务技术工作，帮助下级医师提高专业理论和技术理论水平，培养下级医师解决复杂、疑难技术问题的能力。指导进修、实习医师的技术培训，并担任教学任务。

（5）督促落实医疗安全措施，督查各种医疗文件的书写，认真贯彻执行国家医保及相关规定，并有向参保人员宣传和解释的义务和责任。

（6）学习、运用国内外先进的医学科学理论和诊疗技术，掌握本专业动态，开展并指导下级医师开展新业务、新技术、中西医结合的科学研究工作，总结经验，撰写学术论文，举办学术活动等。

2. 血透室主治医师工作职责

（1）在科室主任和上级医师指导下，负责病区的医疗、保健、教学和

科研工作及病区行政管理工作。

（2）严格执行首诊负责制、三级医疗查房制度、会诊制度、病历书写制度、值班与交接班制度、临床用血制度、医院感染预防与控制制度、传染病报告管理制度及处方管理制度等核心制度。

（3）参加门诊、会诊、手术和本科值班，按时检诊、巡诊、查房，指导下级医师进行诊疗和技术操作。

（4）严格执行各项规章制度和技术操作常规，参加血透室的医疗护理制度规范流程的制定和督察，严防差错事故，不断提高病区的医疗、护理质量。及时完成上级下达的医疗质量指标，做好医疗安全工作。

（5）血透中心实行首诊医师负责制。全面掌握病区患者的病情变化，对维持性血液透析患者及时追踪新发传染病，按规定报告，并采取相应措施。对重危急症和疑难病患者，及时检诊和处理，若遇有疑难和特殊情况应及时报告、请示科室主任和上级医师。

（6）及时完成透析患者的特殊病史记录、每次透析治疗记录，审查下级医师书写的医疗文书，尤其是手术、操作记录。

（7）担任临床教学，指导和培养住院医师及进修、实习医师，并负责技术考核。

（8）学习、运用国内外先进诊疗技术，开展新业务、新技术（如血浆置换、血液灌流、CRRT 等）和中西医结合的科研工作，总结经验，撰写学术论文。

（9）认真贯彻执行国家医保政策及相关规定，并有向参保人员宣传和解释的义务和责任。

3. 血透室住院医师工作职责

（1）遵守医疗法律、法规和规范，贯彻执行医院的规章制度及医院做出的各项决定，服从科室主任和上级医师的领导。

（2）参与本科室常规工作会议，讨论本科室发展规划。协助上级医师做好其他医疗行政管理工作，如医疗统计、排班等。

（3）在上级医师的指导下开展工作，负责血液透析患者的医疗工作，了解所管患者的病情、体征、辅助检查结果的变化，制订对应的血液透析方案并落实执行。

（4）在上级医师的指导下，负责收治新患者并及时完成病史采集，确定首次透析治疗处方，及时完成特殊病程记录、操作记录和相关会诊记录，对维持性血液透析患者定期追踪及填写各种报告卡（传染病、院内感染卡）等；加强与患者的沟通交流，严格履行告知义务。

（5）认真严肃执行医嘱制度。下达医嘱，剂量准确，用法恰当合理；应每日检查医嘱，及时更改或停止；凡非常规医嘱，个人能力和职权范围内难以决定的医嘱，应及时请示上级医师后方可下达和执行。

（6）在上级医师查房时负责汇报患者病史、体征、新的检查结果及病情变化，发生紧急情况立即报告上级医师。对急、危、重、疑难病例，应及时请示上级医师进行进一步诊治。

（7）全面负责所管的患者，在下班前做好交班工作。对需要特殊观察的危重患者，用口头方式、床边向值班医师交班，并登记在交班本上。

（8）在上级医师的指导下，承担日常诊疗操作，包括深静脉置管术。

（9）参加继续教育学习，学习国内外先进的技术，参与临床科研工作。在上级医师的指导下，承担一定数量的教学和科研任务，负责检查、指导实习医师的工作。

（10）认真准备和参加上级医师查房，熟练报告患者的病情和诊断、治疗情况。

（11）认真贯彻执行国家医保政策及相关规定，并有向参保人员宣传和解释的义务和责任。

（二）血透室各级护士工作职责

1. 血透室护士长工作职责

（1）在护理部主任领导和科室主任业务指导下，负责病区的护理行政和业务管理工作。

（2）根据护理部及科室内工作计划，结合本病区的具体情况，制订本病区的工作计划，并组织实施、检查与总结。

（3）负责病区护士的排班及工作分配，做到人性化、科学、弹性排班；制定各班工作流程、本专科疾病护理常规、技术操作流程、疾病护理质量标准和健康教育内容。

（4）每周参加核对医嘱至少1次，并督促本病区护理人员认真执行医嘱和各项规章制度及检查落实情况，遵守护理技术操作常规，客观、准确、及时地记录患者的病情变化，确保护理措施落实到位，严防差错事故和院内感染。

（5）掌握全病区护理工作情况，参加并指导本病区危重、大手术、抢救、特殊检查及重点患者的护理；组织疑难病例护理查房，指导护士制订护理计划，审查护理病历；对本病区复杂的技术或新开展的护理业务，应亲自指导并参加实践。

（6）参加科室主任查房、大手术或新开展的手术前、疑难病例、死亡病例的讨论；加强医护沟通，充分了解医生对护理工作的要求。

（7）组织本病区业务学习和技术考核，认真落实各级护理人员规范化培训与继续教育计划；每年至少对本病区护士进行一次综合考评；了解本专科护理新进展，积极开展护理科研工作，总结经验，撰写学术论文。

（8）负责或指定专人对病区仪器设备、药物器材、营具被服等物资实施管理，做好请领、使用、维护、报废和管理工作。

（9）定期召开患者座谈会，及时了解本病区患者的意见及建议，修订整改措施，提高患者对护理工作的满意度。

（10）做好患者、陪护人及探视人员的管理，利用"五常法"管理，保持病区、治疗室、办公室的整洁、舒适、安静。

（11）掌握本病区护理人员的思想动态和工作表现，关心护士的生活及学习情况，增强凝聚力，提高工作效率。

（12）每个月按时向护理部上交护士长工作手册。

2. 透析室护理组长工作职责

（1）协助主任、医生、护士长做好血透患者的各项管理及治疗工作。

（2）开展新技术、新业务，并负责培训各小组护士的各项操作。

（3）负责安排临时透析患者的位置，负责机器故障时患者的安排。

（4）负责解决在班时的各种护理难题及做好收尾工作。

（5）组织每天交班，每周五业务学习。

（6）检查监督各班职责的完成情况，负责各小组护士考核，与护士长共同做好"护士考核登记簿""护士缺陷记录簿"的登记工作。

（7）负责开新瘘。

（8）负责本科室带教工作。

（9）督促落实消毒隔离措施。

（10）中央供液、透析用水定期检测，结果及时向主任汇报。

3. 透析室专科护士工作职责

（1）主管相应专科护理工作小组的工作，并履行相应的职责。

（2）主持并组织、指导本院本专科领域的全面业务技术工作，组织制定本专科护理工作指引，制定并审核所在专科各项护理工作标准、护理质量评价标准等。

（3）参加医疗查房，参与危重病例、疑难病例讨论，分析患者的护理问题，针对护理问题制订护理计划；组织院内护理会诊，实施循证护理，解决护理疑难问题，指导临床护士工作，确保本专科护理质量。

（4）掌握本护理学科发展的前沿动态，积极组织本专科的学术活动，根据本专科发展的需要，确定本专科工作和研究方向；有计划、有目的、高质量地推广和应用专科护理新成果、新技术、新理论和新方法。

（5）培养专业护士，协助制订医院专业护士人才培养计划。主持或协助完成护理研究生的临床带教工作。

（6）开设专科护理门诊，提供健康教育和咨询。

（三）血液透析中心工程师工作职责

1. 透析技师应具有中专以上的学历，有机械和电子学、血液净化相关医学的基础知识。

2. 熟悉本中心透析机的基本工作原理和构造，具有机器使用和保养知识，负责机器故障的处理，保障机器准确、正常工作。

3. 熟悉水处理的基本原理，能对水处理系统进行定期除钙及消毒，并负责水处理系统的修改和故障排除。

4. 熟悉透析用水的标准，并能定期进行透析用水、置换液、透析液的监测。

5. 熟悉透析液的成分，能正确配制浓缩透析液。

6. 定期记录透析机及水处理机工作情况，对机器故障及维修结果进行详细记录并建立相应的设备工作及维修档案。

7. 认真学习新技术，提高血液净化方面的知识，为患者接受高质量的透析创造良好条件。

（四）新入室医生（研究生）岗前培训要求

1. 总则：上岗前的医生或研究生，应在上级医师的指导下开展医疗活动，如协助上级医师收治新患者、接诊常规透析患者、抢救危重患者及完成各项操作，如深静脉置管术等；上岗前不得单独处方、进行有创操作、与患者或其家属进行重要谈话、签署知情同意书。

2. 在3个月的时间内，完成理论学习，掌握、熟悉、了解以下内容：

（1）了解血液净化室（中心）结构布局。

（2）掌握血液透析中心感染控制的管理要求。

（3）掌握血液净化感染控制标准操作规范。

（4）了解血液净化透析液和设备维修、管理标准操作规范。

（5）掌握血管通路建立的中心静脉临时导管置管术，熟悉中心静脉长期导管置管术、自体动静脉内瘘成形术，了解移植血管搭桥造瘘术。

（6）掌握血液净化的抗凝治疗（包括凝血状态评估、抗凝剂的使用禁忌、抗凝剂的合理选择、抗凝剂剂量的选择、抗凝治疗的监测、抗凝治疗的并发症）。

（7）掌握血液透析治疗常规方案（包括定义及概述、患者血液透析治疗前准备、适应证和禁忌证、血管通路的建立、透析处方确定及调整、血液透析操作、透析患者的管理及监测、血液透析并发症及处理、血液透析充分性评估）。

（8）熟悉血液滤过和血液透析滤过治疗常规方案（包括定义及概述、适应证和禁忌证、治疗前患者评估、治疗方式和处方、血管通路、抗凝、滤器选择、置换液、操作程序及监测、并发症及处理）。

（9）了解其他血液净化方式：连续性肾脏替代疗法、单纯超滤、血浆置换、血浆吸附、血液灌流、腹膜透析。

3. 培训后进行考核：培训结束后，进行理论考核，成绩在80分以上者，可以上岗，若成绩低于80分，则继续进行下一轮的培训，直至考核合格为止。

（五）血透室设备维护保养工作计划

1. 要求

实行医疗器械维修保养规范化，尽可能在机器发生故障前排除隐患，减少维修时间及成本，提高工作效率。结合医院实际情况制订医疗设备维护保养工作计划。

2. 每天科室巡查内容

（1）保证前处理的砂罐、碳罐、树脂罐定时器在指定范围，各压力表的压力在安全范围内。

（2）保证水处理软水中的余氯和硬度符合标准。

（3）保证每天机器自检通过。

（4）每天下午 5 点左右监督执行脱钙消毒。

3. 维护内容

（1）每周三、四下午为血透机常规检查维护时间。

（2）检查机器外观是否保持清洁、是否损坏。

（3）检查机器内部水路系统密闭性。

（4）机器除尘。

4. 血透机二级保养内容

（1）每个月初为中央供液系统管路的消毒时间，时间为 1 天。

（2）检查机器输入电压是否正常。

（3）对机器进行消毒和自检。

（4）自检后模拟状态下参数（温度、电导度、pH 值）不精确的，对其进行定标。

第十一节　高压氧科服务提供规范

一、业务内容

高压氧治疗是在高压（高于正常大气压）的环境下，患者通过吸入纯氧（100%）以治疗缺氧性疾病和相关疾患的方法。高压氧治疗是改善机体缺血缺氧的重要手段，是临床多种疾病的重要辅助治疗方法，单独治疗疾病的情况较少见。对缺氧、缺血性疾病，或由于缺氧、缺血引起的一系列疾病，高压氧治疗均可取得良好的疗效。

二、高压氧科服务提供规范的主要内容

高压氧治疗应在专科医生指导下进行，根据患者的情况选择不同的氧浓度和吸氧方式。高压氧治疗需要一个提供压力环境的设备，具有明确的适应证及禁忌证，操作不当可产生一定的副作用，甚至是严重的后果。因此应该从人员的工作职责、设备安全管理、安全操作等方面进行标准化管理，其标准包括人员管理标准、设备管理及操作规范。人员管理标准：高压氧科人员配备要求、高压氧科主任工作职责、高压氧科医师工作职责、高压氧科副主任技师工作职责、高压氧科护士工作职责、高压氧科主任技师和高级工程师工作职责、高压氧科工程师和技术员工作职责、操舱人员职责、陪舱人员职责、高压氧舱安全技术档案管理人员岗位职责、高压氧从业人员卫生保障；设备管理及操作规范：高压氧治疗室设施设备安全管理、高压氧舱安全操作规程、紧急情况处理应急预案等。下面列举部分标准的内容进行举例说明。

（一）高压氧科医师工作职责

1. 在科主任领导下，负责一定范围的医疗、护理、教学、科研工作。

2. 负责本科室的门诊及院内外常规会诊工作，掌握高压氧治疗的适应证和禁忌证。进行全面诊查和必要的辅助检查，认真书写病历，制订治疗方案，做好观察记录。

3. 根据病情决定是否需要医务人员陪舱治疗，及时做出适当处理。每个疗程结束后做出病情及疗效小结。

4. 每次治疗前后均应巡视患者，注意病情变化。

5. 坚守工作岗位，尤其有危重患者抢救时，不得擅离职守。

6. 严格执行氧舱安全操作规程及各项规章制度，杜绝差错事故。

7. 参加科内的业务学习和专业培训工作，担任带教老师，指导进修、实习人员的培训学习。认真总结经验，撰写论文。

8. 负责对患者进行高压氧治疗的宣传和安全教育。

9. 有权拒绝执行危害高压氧舱安全使用的违章指挥。

10. 认真学习高压氧舱事故应急救援预案，并参加演练。

11. 参加高压氧舱的事故救援工作，协助事故调查和处理。

（二）高压氧科护士工作职责

1. 在科主任和护士长领导下进行工作，认真执行各项规章制度和技术操作规程，严格执行医嘱，按时完成治疗、护理工作。

2. 认真做好进舱治疗的安全教育，严格检查进舱人员的安全措施；详细介绍进舱须知，指导正确使用氧气面罩。

3. 严格遵守氧舱操作规程和治疗方案。

4. 认真填写各项护理、治疗及操作记录。

5. 参加教学和科研工作，努力学习专业知识，不断提高护理技术水平。

6. 做好清洁卫生和消毒隔离工作。

7. 有权拒绝执行危害高压氧舱安全使用的违章指挥。

8. 认真学习高压氧舱事故应急救援预案，并参加演练。

9. 参加高压氧舱的事故救援工作，协助事故调查和处理。

（三）高压氧科工程师和技术员工作职责

1. 根据本单位氧舱的结构和性能特点，制订安全操作、保养、定期检验和维修计划，保证设备安全运行。

2. 熟悉设备的结构、性能和工作原理，负责设备的调试、操作、维修保养、定期校验工作，及时查找并消除隐患。

3. 负责空气压缩机操作，定时向储气罐加压充气，随时保证氧舱治疗供气。

4. 负责器材、物料、工具的准备、登记和保管。

5. 负责设备的使用登记，定期统计上报。

6. 建立和保管技术档案，内容包括以下几方面：

（1）厂方提供的设计资料和产品资料，包括舱体和配套压力容器的合格证书和质量证明书，医用氧舱各系统检验、调试报告，医用氧舱所用安全附件和仪器、仪表的产品合格证，医用氧舱使用说明书。

（2）医用氧舱竣工图，包括医用氧舱总体布置图，舱体及配套压力容器总图，供排氧、加减压系统流程图，电气系统原理图和接线图；监检单位出具的《医用氧舱产品安全质量监督检验证书》。

（3）验收报告。

（4）使用资料：氧舱使用管理登记本；氧舱日常维护保养记录；氧舱一年期和三年期检验的登记表（内容详见《医用氧舱安全管理规定》）；氧舱中修、大修实施计划及总体调试试验报告。

7. 有权拒绝执行危害高压氧舱安全使用的违章指挥。

8. 认真学习高压氧舱事故应急救援预案，并参加演练。

9. 参加高压氧舱的事故救援工作，协助事故调查和处理。

（四）高压氧治疗室设施设备安全管理 第4部分 供氧间

1. 氧气设备应指定专人负责管理操作，供氧间无关人员不得入内。

2. 室内应经常通风，冬季室内温度应保持在18℃左右。

3. 严禁烟火，设备检修需明火作业时，应将所有氧气瓶移出供氧间，系统内的氧气应彻底排除，经检测确认室内氧浓度已与大气氧浓度一致方可作业。

4. 操作人员不得穿戴钉鞋，不得带火种和易燃物进入供氧间。室内应备有灭火器材。

5. 供氧间的照明应使用防爆灯及开关，或者将开关设在室外。门窗应朝外开，并加以防护；门窗玻璃应无气泡产生聚光镜作用，防止因聚焦而产生高热。

6. 操作人员应熟悉供氧流程和减压器的使用方法，具有熟练安全操作技术。

7. 氧气输出压力宜调至 0.5 ～ 0.6MPa。

8. 严禁双手及衣服沾有油脂或戴有油脂的手套去操作氧气设备，所使用的工具须经脱脂处理。

9. 供氧间的工具应专用，不得随意借出或挪作他用，以免沾有油污。

10. 严格按照《氧气瓶安全监察规程》的有关规定管理和使用氧气瓶，并定期检查。氧气瓶在运送和装卸时，应戴好瓶帽，并应避免碰撞。使用前应检查氧气合格证、瓶色（天蓝色）及有无异味。氧气瓶在装入汇流排之前，应将氧气瓶出口清理干净，以免将尘土等带入供氧系统。开关氧气阀门时，运作应缓慢。使用后瓶内应留有不低于 0.1MPa 的余压。使用后的氧气瓶和待用的氧气瓶应有明显标记分开存放，并避免烤晒。

11. 严格执行交接班制度，做好使用记录和统计。

第十二节　消化内镜室服务提供规范

一、业务内容

消化内镜诊疗是经消化道直接获取图像或经附带超声及 X 射线的设备获取消化道及消化器官的超声或 X 射线影像，以诊断和治疗消化系统疾病，确定其部位、范围，并可进行活检或刷片。按所用内镜属性可分为食管镜、胃镜、十二指肠镜、结肠镜、小肠镜、内镜超声、胶囊内镜、胆道镜（包括子母镜）、胰管镜、腹腔镜及激光共聚焦内镜等。消化内镜已广泛应用于临床，大大提高了疾病的诊断准确率，也成为消化疾病重要的治疗手段。

二、消化内镜室服务提供规范的主要内容

目前国内消化内镜检查现状是水平参差不齐，流程各有不同，操作步骤及过程不同，知情同意内容及表现形式不同，诊疗效果及并发症发生率亦有所差别，有必要进行统一规范。规范化胃肠镜检查流程，可极大提高消化道早癌诊治率，提高患者生存率及避免医疗资源的浪费。消化内镜因接触消化道黏膜、分泌物和血液而成为潜在的感染媒介，已报道的感染率为 0.8%。随着内镜设备的普及和临床的广泛应用，消化内镜相关感染越来越受到重视。因此，对消化内镜的检查知情同意、操作流程、病理标本处理、内镜洗消、人员岗位职责等制定相应的标准，是实施标准化管理的重要内容。消化内镜室的标准包括科室运行管理标准、岗位管理标准。科室运行管理标准：消化内镜中心工作规范、消化内镜中心 ERCP 治疗室工作规范、疑难病例讨论及定期阅片管理、消化内镜中心护理质控小组管理、消化内镜中心值班交接班管理、消化内镜中心早交班管理、消毒隔离管理规范、职业防护安全管理、感染管理、清洗消毒培训规范、洗消室管理、医院感染暴发报告管理、库房管理、仪器管理；岗位管理标准：手术准入管理等。下面列举部分标准的内容进行举例说明。

（一）消化内镜中心工作规范

1.严格遵守医院及科室的各项规章制度，按规定执行相关请、销假制

度，节假日离开本市需提前告知科室相关负责人，以便科室工作安排。

2. 各检查室护士应负责本室的管理工作，闲杂人员不得入内，进修、实习、参观人员应服从本室护士安排，保持室内安静、不允许乱扔杂物、禁止吸烟。

3. 科室每天07：45 交班，交班完毕后应及时到各自房间做好相关准备，以确保各个岗位8点准时开始内镜检查治疗工作。内镜科医生按分工提前5分钟开始内镜诊疗工作。洗消室安排早班者应提前30分钟到位，做好内镜使用前的消毒工作。

4. 内镜科工作人员在岗时应做到着装整齐、仪表端正、佩戴工号、精神饱满、态度亲切。

5. 前台文员应热情接待前来预约和检查治疗的患者，及时安排候诊座位，合理安排检查顺序，查看患者的胃镜检查各项化验检查及申请单是否齐全，急诊或特殊病例申请医生直接与前台文员、复苏护士联系以及时处理。

6. 内镜诊疗操作时应保持思想高度集中，发扬团结协作精神，严格执行各项操作常规，共同圆满地完成检查治疗工作。

7. 内镜护士应严格执行三查七对制度，严防差错事故，内镜下夹取的病理标本，应立即写上姓名、部位及标本数，及时送检，准确记录，严防丢失。

8. 无痛内镜检查治疗后进入复苏室，应有专人护理，密切观察生命体征，保持呼吸道通畅，严格掌握出室指征，门诊患者应有亲属陪同方能离开。

9. 内镜及附件用后及时送往洗消室，进行清洗消毒处理。洗消室工作人员应有高度工作责任心，严格执行内镜质控中心有关清洗消毒的各项规章制度，对所有物品都要进行认真清洗消毒和检修，所有出室物品都确保可用状态，每日对消毒液进行检测并登记，每个月对内镜及附件进行抽样细菌培养并做好登记，一次性内镜附件严格一次应用，并严格进行销毁登记。

10. 科室的药品应有专人负责管理，建立清点登记本，定时清点登记，每日清点检查，及时补充，急救药品应固定位置放置，用后放回原处，经常检查，时刻处于备用状态。毒麻药应有明显标志，严格执行管理制度。

11. 科室的仪器及内镜附件应有专人管理，严格进行出入库登记，各室应每日清点，及时制订采购计划进行补充。各种仪器应建立使用、维修登记本及使用注意事项，及时对仪器设备进行维修整理。

12.认真做好各检查室的卫生和空气消毒工作，每日行紫外线空气消毒1次，特殊情况随时消毒，每个月做空气细菌培养1次并做好登记。

（二）消化内镜中心 ERCP 治疗室工作规范

1.ERCP 检查治疗场所，闲杂人员不得任意游走出入、家属不得入内。凡进入 ERCP 治疗室的工作人员应按规定着装，做好防护措施。进入 ERCP 室参观学习，进修人员需经医教部批准、科主任同意后进入，应服从巡回护士的管理，不得任意行走出入。

2.室内应保持肃静和整洁，不随意乱扔杂物，各物品按规定地点放置，不大声说笑，禁吸烟。

3.统一室内物品，各种仪器应有专人管理，室内贵重仪器物品未经科主任同意，不得任意搬动。建立仪器物品使用登记，并定期进行清点，及时补充。

4.参加 ERCP 检查治疗的医护人员，应保持思想高度集中，发扬团结协作精神，严格执行各项操作常规，共同圆满地完成此项工作。

5.进修人员应服从带教教员安排次序进行操作，不得各行其是。带教教员应热情耐心地解答进修人员所提出的问题。

6.完成当日工作后，工作人员应对各部位进行检查，如各种机器应处于关闭状态，门窗、文件柜应上锁，关灯等，做好安全防范工作后离开。

7.认真做好 ERCP 检查治疗室内卫生和空气消毒工作，每周应彻底清扫1次，每个月做细菌培养1次，并做好登记，发现问题及时查找原因，并提出改进措施。

（三）消化内镜操作个人防护要求

1.加强职业防护教育，增强防护意识，严格执行无菌操作原则，消毒区域与检查区域分开。

2.工作人员上岗着装符合要求，要求穿工作服，戴工作帽、口罩、手套，穿隔离衣，必要时穿专用防护鞋，戴防护镜及防护面罩。

3.在进行消毒工作时工作人员应采取自我防护措施，应戴口罩、工作帽、手套，穿防水隔离衣，戴防护眼镜等。

4. 消毒间要保持空气流通，定期检测消毒间空气质量及空气中消毒液的残留量，减少空气污染及消毒液对工作人员造成的伤害。

5. 锐利器具和针头应小心处理，严格禁止针头回套操作，以防刺伤。工作人员发生医院感染事件及锐器伤，应及时报告医院感染管理科。

6. 从事医疗废物收集、运送、储存、处置等工作的工作人员和管理人员，配备必需的防护用品；垃圾回收人员应戴口罩、帽子和胶皮手套，穿工作服，回收物品后和下班前要严格洗手、沐浴。

7. 各类人员应严格执行医院感染管理制度，做好个人防护和公共环境的保护，操作后或离开工作区域及时脱掉手套并洗手。

8. 医务人员对患者的排泄物、血液、体液，无论是否被污染或接触非完整皮肤和黏膜都应采取防护措施。根据疾病的主要传播途径采取相应的隔离措施，包括接触传播的隔离、空气传播的隔离和飞沫传播的隔离。

9. 内镜室工作人员在工作中需要接触血液、体液、排泄物、分泌物等可视污染物。着装要求为在标准预防的基础上根据诊疗危险程度，使用以下防护用品：隔离衣、医用口罩、手套、面罩、鞋套等。

第十三节　护理服务提供规范

一、业务内容

护理服务是医院医疗服务的重要组成部分，在医院中护理服务是与医生医疗工作相互配合，共同设计和执行全部医疗方案，使患者恢复健康的过程。护理服务不仅提供对患者的生活照顾、治疗疾病所需操作性技术，还按照护理程序对患者进行全面评估，确定护理诊断，提出和执行护理措施，并对执行效果进行评价等，开展整体护理，全面照顾患者的生理、心理、社会方面的需要。

二、护理服务提供规范的主要内容

现代护理学是一门独立的学科。医院护理服务的标准化应该结合护理服务工作的实际特点，适应医院的管理要求。护理服务的标准化应适应整体护理模式的需要，建立独立的护理标准体系，形成相应的护理服务管理体制，包括护理质量管理、护理工作规范、护理业务技术管理、病房护理管理、护理分级管理、层级护理管理、护理查房与病历讨论通则、护理人员岗位职责、患者健康宣教、患者随访等。下面列举部分标准的内容进行举例说明。

（一）护理质量组织管理通则

1. 护理质量管理委员会

（1）护理质量管理委员会是医院护理质量安全管理组织机构，在主管院长的领导下开展工作，由主管院长、护理部主任、科护士长组成。

（2）职责与权限：

①在主管院长领导下，根据有关政策法规，审定全院护理质量规划、管理制度，并组织实施。

②审定全院年度护理质量管理工作计划与方案。

③建立会议制度，定期研究、协调和解决有关医院护理管理的重大事项。

④对护理质量管理工作与持续改进方案的设计与实施予以咨询、督导及评议。

⑤初步审议护理新技术、新业务。

⑥护理质量管理委员会的日常工作由护理部负责。

（3）成员：

①组长：……②副组长：……③秘书：……④组员：……

2. 护理质量管理与持续改进委员会

（1）护理质量管理是医院医疗质量管理的重要组成部分，护理质量管理的核心是坚持持续改进。护理质量管理与持续改进委员会是在护理质量管理委员会领导下开展工作，是以患者为中心，以 PDCA、RCA、前瞻性护理为工具的环节质量控制组织，是由医院管理专家组成的组织。

（2）职责与权限：

①在护理部主任的领导下，制定和修改护理质量指标体系，建立质量控制组织网络，确立质量控制方法，确保护理质量的稳定与持续改进。

②不断完善临床护理工作的各项考核标准，建立科学、有效的护理质量评价体系。

③每季度对全院护理质量进行检查，严格掌握质量标准，正确评价护理工作，认真总结并量化检查结果，对存在的问题进行分析研究，提出针对性的改进措施，在全院护理骨干会议上进行讲评，督促落实，并向主管院长书面汇报。

④负责患者满意度调查、护士长工作满意度调查，对护士长工作绩效进行评估。

⑤对护理缺陷、事故进行分析、讨论、鉴定，提交处理意见，并将护理缺陷、事故及投诉讨论结果和改进措施通报全院。

⑥根据《医疗事故处理条例》《中华人民共和国护士管理办法》及医院各项规章制度，完善医院护理工作奖罚办法。

⑦负责研究、制定院内护理工作突发事件的应对预案。

（3）成员：

①组长：……②副组长：……③秘书：……④组员：……

3. 科室护理质量管理组

（1）科室护理质量管理组是医院科室护理质量管理工作的技术指导、咨询和业务监督组织。由科护士长、病区护士长和护理骨干组成。

（2）职责与权限：

①根据有关政策法规，审定科室护理质量规划、管理制度，并组织实施。

②制订科室年度护理质量管理工作计划与方案。

③建立会议制度，定期研究、协调和解决有关科室护理管理的重大事项。

④对科室护理质量管理工作与持续改进方案的设计与实施予以咨询、督导及评议。

（3）成员：

①组长：……②副组长：……③秘书：……④组员：……

4. 专科护理管理委员会

（1）专科护理管理委员会是在护理质量管理委员会领导下开展工作，是医院患者护理质量管理工作的技术指导、咨询、培训和业务监督组织。下设患者安全护理质量管理小组、重症监护质量管理小组、老年护理质量管理小组、脑病护理质量管理小组、伤口护理质量管理小组、静脉输液质量管理小组、服务护理质量管理小组、麻醉护理质量管理小组，由各专科资深护士和护理部成员组成。

（2）职责与权限：

①在护理质量管理委员会领导下制定规章制度及成员岗位职责。

②制订年度工作计划并组织实施。

③参与护理质量管理的持续改进。

④组织相关培训，进行经验交流。

⑤为护理工作提供咨询与指导。

⑥定期向护理质量管理委员会汇报工作进展情况。

（3）成员：

①组长：……②副组长：……③秘书：……④组员：……

5. 护士培训与科研管理委员会

（1）护士培训与科研管理委员会坚持"创新驱动发展，以临床需求为导向，通过加强护士的培训，创新解决临床中的护理难题和问题"的发展思路，不断完善自身和为医院护理人员提供科研服务。

（2）职责与权限：

①定期召开项目论证会，找方向、选点子、定方案，促实施、抓质量。

②积极协助各项护理科研项目的开展。

③定期进行文献培训，科研知识、科研方法的培训。

④小组成员积极参与和协助各项课题、成果的申报。

⑤人才培养方面，采取请进来与走出去相结合。

（3）成员：

①组长：……②副组长：……③秘书：……④组员：……

（二）护理工作核心规范

1. 查对制度

（1）身份查对

①在标本采集、给药或输血等各类诊疗活动前，至少同时使用两种患者身份识别方法，如姓名、年龄、出生年月、住院号、床号等（禁止仅以房

间或床号作为识别的根据)。

②使用腕带作为识别患者身份的标识，尤其是实施手术、昏迷、神志不清、无自主能力的重症患者。

③实行双向核对，核对时应让患者或家属陈述患者姓名。

④护士熟悉上述制度和流程，并严格执行。

⑤科室根据科室实际情况，细化查对制度，并对上述工作进行督导、检查，有改进措施。

（2）患者识别

①患者转科交接时严格进行身份识别，有明确交接项目，如姓名、住院号等。

②对重点患者，如手术、ICU、急诊、无名、儿童、意识不清、语言交流障碍、镇静期间患者的身份识别和交接，应以腕带识别为主，并由患者陪同人员陈述患者姓名。

③科室有转科交接记录。

④科室对上述工作进行督导、检查，有改进措施。

（3）特殊识别

①传染病患者，应根据传播途径，悬挂隔离标识于一览表、床头卡及房门外。

②药物过敏应在患者一览表、床头卡及病历牌上明显标识。

2. 交接班制度

（1）科室根据实际情况，细化本科室的交接班制度及流程。

（2）按照交接班制度及流程，对新收、危重、手术患者进行床边交接。

（3）科室有患者转运指引，转运前应对患者进行评估，根据评估情况准备转运用物及安排陪同人员。

（4）对传染病或传染病疑似患者，应通知转运人员做好隔离防护。

（5）及时通知转入科室做好接收患者准备。

3. 危急值报告制度

（1）病区有危急值报告制度，明确检查、检验危急值项目及范围。

（2）科室根据专科情况，确定护理危急值项目，护士掌握各危急值的范围并知晓观察和护理要点。

（3）危急值登记本记录齐全，无漏项（包括患者姓名、住院号、危急值项目、数值及单位、报告人等）。

（4）护士接收危急值报告后及时报告医生处理并及时追踪。

（三）病房护理管理通则

1. 环境管理

（1）环境整洁、舒适、安静。病室无异味，坚持每天按时进行卫生清洁，每周大清洁，每个月彻底清扫1次。

（2）地面、墙上、窗帘无污迹，任何设施不留污渍及胶布痕迹。

（3）病床单位整洁，床、椅、桌及桌面摆放物品整齐，不得任意搬动病房设施如床、柜、椅等物；床头柜物品放置简洁、有序，柜内物品吃用分开放置；窗台、地面无杂物；白天患者床边无尿壶、便盆，床下无便器；鞋、盆定点放置。

（4）床单、被套、枕套每周更换1次，做到随脏随换。出院后床单位及时铺床、罩床罩，不得裸床。

（5）护士站、值班房、更衣室、办公室、治疗室物品定位放置、排列整齐，无食品及杂物，办公室内计算机外观干净、各种连线放置有序整洁。各类设施损坏后要及时维修。

（6）治疗车、车床、神灯、轮椅、屏风等整齐规范，固定位置放置，走廊、电梯外不放杂物。

（7）治疗时要求保持环境安静无噪声，做到四轻（走路轻、说话轻、关门轻、操作轻）。

2. 人员管理

（1）着装要求：工作人员穿工作服、工作鞋袜，戴帽，衣帽整洁、规范，佩戴工作牌，化淡妆，不戴首饰。仪表端庄，精神饱满，有良好的职业素质。无菌操作时戴口罩，不得在病区内吸烟。

（2）坚守岗位，经常巡视病房，工作时间不聊天。认真履行职责，工作时间不得在办公室吃东西、打闹、看无关书报刊物等，私人不准占用工作电话。私人物品不准放入病区冰箱。

（3）严格管理进修、实习生，进修、实习生仪容仪表按职工要求。

3. 安全管理

（1）病区护士长负责病区全面管理，护士应服从工作安排。

（2）护士长全面负责管理病区财产、设备，建立账目，指定专人管理，定期清点，如有遗失及时查明原因，如管理人员调离时，应办妥交接班手续。

（3）每天晨会由病区科主任或护士长主持，全病区医护人员参加，听取值班人员汇报24小时患者情况，解决医疗、护理及管理工作中存在的主要问题，布置当日工作。

（4）患者被服、用具，按基数配给，出院时清点。

（5）做好患者的心理护理和生活管理，督促患者自觉遵守"住院规则"。

（6）加强对探视人员的管理，非探视时间应劝阻患者不在病房内会客。

（7）每个月召开一次工休会，听取对医疗护理及饮食等方面的意见，不断改进工作。

（8）患者住院期间及出院、转科、死亡的床单位、一切用物按消毒隔离制度执行，疑似传染病，按传染病消毒隔离处理。严防交叉感染。

（9）做好患者的护理标记，特级护理为红▲右上角加印蓝※；一级护理为红▲；二级护理为蓝▲；三级护理无三角；药物过敏为黄色牌；禁食为蓝色牌；隔离为红色牌。

（10）主管护士和分管护士做到七掌握（包括姓名、诊断、病情及阳性体征、主要治疗、饮食、情志、护理措施等）。

（11）危重患者和一级护理患者勤巡视，危重患者应至少**分钟巡视1次；认真执行床头交接班制度。

（12）对重症患者及不能自主翻身的患者，要有翻身防褥疮措施和记录，做到无褥疮，并按基础护理质量标准做好各项床边护理。

（四）护理业务技术管理

1. 护理业务技术管理内容

（1）制订医院专科护理发展计划，包括优先、重点发展的专科护理领域，培养高级专科人才或专科护士，建立医院认可的各专科高级护理实践标准，确定成立的专科护理小组的名单、资格、职责，定期评价医院专科护理工作成效。

（2）审核专科护理门诊。建立专科护理门诊准入管理制度。开设专科护士门诊，为患者提供健康教育和咨询。

185

（3）编写各类专科护理临床实践指南，建立医院专科护理工作指南、专科护理技术规程或规范，建立专科护理质量评价标准。协助护理部监督执行。

（4）各专科护理小组帮助科室建立各专科护理工作指引，制定并审核各专业护理问题、护理目标、护理措施和评估标准，规范护理行为；指导护士和解决患者的临床疑难问题。

（5）参加护理查房、会诊，参加急危重病例、疑难病例讨论，分析患者的护理问题，解决护理疑难问题，指导临床护士工作。

（6）掌握护理学科发展前沿动态，组织专科学术讲座。

（7）有计划、有目的、高质量地推广和应用专科护理发展的新成果、新技术、新理论和新方法。

（8）参与护理新技术、新业务及夜班护士、特殊护理岗位的准入评审工作。

2. 护理新技术新业务准入

（1）医院护理在新业务开展、新技术应用之前，应报医院伦理委员会批准，并经专科护理管理委员会和院内外专家鉴定准入。

（2）在开展护理新技术、新业务时，专科应制定完善的操作规程及护理常规，操作规程及常规应以有效的操作规程及常规为基础。

（3）将护理新技术、新业务的操作规程及护理常规以书面形式报护理部、医务部及相关领导审批，同时制订相关培训内容、方式及效果，有完整的培训记录。

（4）做好新业务、新技术应用效果评价，效果评价中应有科学数据作为支持根据。

（5）应对护士做相关的培训，培训后由科室考核小组进行考核，并有培训、考核的记录。

（6）建立新业务、新技术资料情报档案。

（7）护理部应建立新上岗人员、特殊护理技术岗位人员、实习进修护理人员的技术准入管理与人员执业许可的准入管理规定。

（五）患者入院健康宣教

1. 宣教时间

新收、转入、术后患者处理完毕后，家属或陪同人探视时。

2. 宣教物品

护士需携带入院宣教须知、服务卡、健康宣教小册子到床边。

3. 宣教内容

（1）向患者及其家属介绍科主任、科护士长、主管医生、主管护士。

（2）介绍病区环境、呼叫铃使用、作息时间、探视制度、贵重物品管理等。

（3）询问家属及患者有无特殊生活习惯、语言类型（如普通话、广州话或者其他方言）。

（4）留存患者家属联系电话（固定电话＋移动电话），要求应24小时能够接通，以便及时联系家属。

（5）发放、介绍健康宣教小册子及服务卡。

（6）告知患者及其家属医院严禁吸烟。

（7）询问患者订餐情况，介绍相关订餐事宜。

（8）告知患者下床活动（病情允许）注意事项，以防跌倒。

（六）患者住院期间健康宣教

1. 根据《侵权责任法》《医疗事故处理条例》等法律法规，医院要制定患者告知制度，向患者说明病情和医疗措施等。

2. 护士在实施各项护理操作及某种特殊治疗前，应先向患者及其家属进行详细的说明，以使其明白治疗的过程、潜在的危险、副作用和预期结果，并进行相应的配合。

3. 患者有权接受按其所能明白的方式提供的治疗护理信息，也有权接受和拒绝治疗。

4. 护士在进行危险性较大或侵入性护理操作技术时，应及时向患者说明医疗风险，并在相关的"护理知情同意单"上经患者或其家属签名同意后，才能进行。不宜向患者说明的，应当向患者的近亲属说明，并取得其书面同意。

5. 护士在讲解时应使用规范的方式及患者能够明白的语言向患者（家属）说明病情和医疗护理措施。对语言理解有困难的患者，宜使用文字或图示。

6. 告知或说明要在患者完全理解的情况下进行，对患者反馈的意见应予以确认，并记录于病历之中。

7. 当患者需实施自我护理时，护士应为患者和（或）陪护人员提供健康教育，应包括潜在并发症的预防方法和应急措施。

8. 患者在病情不稳定的情况下，坚持外出时，应告知患者外出后可能造成的后果及注意事项，使患者理解，并办理好相关手续。

9. 患者入院后应对患者进行安全告知，如热水袋使用安全、电插座的使用规定、防火安全、防盗安全、热水器的使用、安全警示、防跌倒警示。

10. 应用保护性约束时，应向患者及其家属说明约束的目的，经家属或患者同意并签名后方可进行约束，护士应认真做好护理记录。

11. 因病情危重，患者不易翻身或家属坚决拒绝翻动患者时，应告知患者及家属后果，并请家属签名，护士应认真做好护理记录。

12. 护士操作过程中要耐心、细心、诚心地对待患者，熟练各项操作技术，尽可能减轻由操作带来的不适及痛苦。无论何种原因导致操作失败，应礼貌道歉，取得患者谅解。

13. 患者使用一次性医疗用品时（除普通注射器和输液器外），均应遵循告知程序。护士要向患者或家属解释该一次性医疗用品使用的目的、必要性，以征得其同意。

14. 各专科要根据本专科护理工作特点，制定具专科特色的告知制度和知情同意书。

第十四节 服务质量控制规范

一、主要内容

服务质量控制规范是指服务提供过程中，识别、分析对服务质量有重要影响的关键过程，并加以控制而制定的标准，主要包括服务提供的评价方法、控制措施标准，对顾客抱怨等不满意的处置标准，对不合格服务的纠正与管理等。在本医院标准体系中，服务质量控制规范主要包括了信访管理规范、医院顾客满意度测评规范、住院患者满意度测评量表、门诊患者满意度测评量表、急诊患者满意度测评量表、非临床科室职工满意度测评量表、后

勤班组职工满意度测评量表、职能部门职工满意度测评量表、患者投诉处理
指南等。下面列举部分标准的内容进行举例说明。

二、标准举例说明

（一）医院顾客满意度测评规范

1. 测量对象

根据不同的服务范围及内容，确定不同的测量对象。门诊服务测量对
象为门诊患者或其家属，病房服务测量对象为住院患者或其家属，急诊服务
测量对象为急诊患者或其家属。

2. 调查方法

采用自填调查表的方法，问题发放形式可采取多种形式，如邮寄调查、
现场调查、网络调查。门诊患者根据其挂号方式的不同，分别采用网络调查
及现场调查，住院患者一般三种方法相结合。

3. 调查对象选择

注意年龄与性别分布须均衡，不能倾向性地挑选患者，避免调查样本
的选择性偏倚，从而影响满意度结果的可靠性。

4. 调查时间

门诊患者一般在患者完成诊疗、计价交费、取药后，向其推荐网络调
查表，或是现场由专门的调查人员进行调查。住院患者一般在出院后两周内
邮寄满意度调查表，或是办理出院手续时现场发放调查表，或是出院后两周
内网络推送调查表。

5. 调查内容

调查内容根据调查对象不同进行设置，门诊主要调查门诊科室服务质
量，服务窗口服务质量，医技科室服务质量，对服务流程、等候时间的满意
程度等；住院主要调查对住院服务的总体评价、对医护人员服务质量的满意
程度、对医护人员沟通的满意程度、对医护人员技术服务水平的满意程度、
对医院环境设施的满意程度、对服务流程的满意程度等。

6. 调查结果利用

医院将满意度测评结果定期公布，并及时反馈到医院、科室、个人三
个层面，以便充分利用测评结果作为医院改进服务的突破口，以实现医院服

务质量的持续改进。

（二）患者投诉处理指南

1. 投诉处理的程序

（1）沟通（渠道）

医院应向患者公开涉及处理投诉程序的相关信息，以达到社会监督的目的。这些信息应使患者、投诉者和其他相关人员容易获得，并采用通俗易懂的语言和合理的方式，以确保投诉者不会处于不利的地位。这些信息可包括：①进行投诉的地方。②投诉方式。③投诉者的信息。④处理投诉的程序。⑤处理投诉程序中各阶段的时限。⑥投诉者获得反馈信息的方法。

（2）接受投诉

对各类渠道的原始投诉均应及时记录，并给投诉编号。记录内容包括：①被投诉的科室名称，被投诉者姓名、性别、年龄等。②投诉者的详细联系方式，如电话、通信地址、住址、邮政编码等。③投诉者的个人详细信息，如姓名、性别、年龄、文化程度、职业等。④投诉的事由或事情经过（包括发生时间、投诉时间）。⑤投诉者出具的实物证据及资料。⑥处理结果。

（3）投诉渠道

医院应提供满足所有患者需要、灵活的投诉受理方式。受理投诉的方式分两类，一类是医院主动收集和征询，另一类是患者直接投诉。医院主动收集和征询投诉的方式可包括：①互联网。②患者满意度调查。③文明科室检查。④病友会。⑤其他。

（4）受理范围

医院应规定受理的投诉范围的具体内容，为投诉处理的各个环节做好基础工作。受理的投诉范围包括：①属于本医院的医疗、护理、医技等方面的服务或质量问题的投诉。②由不可抗力因素所造成的服务或质量问题投诉除外。③可不予受理的其他投诉除外，如投诉者已申请仲裁或提起诉讼，仲裁机构、法院已经受理的；投诉已经受理或正在办理，投诉者在规定的办理期限内向医院其他行政管理部门再次提出同一投诉的，其他行政管理部门不予受理。

对不属予受理范围的投诉，要给予说明，引导其到有处理权的机构反映。

（5）确认投诉

收到的投诉都应立刻向投诉者进行确认（如通过电话、邮寄等方式）。

（6）原始投诉的初步评估

接到投诉后，应根据每项投诉的严重性，隐含的安全性、复杂性、影响力，立刻采取行动对投诉进行评估。

（7）投诉调查

应尽力调查投诉相关情况和信息，调查的程度要与投诉的严重性及发生频率相一致。

（8）投诉处理意见

根据调查结果，医院应做出一个合理的处理意见。

（9）投诉回复

对投诉的处理意见或决定，应立即通知投诉者或与投诉相关的人员。

（10）结束投诉

如果投诉者接受处理意见，那么应立即执行该决定并做好记录。如果投诉者拒绝接受处理意见，此投诉继续进行，并将被记录下来，投诉者可选择内部或外部的解决方式。

（11）投诉追踪

投诉的追踪管理工作从开始受理投诉，到投诉者满意或已有最后解决办法为止，贯穿整个投诉过程。有关处理投诉的最新情况应按照投诉者的需求或定期或至少在预定的最后期限前告知投诉者。

2. 投诉信息档案的维护和持续完善

（1）信息收集

医院应及时记录处理投诉的执行情况，为保护私人信息、确保投诉者情况的保密性，医院应建立记录投诉和回复、使用记录、管理记录的程序。可具体包括：①明确投诉记录工作的具体步骤，如对投诉记录的确认、收集、分类、转发、维护、整理、汇总、存档。②记录处理投诉的过程并保存这些记录。③记录处理投诉过程相关人员所接受的教育和培训等。④具体规定为回复投诉者或其他相关人员而提交的记录的标准，如处理时限。

（2）投诉的分析和评估

对投诉的性质进行分类和分析，依照投诉（意见）影响程度的大小制定以下评估标准：①重大投诉（红色投诉）：重大投诉是影响大，情节严重的投诉。对这类问题医院将重点管理、追踪和处理。所有重大投诉的案件应立即上报主管部门或院领导。②一般投诉（黄色投诉）：除重大（红色）投诉、恶意投诉和不实投诉外的投诉为一般投诉。一般投诉如无特殊情况或特殊要求，一般由管理部门自主进行处理，并给出处理意见，经主管院领导确认后就可进行相应的处理。③灰色投诉：灰色投诉包括恶意投诉和其他不实投诉，或无法立案的投诉，这类问题不计入精神文明科室评估中。

（3）对投诉的回访

应定期地评估投诉者对处理投诉过程的满意程度，可采用随机调查或其他方法来进行。

（4）处理投诉程序的监督和审查

应对处理投诉程序、所需资源和搜集的资料进行持续的监督。为评估处理投诉程序的执行情况，医院应定期地进行审查。

（5）持续改进

医院应不断改善处理投诉程序的有效性及高效性，并以此促进门诊服务质量的提高。这可通过实施纠正和预防性措施及创新来实现。为防止投诉的反复发生，医院应当采取措施消除导致投诉发生的潜在原因。医院应做到：①在处理投诉中，研究、确定和采用最好的解决方式。②在医院建立以患者为中心的理念。③提倡规范性的处理投诉行为。

第六章　医院服务保障标准化

第一节　环境与能源标准化

一、标准化目的及内容

医院作为特殊的公共场所，是为患者提供医学诊疗，帮助患者尽早康复的场所。患者希望在医院获得最好的医疗服务，也希望在安全、舒适、优雅的环境下接受诊疗。医院的物理环境是影响患者身心舒适的重要因素，是现代医院建设的重要内容，也是医院形象的具体体现。医院环境标准化既包括对通用环境的要求，如环境的清洁、舒适、安全、安静的要求，又包括对医院感染控制环境的要求。通用环境标准包括日常生活环境要求及相关工作流程，如生活饮用水卫生标准、污水综合排放标准、医疗机构水污染物排放标准、医院候诊室卫生标准、医院日常环境保洁工作程序、医院专项环境保洁工作程序、医院环境清洁管理规范、污水处理系统操作规程、医院电梯使用管理规范、后勤人员服务规范、公共设施设备维护保养规范等。医院感染控制环境标准包括医院环境清洁及清洁效果监测标准操作规程、医院洁净系统感染控制管理规范、医院环境消毒规范、医疗废物管理规范、医院污水处理规范、医院环境卫生学及消毒灭菌监测与质量改进制度、医院洁净手术部建筑技术规范、医院空调系统维护管理规范、医院空气净化消毒器（机）使用管理规范、医院建筑修缮感染管理规范、感染性体液污染的仪器（设施）及环境处置规范。能源标准是以合理用能和节能为目的而制定的标准，包括对医院所使用的能源产品及节能材料的要求标准、能源管理记录及使用标准、能源设备及其系统的经济运行标准等。下面列举部分标准的内容进行举例说明。

二、标准举例说明

（一）医院日常环境保洁工作程序

1. 医院外环境保洁

（1）坚持每日定时清扫制度，经常保持医院外环境整洁，防止脏、乱、差。

（2）防止空气污染，坚持湿式清扫，清扫应在上班前完成，严禁在医院内焚烧树叶、纸屑等。

（3）及时制止随地吐痰和乱扔、乱倒废弃物等，设置明显标识及标志牌。

（4）禁止在公共场所吸烟，医院范围内的病房、走廊、电梯、楼梯间、门诊部等要有禁止吸烟标识。规劝吸烟者到医院吸烟区内吸烟。

（5）禁止在医院内乱堆杂物、乱摆摊子、乱停车辆、乱搭乱建、乱贴乱挂，制止扰乱社会秩序的行为。

（6）在专门地点存放垃圾，禁止在垃圾容器内倾倒污水、粪便和渣土，垃圾应分类存放，并放置明显标识。

2. 医院内环境保洁

（1）室内、走廊要保持光线充足、空气新鲜、安静整洁，室内自然通风换气，每次 20～30 分钟。

（2）坚持每日湿式清扫，清扫应在上班前完成。拖把疑有污染用 500～1000mg/L 有效氯消毒液浸泡 30 分钟，清洗，悬挂晾干。

（3）晨间护理应一床一巾，湿式清扫，床头桌一人一巾，毛巾使用 500～1000mg/L 有效氯消毒液浸泡 30 分钟，清洗晾干备用。

（4）完善各科室（如治疗室、处置室、清洁室、供应室、抢救室、手术室、检验科）紫外线消毒设备。空气常规消毒，每日紫外线消毒 30～60 分钟。

（5）医护人员认真执行手卫生标准，每日湿式清扫各物体表面，工作结束后洗手，用手消毒剂消毒。物体表面疑有污染用消毒剂擦拭。

（6）手术室、重症监护室、供应室限制区等处拖鞋、外出鞋与个人鞋分别存放，拖鞋每日用 500 ～ 1000mg/L 有效氯消毒液浸泡刷洗 1 次，外出鞋每周刷洗 1 次。

（7）一次性医疗用品用后要装入有医疗废物标识的塑料袋内，密闭运送，无害化处理。

3. 专项环境保洁要求

（1）室内保洁类

①地面：地面干净，无纸屑、烟头、痰迹，无口香糖胶渍、水渍、泥土。

②墙面：墙面无手印，无污渍，无张贴乱画；天花板无蜘蛛网。

③墙面砖：墙面砖无污渍、水渍，无张贴乱画，无口香糖胶渍。

④楼梯：扶手无灰、无积尘、无装修漆点，栏杆无积尘、无蜘蛛网，楼层阶梯无烟头、无纸屑、无泥土，通道内墙面无蜘蛛网，楼道内无堆积杂物。

⑤消防箱：消防箱干净无灰尘，无积尘，无张贴乱画；消防栓干净无积尘。

⑥电梯：电梯门表面无划痕，无灰尘，无张贴乱画，光亮无手印。电梯内部沟槽无杂物，电梯壁内无张贴乱画，地面无纸屑、烟头，天花板光亮，内部灯亮，滑道通畅。

⑦玻璃：玻璃清洁明亮，无手印，无张贴乱画，无污渍、胶渍、水渍，无记号笔印记。

⑧踢脚线：踢脚线干净无污渍，无积尘，无脱落现象。

⑨窗台：窗台无灰尘，无脚印、烟头、纸屑。窗框槽内干净，无杂物，无积尘。

⑩灯具：照明灯亮，无积尘，无污渍，定期清理灯罩内飞虫。

⑪ 开关类：开关类干净无灰，无污渍，无手印，禁止使用湿布擦拭。

⑫ 楼层内管道门：楼层内管道门干净无积尘，无污渍，无张贴乱画。

⑬ 信报箱：信报箱干净，无积尘，上方无杂物，无张贴乱画。

⑭ 单元门：玻璃干净无灰尘，无水渍、胶渍，门锁完好。

⑮ 空调出风口：空调出风口干净无积尘，无水渍。

⑯ 垃圾桶：垃圾桶无异味，无蚊蝇乱飞；周边无污水，无散落垃圾。

⑰ 大理石类：大理石类无污渍，无水渍，无划痕，地面光洁、明亮。

⑱ 防火门：防火门表面无灰尘，无污渍，无张贴乱画。

⑲ 会议室：沙发、茶几无灰尘、污迹，光亮整洁。

⑳ 安全出口指示灯类：安全出口指示灯类干净无污渍，无积尘，无破损，灯亮。

㉑ 监控探头：探头镜头干净，无积灰、浮尘。

㉒ 装饰品：装饰品表面无灰尘，物品完好。

㉓ 不锈钢类：不锈钢类表面光亮，无灰尘，无划痕，无锈迹。

㉔ 空气开关：空气开关表面无灰尘，干净无张贴。

㉕ 天棚：天棚表面干净，无污迹，无蜘蛛网。

㉖ 其他设施：烟感器、出风口无灰尘，无污迹，无蜘蛛网。

（2）室外保洁类

①路面：路面目视干净，无烟头，无落叶，无痰迹，无积水，无口香糖胶渍，无堆积杂物，无大块石头等杂物。

②绿化带：花丛内无瓜果皮壳、枯叶、饮料盒、纸屑、碎石、动物粪便等杂物。

③天台：天台无堆积杂物，无石块、落叶、纸屑、烟头等。

④灯杆：灯杆无张贴，无灰尘，无蜘蛛网，无锈迹。

⑤宣传栏：宣传栏干净，无积尘，无乱张贴；玻璃面干净，无污渍，无水渍。

⑥景观池：目视水池清澈见底，池底无沉淀物、杂物，水面无漂浮物、枯树叶，边壁无锈斑、污迹、青苔，水无异味。

⑦外墙玻璃：外墙玻璃干净明亮，无污渍，无胶点，无漆点，无手印、水渍。

⑧休闲椅：休闲椅表面无灰尘，无张贴，无污渍，无杂物，无蜘蛛网。

⑨污雨水井、排水沟：污雨水井、排水沟无杂物，无杂草，无纸屑、烟头，排水畅通，无堵塞、积水、异味。

⑩公共走廊：公共走廊无杂物，无烟头，无纸屑、泥土，无胶渍。玻璃清洁明亮，无手印，无张贴乱画，无污渍、胶渍、水渍。

⑪指示牌：指示牌表面干净光亮，无灰尘，无张贴，无蜘蛛网。

⑫值班岗亭：室内地面干净无杂物，墙面四周无污迹，顶部无蜘蛛网，岗亭外立面干净无积灰。

⑬垃圾桶：垃圾套袋，垃圾桶无异味、无满溢、无蚊蝇乱飞，周边无污水、无散落垃圾。清运垃圾时防止洒漏地面，无沚水外溢现象。

⑭地上路面停车场：地上路面停车场无纸屑，无烟头，无油渍，砖面完好。

（3）地下停车场类

①地面：地面干净，无垃圾，无纸屑，无烟头，无污渍，无泥土，无水渍，无油渍。

②设施设备（道闸系统、监控设备等）：设施设备表面无灰尘，无张贴，无蜘蛛网，无损坏，照明灯亮。

③停车场入口：保持进出口坡道干净无污，无纸屑，无烟头，无石块，无碎玻璃等杂物。

④排水沟等沟槽：排水沟等沟槽无杂物，无泥沙，无堵塞，排水通畅。

4. 清洁拖把标志

（1）手术室拖把标志

手术间红色，辅助间白色，卫生间蓝色。

（2）供应室拖把标志

限制区红色，半限制区白色，污染区蓝色。

（3）各临床科室拖把标志

治疗室、处置室、换药室、办公室红色，病房走廊白色，卫生间蓝色。特殊区域如产房使用专用拖把。

（4）医技科室拖把标志

诊室红色，走廊白色。

（二）医院空调系统维护管理规范

1. 总则

（1）医院应根据国家有关法律法规，制定预防空调系统相关性感染暴发流行的应急预案，内容包括不同送风区域隔离控制措施、最大新风量或全新风运行方案及空调系统的清洗消毒方法等。

（2）医院感染管理部门应参与医院空调系统管理与维护制度的制定，指导与督查医院空调系统相关性感染控制各项措施的实施与落实；对相关工程师、医务人员进行感染控制知识的培训，使其能主动发现空调系统相关性感染隐患与苗头；掌握正确选择与使用个人防护装备的技能。

（3）医院感染管理部门应会同医院有关人员，以国家有关技术规范为根据，审阅本院的《医院空调系统清洗消毒工作计划》《医院空调系统清洗操作规程》，并参与工程的验收。

2. 日常的卫生要求

（1）空调系统送风量和运行参数应符合国家卫生标准和要求，新风采气口的设置应保证所吸入的空气为室外新鲜空气，新风采气口应远离建筑物排风口和开放式冷却水塔。严禁间接从空调通风的机房、建筑物楼道及天棚吊顶内吸取新风。

（2）空调系统的新风口和回风口应安装防鼠、防虫设施。

（3）空调系统的过滤器（网）、表冷器、加热（湿）器、冷凝水盘应每年进行 1 次全面检查、清洗或更换。周围环境条件较差的单位，应根据实际情况增加新风口过滤器（网）的卫生清洁频率。

（4）空调系冷却塔应保持清洁，每 * 个月清洗 1 次。

（5）空调机房内的送、排风口应经常擦洗，保持清洁，表面无积尘与霉斑。

（6）空调机房内应保持干燥清洁，严禁堆放无关物品。

（7）新建和改建的空调系统应设有可控制关闭回风等应急处理设施或设备。

（8）当出现下列情况之一时，应立即关闭空调系统进行清洗消毒：

①冷凝水中检出军团菌等致病微生物。

②空调送风中检出溶血性链球菌等致病微生物。

③空调系统污染严重。

④省级以上卫生行政部门规定的其他情况。

（9）经清洁消毒处理后，符合《公共场所集中空调通风系统卫生管理办法》规定的卫生要求时，空调系统方可重新启用。

3. 疾病流行期间的卫生要求

（1）当地或本单位发生可能通过空调系统传播的呼吸道传染病疫情时，应按照卫生行政部门的要求启动应急预案，及时关闭所涉及区域的空调系统，依照《中华人民共和国传染病防治法》的要求报告疫情，按要求对其空调系统进行消毒处理。

（2）在疾病流行期间，应根据防控的需要，关闭空调系统回风，避免建筑物内各房间、各区域的空气在空调系统内相互混合后送入室内。

（3）以循环风为主，新风、排风为辅的全空气系统应按照疾病控制工作的需要采用最大新风量或全新风运行。

（4）当采用全新风运行时，空调机组只有送风机的，应封闭空调机组的回风口；空调机组既有送风机又有回风机的，应关闭空调回风机至送风通道的混风阀。无法全新风运行时，应按系统最大新风量运行，并采用安全、有效方法对回风或送风进行连续的消毒净化处理。

（5）在空调系统运行时，室内应合理开窗通风，每次通风时间不少于30分钟。

（6）空调通风系统的过滤器（网）每周清洗或更换1次，过滤器更换时应先消毒后更换。

（7）空调系统的表冷器、加湿器、新风机组、冷凝水盘应每周清洗消毒1次。

（8）空调系统的开放式冷却塔应每周清洗消毒1次。

（9）空调系统冷凝水和冷却水应进行消毒处理，不得任意排放。

（10）对空调系统的部件表面消毒时，各种含氯消毒剂的选用具体如下：

①对风管内壁进行消毒时，在确保人员安全的情况下可使用过氧乙酸或臭氧。含氯消毒剂、过氧乙酸等属于高水平消毒剂，对人体、环境有害，对金属类物品有腐蚀作用，消毒作业后应及时用清水洗净。

②双烷基二甲基氯化铵属于中水平消毒剂，对细菌的繁殖体、亲脂类病毒等具有较好的杀灭作用，对人体毒性小，对皮肤无刺激，对金属类物品无腐蚀作用。

（11）空调系统需要清洁消毒时，应先进行系统或部件的清洁（洗），达到相应卫生要求后再进行消毒处理。

（12）空调系统配备净化消毒装置时，不宜选择化学消毒方法，应选择可以连续对空气进行净化消毒的物理方法，如过滤、静电吸附、紫外线等。不得使用可能产生有害物质的净化消毒装置。

4. 日常清洗消毒

（1）集中式空调通风系统的清洗应采用机械清洗方法。

（2）所清洗部位包括：送风管、回风管和新风管等风管系统；部件清洗，包括空气处理机组的内表面、冷凝水盘、加湿和除湿器、盘管组件、风机、过滤器及室内送回风口等；空调冷却水塔。

（3）清洗过程中应使风管内部保持负压。作业区隔离、覆盖、清除的污物应采用黄色塑料袋包装，采取"隔离转运"措施，并按感染性废物要求处置。

（4）冷却塔清洗消毒时应首先将冷却水排空，然后对冷却塔内壁进行彻底清洗，做到表面无污物。如冷却水中检出致病微生物时，应首先采用高温或化学方法对冷却水和塔壁进行消毒处理，然后将塔内的水排空，并对冷却塔内壁进行彻底清洗。

（5）集中式空调通风系统需要清洗并消毒时，应先进行系统或部件的清洗，达到相应卫生要求后再进行消毒处理。应选择在保证消毒效果的前提下对风管及设备损害小的消毒剂，必要时消毒后应及时进行冲洗与通风，防止消毒溶液残留物对人体与设备的有害影响。

5. 监测

（1）消毒效果监测包括风管清洗后每平方米风管内表面积尘量；部件清洗后应无残留污染物检出；检测消毒前、后的风管内壁细菌总数、真菌总数和致病菌。

（2）集中式空调通风系统清洗后，施工单位应提供国家标准检测报告。必要时由具备卫生学评价资质的机构对清洗消毒效果进行监测。

（3）集中式空调通风系统清洗后，也可使用机器人将所有清洗过的风管内部情况进行拍摄，制成影像资料备查。

6. 评价标准

（1）冷却水、冷凝水中不得检出军团菌。

（2）空调送风的卫生要求：

①可吸入颗粒物（PM10）≤ 0.15mg/m³。

②细菌总数 ≤ 500cfu/m³。

③真菌总数 ≤ 500cfu/m³（相对湿度 RH ≥ 80% 的天气全年少于 100 天的地区）或 ≤ 1000cfu/m³（相对湿度 RH ≥ 80% 的天气全年多于 100 天的地区）。

④不得检出溶血性链球菌等致病微生物。

（3）消毒后的风管内壁细菌总数、真菌总数的去除率＞90％，不得检出致病菌。

7. 结果判断

（1）严重污染

冷却水、冷凝水和空调送风中检出军团菌、溶血性链球菌等致病微生物；管道积尘量 ≥ 20g/m²。

（2）中等污染

空调送风中的细菌 ≥ 10000cfu/m³，霉菌 ≥ 3000cfu/m³；管道积尘量 2 ～ 20g/m²。

（三）医疗废物管理规范

1. 运送人员的管理要求

（1）承担医疗废物运送工作的人员应经过系统的医疗废物管理知识培训、熟悉收运工作流程，经考核合格后方可上岗。

（2）工作人员要做好自身防护，工作时需穿工作服，戴口罩、帽子、袖套、手套、围裙，穿水鞋等，工作完毕用七步洗手法洗手后再用消毒液消毒手。

（3）工作人员每年参加医疗废物管理知识培训，及时掌握医疗废物管理的新规定。

（4）每年对工作人员进行相关项目的体检，必要时注射预防针。

2. 运送工具的管理要求

（1）运送医疗废物应使用防渗漏、防遗洒、无锐利边角、有盖、易于装卸和清洁的专用运送工具。交接时按规定停放在指定地点。

（2）医疗废物运送车应有明显颜色及标识，提醒行人注意避让。

（3）医疗废物运送车如果在运送途中发生意外导致泄露、散落，运送员应立即采取有效措施设置隔离标识，防止行人接近，同时通知医院感染管理科前来指导处置。

（4）每天运送工作结束后，应及时对运送工具进行清洁和消毒。

3. 收集过程管理

（1）运送人员每天从医疗废物产生科室将分类包装的医疗废物按照规定的时间和路线运送至医院医疗废物暂存场所。

（2）运送人员在科室和医疗废物暂存场所交接医疗废物时，应认真清点、检查，核对种类、重量，双方签收，保存记录备查。

（3）运送人员在接收、运送医疗废物前，应检查包装物或者容器的标识、标签及封口是否符合要求，注意有无破损、泄露，不得将不符合要求的医疗废物运送至医疗废物暂存场所。

（4）运送人员在运送医疗废物时，运送车要盖上保持密闭，禁止过高堆起、过度挤压造成包装物或者容器破损和医疗废物的流失、泄露和扩散，避免医疗废物直接接触身体。

（5）医疗废物运送至暂存场所后要分类整齐、离地放置在固定位置。

4. 医疗废物暂存场所管理要求

（1）医疗废物暂存场所应远离医疗区、食堂、人员活动区和生活垃圾存放场所，方便医疗废物运送人员及运送工具、车辆的出入。

（2）设有明显医疗废物警示标识和"禁止吸烟""禁止饮食"的警示标识；有严密的封闭措施，设专（兼）职人员管理，防止非工作人员接触医疗废物；有防鼠、防蚊蝇、防蟑螂的安全措施。

（3）医疗废物应分类分区存放，病理性废物应当低温储存或具备防腐条件，不得露天存放，防止渗漏和雨水冲刷，避免阳光直射。

（4）医疗废物存放发生意外导致泄露、散落，医疗废物管理员应立即采取有效措施进行隔离，防止扩散，并尽快通知医院感染管理科、后勤管理部门前来指导处置。

（5）医疗废物暂时存放场所及废物专用桶应每天进行彻底清洁和消毒。

（6）医疗废物暂时存放时间不得超过48小时。存放场所工作人员对接收、发出的医疗废物认真核对、记录、签收，资料保存3年待查。

5. 医疗废物暂存场所、运送工具、存放专用桶的消毒程序

（1）暂存场所的墙身、地面的消毒程序：医疗废物被无害化处理中心收运后，先把地面打扫干净→用强力消毒净含氯500mg/L稀释液洒湿地板及墙身→把消毒液用喷雾器对着室内空间进行喷雾→30分钟后用清水冲洗干净→紫外线灯照射1～2小时。

（2）运送工具、存放专用桶的消毒程序：先把运送工具、存放专用桶内外清洗干净→对运送工具、存放专用桶内外喷洒强力消毒净含氯500mg/L稀释液→30分钟后用清水冲洗干净→暴露在紫外线灯下照射1～2小时。

（四）医院环境消毒规范

1. 呕吐物、排泄物污染环境消毒

（1）先使用蘸有浓度为 5000mg/L 有效氯的含氯消毒剂溶液的布或卫生纸覆盖在呕吐物、排泄物上（如消毒剂溶液不足，可以在覆盖物上连续滴加，以不流水为宜），作用 30 分钟后用覆盖物包裹呕吐物、排泄物，一起丢入黄色医疗废物专用袋，按感染性医疗废物处置。

（2）以污染物为中心，从外围 2m 处，由外向内采用蘸有浓度为 1000mg/L 有效氯的含氯消毒剂溶液的抹布进行擦拭（包括该范围内的各类物品表面，如病床、床柜、墙面及地面等），作用 30 分钟后用清水清洗。

（3）如患者呕吐于洗手盆中，则以洗手盆为中心，从外围 1m 处，由外向内采用蘸有浓度为 1000mg/L 有效氯的含氯消毒剂溶液的抹布擦拭各类物品表面，如水池、水龙头、墙面及地面，作用 30 分钟后再用清水清洗。

（4）在实施覆盖消毒时，应在覆盖消毒区域附近的显眼处，竖立醒目的消毒警示牌，告知此处正在实施覆盖消毒，注明消毒作用时间的起止点及消毒责任人（最好有联系方式）等信息。

（5）不得对环境物品表面污染的呕吐物、排泄物等直接采用普通的拖把、抹布进行清洁处理。

2. 血液污染环境的消毒

被血液污染的环境，其消毒的方法与步骤同上述呕吐物、排泄物污染环境的消毒。消毒剂可选择含氯消毒剂，但更建议使用亲脂类病毒敏感的乙醇溶液，因为经血液传播的病毒大多为对乙醇敏感的亲脂病毒。在覆盖用的布或卫生纸上加 75% 乙醇，其用量以不流水为宜。

3. 空气的消毒

（1）凡确诊或高度怀疑患者有经空气传播疾病时，应立即将其送负压病房或具备空气隔离功能的病房接受治疗。

（2）物理方法：推荐采用物理方法对污染的空气进行消毒处理。包括下列方法：

①开窗通风换气，每次通风时间在 30 分钟以上。

②增加进入该区域或病房的进气量，以加大换气次数，通常推荐的换气次数为 6 ～ 12 次 / 小时。

③紫外线消毒，紫外线强度不得低于 $70\mu W/cm^2$，照射时间 30 分钟，应在无人情况下进行。

④臭氧消毒，采用 $20mg/m^3$ 浓度的臭氧，作用 30 分钟。臭氧消毒应在封闭空间且室内无人条件下进行，消毒后至少 30 分钟后才进入。

⑤空气的常规消毒不推荐采用紫外线、臭氧消毒。

⑥空气净化消毒器（机）应按产品说明书进行安装、使用。使用时环境应清洁，关闭门窗。

（3）化学消毒剂方法：

①不推荐采用化学消毒剂对空气实施喷洒消毒，尤其是高水平的消毒剂，因为这类消毒剂对环境中的金属类物品有腐蚀作用，同时，在环境中的人员吸入后具有毒性作用。

②在实施环境消毒时，应做好个人防护，尤其应注意眼部、呼吸道的防护，在使用含氯消毒剂时应了解其具有强烈的漂白作用。

③对于空气传播疾病患者的病房进行终末消毒时，应先关闭门窗，采用超低容量喷雾器实施喷雾消毒，作用 30 分钟后开窗通风换气，并采用清水擦拭环境物品表面的残留消毒剂。

④在对室内空气进行消毒的同时，也应对该室的回风口所有管道（应选择对金属腐蚀性较小的消毒剂，在风机运行状态下进行喷雾，喷雾完成后，应立即停机）与滤网进行消毒，可选择含氯消毒剂进行消毒。

⑤在对病房内环境表面实施含氯消毒溶液擦拭消毒时，应同时将门窗关闭 30 分钟，通过含氯消毒剂的自然挥发作用，达到对空气消毒的效果。当消毒完成后，开门窗通风换气。

（五）用水用电管理通则

1. 总则

（1）每天抄录水电表，包括总表和各分表，发现读数异常增大，及时汇报的同时查找原因，进行对应处理。

（2）每个月汇总用水、用电情况 1 次，与历史同期进行对比，做出初步评价。

（3）每季度做综合分析评价，包括能耗与工作量的关系、与利润的关系、与设备维护保养的关系等。

（4）各科设能控责任人，负责管理、监督科内水电使用情况，宣传节能知识，杜绝浪费现象。

2. 用水管理规定

（1）严格按照节水办所批复的用水量用水，不超标用水。

（2）做好生活水池、消防水池、凉水塔、膨胀水箱的防漏措施。

（3）加强对供水设备、设施、器具的管理、维修和保养，降低流失率。

（4）发现供水设备、设施、器具漏水或接到漏水报告后，应及时维修更换。

（5）选用节水型用水设备、器具。尽可能安装节水、防漏装置。

（6）合理用水，增强节水意识。在各洗手间、茶水间张贴节水标语。

（7）科室、病区的供水系统均经过专业人员设计及安装，不可随意更改，如确需改动应上报批准后才可更改。

3. 用电管理规定

（1）合理用电，做好宣传，增强节约用电、低碳生活意识。特别是夏天使用空调及冬天使用暖气时，做好关窗、随手关门及选定适当温度的宣传。

（2）各职能科室下班前要确保办公室用电设备处于关机状态，并切断电源。

（3）各病区值班人员要将办公室无须使用的设备及时关机。

（4）发现用电设备、设施、器具漏电或接到漏电报告后，应及时维修更换，确保用电安全及减少用电浪费。

（5）购买仪器、设备时，在保证同等功效的情况下尽可能选用低能耗的仪器、设备。

第二节　安全与应急标准化

一、标准化目的及内容

医院安全与应急标准，是以保护患者生命和财产安全为目的而收集、

205

制定的标准，包括医院治安管理、消防管理、危险品管理等标准。医院治安管理包括医疗纠纷预防与处理办法、医疗机构秩序维护、医院安全防范系统建设、突发事件应急预案、医疗纠纷引发群体性事件应急处置预案、医院安全管理办法、医院物品放行规定等。消防管理包括安全标识及其使用导则，火灾报警控制器、消防安全标识设置要求，医疗机构消防安全管理，安全防火管理，用火和用电安全管理，火灾隐患整改，防火巡查检查，医院动火安全管理规定，消防设施器材维护管理，燃气和电气设备管理，灭火和应急疏散预案演练，义务消防队组织管理，消防控制室管理，重大事故或突发事件报告等。下面列举部分标准的内容进行举例说明。

二、标准举例说明

（一）火警火灾应急预案

1. 火灾报警注意事项

（1）职工在医院范围内发现有异常烟火应保持镇静，判断是否发生火灾。如火势初期较小，应就近用灭火器材先灭火后报警。如火势较大，自己难以扑灭，应立即报告医院消防监控中心（院内电话：********）。

（2）报警时要讲清楚起火的具体地点、部位、燃烧物、火势大小、是否有人员受伤，报警人姓名、电话，接应人员等候地点。

（3）报警方式可以使用电话、对讲机或敲碎附近的手动报警器再按下火灾报警按钮。当现场有液化气等易燃气体异味时，严禁在现场用手机、对讲机、电话报警，应该脱离现场到安全区域后再报警，以防电火花引爆易燃气体。

（4）消防监控中心值班人员一旦发现消控设备报警或接到火警报告后，应立即通知安保人员赶赴现场确认，并通知其他在岗人员做好应急救援准备。同时报告管理处、医院安保部门及医院突发事件应急处理指挥部。

2. 消防器材使用方法

（1）干粉灭火器的使用方法

右手提起灭火器，上下摇动几次→拔出保险销→约距火 3m 处，左手握住喷口，对准火焰根部（上风向）→右手压下手把喷射。

（2）消防软管的使用方法

打开消火栓的门→扭开控制消防软管的开关→将消防软管转盘打开

90°，拿起软管头→转动消防水管转盘，跑到离火点约 3m 处→打开水管开关，对准火焰根部扫射。

（3）消防水带的使用方法（两人操作）

打开消火栓的门→一人左手拿上消防水枪，右手提起消防水带，向火场方向抛开后，捡起消防水带的上面的接洽口接上消防水枪，跑到离火场的相应安全距离双手握住水枪→同时另一人用消防水带的另一个接洽口接在消火栓接洽口上，打开消防水带的阀门→由双手握住水枪的人对准火焰根部扫射。

3. 患者安全教育注意事项

提醒患者熟悉病房楼层附近的走火通道、消防警铃、灭火器材的位置、火警疏散的路径及逃生自救的基本办法等。患者要懂得一旦发生火警立即关闭空调、切断电路，疏散时若房间或过道内有浓烟，应用湿布盖住鼻口远离浓烟尽量伏低前行；若病房外走廊或隔壁病房发生火警，应先触摸金属门锁以检视火警情况，再判断是否开门。如果门和墙壁发热烫手切勿开启房门，应用棉被床单湿水后堵住门缝烟孔，等待专业救援，切勿轻易跳楼。

4. 火警紧急处理办法

（1）消防监控中心确认火情后应迅速召集人员前往现场灭火、警戒、维持秩序和组织疏散。

（2）报警人在救援人员未到达现场前，尽可能采取措施，如关闭火警现场附近的门窗、电闸、氧气、煤气，就近用灭火器材灭火，以阻止火势蔓延和事态扩大。当火灾现场消防喷淋头没有正常喷水时，可人工将其打爆，喷水灭火。带电物品着火时，在电源切断以前严禁用水扑救，以防引发触电事故。

（3）消防监控中心值班人员坚守岗位，密切观察火警附近区域的情况，如有再次报警，应立即再次派人前往查看确认。如有科室打电话询问，告诉科室"火情正在调查中，请保持冷静，如果需要采取其他措施，我们将会用紧急广播或其他方式通知您"，同时提醒科室关好门窗。

（4）根据现场火势，指挥部下达向"119"报警指令，消防监控中心立即按要求报警，并派人前往路口接应消防车。

（5）指挥部下达消防广播指令后，消防监控中心立即用普通话广播，注意广播时语速要适当，语音要清晰。特殊情况下应派保安人员或其他工作人员逐个楼层、科室通报，通报顺序为起火单元及相邻单元、起火层上面2层、起火层下面1层。

（6）各科室科主任是本科室的治安消防责任人，护士长是治安消防管理人。科室要尽到告知入住患者注意安全的责任。当责任区域发生火警时，科主任要指挥本科室员工进行灭火、疏散工作。当其他区域发生火灾，接到支援指示后，科主任要带领本科室员工携带灭火抢救器材赶赴现场协同作战。

5. 应急疏散程序和措施

（1）在灾害事故的应急处置中，要把人员的疏散转移、应急救治作为重点，尽最大可能避免和减少人员伤亡。对于能够自主行动的患者由保安指引按安全路线疏散，在他人协助下能够行动的患者由科室护工或陪同人协助疏散，不能自主行动或者由于病情严重不能移动的患者由医护人员使用担架或人背的方式向下疏散，并做好必要的救护措施。

（2）指挥部通知消防监控中心通过广播、喊话稳住人们紧张情绪并告知具体火警部位和最佳疏散路线。疏散广播的内容如下："大家请注意，**区**楼层发生紧急情况，请您从附近的安全疏散楼梯步行到一楼，请不要惊慌，务必听从引导人员的指挥，切勿乘坐电梯。谢谢！"

（3）紧急召集相关部门组织人力成立疏散引导小组，赶赴楼梯、拐弯口、岔路口等指定位置，按疏散计划和合适的逃生路线（就近安全门、消防通道，也可根据火场实际灵活机动地引导）组织职工和患者有序疏散。各科室现场疏散指挥由科主任和护士长负责。

（4）疏散顺序：首先为着火层人员，其次是着火层上一层人员，再次为着火层上二层人员，并依次往上。当火灾层以上可能受火灾影响的人员安全疏散后，开始依次疏散火灾层下一层、下二层人员。疏散一般以向下疏散为原则（底层向外疏散），若向下通道已被烟火封住，则应引导人员向就近安全地带疏散，也可考虑向屋顶撤离，等待救援。

（5）消防监控中心要紧急启动关闭起火区域的防火门、防火卷帘，控制火势蔓延，保障应急照明，并远程启动排烟送风系统，为安全疏散创造条件。

（6）疏散重症患者时切勿使用担架经走火梯，以免堵塞走火梯，可采取人员背、抬等方式运送重症患者。如果是夜晚没有照明或烟雾很大，疏散引导人可用绳子牵领，或用"跟着我"的喊话，或前后扯着衣襟的方法，引导他们用湿毛巾捂住口鼻，迅速从安全通道撤离到上风向的指定安全地点，同时要安排专人负责断后。

（7）在引导疏散时应注意保持秩序，避免恐慌，防止挤伤、踏伤等非事故引起的意外。同时告诫不要使用电梯逃生，以防停电被困。劝阻已逃出的人员返回着火层抢救财产，防止不知灾情的职工和患者进入危险区域，疏散时优先安排受火势严重威胁区域的人员。

（8）疏散时应认真检查起火区域及附近区域的各个单元，包括办公室、病房、值班房、卫生间、仓库等范围，特别注意墙角、门旁及桌子和其他物体的下面，因为人员惊慌时，常常躲在这些地方，并关闭门窗和空调，同时注意清理楼层易燃易爆物品。

（9）发现有人员被困在起火区域，应先营救被困人员，确保每一位职工和患者均能安全撤离火场。营救被困人员时不要草率开门，先试一下门体、锁把，如无温度异常可开门观察；如温度较高，可确认内有火灾，此时如房间内有人，应先设法救人，如没有人，应做好灭火的准备后再开门扑救，开门时不要将脸正对开门处。

（10）当楼层火灾面积大，受困人员较多，暂时无法施救时，可利用消防广播引导火场人员进行自救。如密闭门窗，堵塞孔洞，防止烟气窜入房间，用水淋湿门窗降温，清除易燃物品，防止火势蔓延过来，可先引导他们使用救生器材，或疏散到安全地带，然后等待消防队员进一步援救。

（11）起火区域附近的科室要根据情况做好贵重物资的保护和转移工作。

（12）所有人员疏散到安全地点后，疏散引导小组应当分科室、分病区对职工和患者进行清点，防止遗漏，并及时寻找滞留在火灾现场的人员。

6. 指挥部应采取的行动

（1）指挥部设在现场，总指挥由院长或主管消防安全的负责人担任，所有命令由总指挥下达。如火灾发生在夜间或休息日、节假日，知情人员应立即报告消防监控中心（院内电话：＊＊＊＊＊＊＊＊）和总值班，总值班通知医院突发事件应急指挥部成员，相关人员在接到通知后，应立即赶到现场，组织火灾扑救工作。在此之前，总值班担负临时指挥的职责。

（2）指挥部根据火势情况及时制订相应对策，向各部门下达救灾指令，确定是否疏散人员，是否启用紧急广播，是否转移贵重物资，是否向"119"报警。当医院自己组织力量可以扑救火灾时可以暂不向公安消防机构报告。

（3）指挥部立即集合、指挥义务消防队参加灭火，并下令启动消防泵，保证消防用水的正常供应。

（4）根据火势情况，成立警戒组、疏散组、救火组，组织救人、抢救和保管重要物资及档案，维持现场秩序，安顿疏散人员。

（5）下令将消防电梯降至首层，派专人控制，供灭火专用。同时下令停止起火区域的其他电梯和中央空调运行。

（6）根据火势情况决定是否采用部分或全部断电、断气及打开排烟装置等措施。

（7）及时向消防队准确报告火灾和水源情况，引导消防队进入火灾现场，协助消防队灭火。

（8）火灾扑灭后，组织各部门做好善后工作。

7. 保安队应采取的行动

（1）保安队队长接到指令后立即通知附近保安前往事发地点支援，必要时通知休息的保安赶回医院。

（2）火灾发生后，保安队所有对讲机或其他通信设备应处于待命状态，当总指挥呼叫时，要用简明的语言准确报告情况。

（3）迅速成立警戒组，布置好医院内部及外围警戒，特别是起火区域的警戒和现场保护。阻止围观的群众靠近着火的建筑物周围，以防止灭火和救人时打碎的玻璃从高空掉落下来，造成不必要的伤害。

（4）门卫保安第一时间清除医院外围和内部的路障，疏散一切无关车辆和围观人员，疏通车道，为消防队灭火创造有利条件。

（5）控制起火大楼底层出入口，严禁无关人员进入大楼，指导疏散人员离开，保护从火场救出的贵重物资。

（6）保证消防电梯为消防人员专用，引导消防队员进入起火层，维持灭火行动的秩序。

（7）配合公安消防部门和调查组对起火原因进行调查。

（8）保障非起火区域职工患者的安全，防止犯罪分子趁火打劫。

8. 义务消防队应采取的行动

（1）火灾确认后，各部门义务消防队队员接到通知后应在第一时间赶

到指定地点集合。义务消防队队长迅速到现场接受消防总指挥的指令。队长向队员简单介绍火灾情况，并分配具体任务。

（2）义务消防队队员带上灭火器材和救生、破门工具（高层还应根据着火地点消防设施配备情况，选择带上消防水带和室外消火栓专用扳手等灭火器材和救援器材），第一时间赶到现场，按照现场指挥人员的统一安排，从疏散楼梯快速上到着火层和相邻的上下层，迅速展开水带，接上水枪和消火栓，先打开消火栓，再打破消火栓按钮，启动水泵，开始灭火和控制火势蔓延。

（3）若有人被困火中，首先以救人为第一目的。若有爆炸危险源，应及时清理、消除危险源。在不明火势大小的情况下，义务消防队队员要采取谨慎的态度和安全的操作方法。

（4）迅速派两名义务消防队队员沿疏散楼梯上楼，观察情况，在安全的情况下，可使用消防梯、消防绳或其他方式将灭火器材送到起火楼层，然后将消防梯、消防绳送底层，供义务消防队队员备用。

（5）接应专业消防队的到来，为专业消防队指明室内外消火栓及结合器的位置，配合专业消防队的工作。

（6）及时将灭火工作进展情况报告现场总指挥。

（7）义务消防队队员由各分院、各分门诊、各科室遴选，义务消防队组建、分工情况由总院统一公布，并每年组织一次培训。

9. 工程部应采取的行动

（1）工程维修人员按照各自的分工，各就各位。

（2）负责供电设备维修的工作人员要第一时间切断着火楼层的电源，必要时切断整个大楼的非消防用电，并确保消防应急用电。

（3）负责水泵运行的维修工到水泵房观察消防水泵的运行状况，必要时强启消防泵。

（4）在消防监控中心应留1名维修工，随时根据消防监控中心的监视信号，应急处理不能运行的消防设备。其应通知关闭相应楼层总电源和大厦空调通风系统，并保障消防设备正常工作。

10. 火灾扑灭善后工作

（1）医疗主管部门、护理部及时对火灾事故中受伤人员进行诊治，工会和患者服务中心对受伤的职工和患者进行慰问，提供必要的帮助。

（2）各病区医护人员安顿好患者后返回原科室，护工、陪同人做好协助工作。

（3）总务处视情况准备食品饮料，安排好疏散职工和患者的临时生活。

（4）总务处负责与自来水公司、供电局等单位联系，及时恢复水电运行。

（5）清洁公司应迅速清理火场（现场需保护除外），尽快恢复整洁。

（6）医院安保部门及时收集消防水带、水管，清理灭火器，及时更换、补充灭火器材。

（7）院长办公室及时统计人员伤亡情况和财产损失情况，上报指挥部及有关政府部门。

（8）保安队负责保护现场，配合调查人员做好取证工作。医院安保部门配合调查组对火灾事故进行调查，整理事故报告。

（9）指挥部召开会议，对火灾扑救行动进行回顾和总结。对扑救工作中表现突出的人员提出表扬，如确定为消防安全责任事故，则追究有关人员的责任。

（二）电梯故障或困人应急预案

1. 乘客注意事项

（1）电梯失控，上冲或下坠时，乘客首先按下急停按钮，同时要做好承受因轿厢急停或冲顶、蹾底而产生冲击的准备（一般采取屈腿、弯腰的姿势），之后利用通信设施（如警铃、应急电话、手机）联系管理或维修人员立即到现场组织营救。

（2）电梯在运行中突然发生停运困人时，乘客应保持镇定，利用通信设施联系管理或维修人员立即到现场营救。

2. 管理人员注意事项

（1）及时通知电梯维保专业人员到现场抢修。

（2）及时通知物业、安保人员到现场设置安全防护栏，做好步行上下层或改乘其他电梯的指引和解释工作。

（3）及时与被困人员联系，了解被困人数及健康状态，告知破困人员抢修进展并请其耐心等待，不要强行扒轿门或企图出入轿厢。

（4）如被困人员出现晕倒等不适情况，通知急诊医护人员到场救援。

3. 维修人员注意事项

（1）切断电梯主电源防止意外启动，但应保留轿厢内照明。

（2）确认电梯轿厢所处的位置，会同管理人员做好安抚工作。

（3）首先设法协助乘客安全撤离轿厢，再按照电梯维修操作规程抢修。

4. 其他情况

如发生火警，会将电梯停在首层，待火警解除、维修人员检测正常后才能恢复使用。

（三）放射事件应急预案

1. 放射性同位素泄漏

（1）事件科室应立即报告医疗主管部门，医疗主管部门应在 2 小时之内报告省环保部门辐射管理处、市疾病预防控制中心等相关部门。

（2）在医院安保部门的指挥下，立即组织撤离有关工作人员和患者，封锁现场；切断一切可能扩大污染范围的环节，严防对食物、畜禽及水源的污染。

（3）在医疗主管部门组织下，对可能受放射性核素污染或者放射损伤的人员，立即采取暂时隔离和应急救援措施，在采取有效个人安全防护措施的情况下组织人员彻底清除污染并根据需要实施其他医学救治及处理措施。

（4）事故科室、设备处、药学部配合省环保部门专家，确定放射性同位素种类、活度、污染范围和污染程度。

（5）医院安保部门封锁现场，在污染清除尚未达到安全水平以前，不得解除封锁。

2. 放射源丢失、被盗事件

（1）事件科室立即报告医疗主管部门，医疗主管部门在 2 小时之内报告省环保部门辐射管理处、辖区公安分局治安科等相关部门。

（2）医院安保部门保护好现场，并认真配合公安机关、省环保部门、省卫生监督部门进行调查、侦破。

3. 人体出现超剂量照射

（1）事件科室出现超剂量照射的情况应立即报告医疗主管部门，医疗主管部门在 24 小时之内报告省环保部门辐射管理处、市疾病预防控制中心。

（2）事件科室应立即将工作人员或患者情况、具体照射量做好记录，医疗主管部门组织做好受照射人员的医学检查及治疗。

（3）发生放射事件的科室应立即停止使用相关设备，设备处组织人员检修、检测，直到达到安全水平为止。

（四）突发公共卫生事件应急预案

1. 组织体系

（1）突发公共卫生事件发生后，应急指挥机构立即启动。医院领导为应急处理小组指挥，医疗、护理、医院感染管理、职工保健、后勤、设备、门诊管理、急诊科、ICU、药剂科、影像科、检验科等相关部门的主要负责人为应急处理小组成员。

（2）应急指挥中心办公室：医疗主管部门。

2. 监测与预警

（1）预防工作

按照《中华人民共和国传染病防治法》《突发公共卫生事件应急条例》等法律法规，各部门、各科室做好日常的传染病预防和公共卫生工作，加强突发公共卫生事件相关危险因素的排查分析，积极采取防范措施。

（2）监测

按广州市疾病预防控制中心对突发公共卫生事件监测计划和方案要求，开展各项监测工作。

（3）预警

根据国家、省、市和区政府要求启动分级响应，有关工作人员和应急处置队伍应当坚守岗位，服从指挥调度，积极履行职责。预警级别由高到低划分为Ⅰ级（特别重大）、Ⅱ级（重大）、Ⅲ级（较大）、Ⅳ级（一般）四个级别，依次用红色、橙色、黄色和蓝色表示。

3. 信息报告

（1）报告内容和范围

在本院内发生的公共卫生事件。

（2）责任报告人

执行职务的各级各类医疗卫生人员（首诊医师）为突发公共卫生事件的责任报告人。

（3）报告方式、时限和程序

获得突发公共卫生事件信息的责任报告人（首诊医师），应当及时报告科室主任或负责人、医疗主管部门（应急指挥机构）、医院感染管理科，由主任（负责人）或医疗主管部门报院领导，由医疗主管部门组织有关专家会诊，对信息进行审核确定，医院感染管理科在 2 小时内以电话或传真等方式向所在区疾病预防控制机构报告，区疾病预防控制机构审核确定后进行网络直报。

（4）报告要求

初次报告：责任报告人（首诊医师）报告内容包括事件名称、初步判定的事件类别和性质、发生地点、发生时间、发病患者数、主要的临床症状、可能原因、已采取的措施、报告单位、报告人员及通讯方式等。

进程报告：责任科室按日进行进程报告，报告事件的发展与变化、处置进程、事件的诊断和原因或可能因素、势态评估、控制措施等内容。

（5）指挥和协调

按广州市应急指挥中心的部署和要求，落实突发公共卫生事件各项应急措施。应急指挥机构由院长统一指挥，指挥医疗主管部门及有关科室和部门开展处置工作；主要包括研究确定和组织实施应急处置方案、组织协调有关部门开展应急处置工作或提供应急保障、及时向上级卫生行政部门报告应急处置进展情况、研究处理其他重大事项。

4. 应急处置措施

（1）开展患者接诊、收治和转运工作，实行重症和普通患者分开管理，对疑似患者及时排除或确诊。

（2）协助疾病预防控制机构人员开展标本的采集、流行病学调查工作。

（3）做好医院内现场控制、消毒隔离、个人防护、医疗废物和污水处理工作，防止院内交叉感染和污染。

（4）做好传染病和中毒患者的报告。对因突发公共卫生事件而引起身体伤害的患者，不得拒绝接诊。

（5）对群体性不明原因疾病和新发传染病做好病例分析与总结，积累诊断治疗的经验。重大中毒事件，按照现场救援、患者转运、后续治疗相结合的原则进行处置。

（6）开展与突发公共卫生事件相关的防治技术研究和交流，不断提高防治技术水平。

5. 信息发布与管理

突发公共卫生事件的信息发布由医院宣传处统一向外发布，涉及社会影响的突发公共卫生事件由上级卫生行政部门统一发布。

6. 应急保障

（1）培训与演练

医疗主管部门按计划组织开展医务人员，特别是专业技术人员的培训，不断增强各级管理人员和专业技术人员的应急意识，更新卫生应急知识和提高应急技能。定期或不定期组织开展突发公共卫生事件的应急演练。建立以现场应急处理为主要任务的突发公共卫生事件应急队伍。

（2）信息系统

应急指挥机构承担突发公共卫生事件及相关信息的收集、处理、分析和传递工作，应提升突发公共卫生事件的预测预警能力和应急决策能力。信息科负责保障突发公共卫生事件直报网络的畅通。

（3）科研和交流

有计划地开展对突发公共卫生事件中医药及中西医结合防治科学研究，加强交流和合作，引进先进技术、装备和方法，提高医院应对突发公共卫生事件的整体水平。

（4）实验室支持

建立突发公共卫生应急实验室以提供技术支持，不断提高病原微生物等危害因素检测能力。

（5）物资储备

急诊科等相关部门负责提出卫生应急物资储备目录，后勤部门负责落实卫生应急物资的采购，配备应急交通工具。卫生应急物资使用后要及时补充。

7. 责任与奖惩

对在突发公共卫生事件的预防、报告、调查、控制和处理过程中，有玩忽职守、失职渎职行为的，根据院内规章制度及有关法律法规追究当事人的责任。对在突发公共卫生事件应急处理过程中做出贡献的先进集体和个人提请表彰。

8. 预案管理

本预案应根据突发公共卫生事件的形势变化和实施中发现的问题及时更新、修订和补充。

（五）信息系统故障应急预案

1. 故障类别与级别

（1）按来源分

按来源分为应用程序（如门诊系统、住院系统、检验系统等）大面积故障，数据库故障，服务器故障，网络设备故障，供电系统故障。

（2）按区域分

按区域分为门诊部、住院部、医技科室、医院管理部门故障。

（3）按性质分

按性质分为普通、严重、紧急故障。

（4）4个级别

按故障的严重性、紧急性，把故障定义成4个级别：

Ⅰ级（性质为最严重紧急的）：全院性的网络中断；全院所有信息系统故障；门诊全部工作站故障。

Ⅱ级（性质为严重紧急的）：全部住院工作站无法正常使用；门诊挂号、计价、药房系统故障。

Ⅲ级（性质为比较严重紧急的）：小范围的网络中断；门诊个别科室信息系统故障（不含挂号、收费、药房）；住院部个别病区信息系统故障。

Ⅳ级（性质为比较严重的）：全院行政、办公网络故障。

2. 主管院长职责

根据信息系统故障的等级，决定采取相应等级的应急方案，组织调度各方面的力量实施应急方案。如长时间无法修复系统，决定是否开始手工操作。

3. 信息处应急流程与职责

（1）根据信息系统故障报告流程，信息员发现异常上报信息处处长；处长上报主管院长。

（2）信息处负责人到机房指挥，定义故障级别，并报告主管院长；组织人员到场解决信息系统的故障。

（3）技术人员查找故障原因，初步判断解决故障所需时间并报告信息处负责人和主管院长；及时向分管领导汇报故障处理进展。

（4）以最快的速度解决问题，必要时使用备用系统。

（5）分析故障产生原因，提出预防方法；资料整理、归档。

4. 急诊应急流程与职责

值班人员立即报告科主任、护士长，通知信息处、总值班，当班二值协调安排门诊和留观上班人员，门诊患者以手写处方，办理住院手续的留观患者，医嘱先手写登记，药物凭借条在中心药房借用，各项检查单先以手写送检并登记，待计算机网络开通后补记各项医嘱和病历，及时联系检验、功能科室查询检查结果，计算机网络恢复后再行查询和打印。

5. 挂号处应急流程与职责

（1）报告门诊管理部门，通知患者（告示牌、多媒体）、各科室。

（2）如短时间内可恢复正常挂号，告知大堂保安和导诊协同向患者解释，并表示歉意。

（3）如短时间内信息系统无法恢复运行，经分管领导批准后启动手工挂号，实行手工挂号。

（4）挂号处要配备足够的人员，准备好手工挂号筹，并增加挂号窗口以分流患者。

6. 门诊办公室应急流程与职责

（1）门诊管理部门负责人在突发事件发生时应及时到现场指挥，协调各科工作。

（2）通知门诊所有相关部门和人员，包括挂号处、导诊、咨询台、科室报到处及科室护士、出诊的医生等岗位人员。

（3）通知保卫部门加强治安保卫。

（4）各科室安排足够的医生、护士、文员。

（5）在信息系统短时间内无法恢复时，请示主管院长是否开始手工挂号，如确认手工挂号，通知挂号处、科室报到处、医生、药房和检验科，并在大厅、各候诊区播放多媒体告示及就诊流程。

（6）制作宣传告示及就诊流程牌，安排相应的文员指引患者到相应的科室分诊台报到，分诊文员按患者挂号筹顺序收病历，按顺序排列人工叫诊，加强疏导患者并向患者解释，医生开出手写处方、检验单、检查单，文员协助告知患者需凭处方、检验单、检查单去交费、取药、到相关科室检查或检验。

7. 临床科室应急流程与职责

（1）临床科室如发现系统故障，及时报告信息处值班人员和科室领导。

（2）听从相关管理部门的指挥，管理现场秩序，根据采用的应急方案采取相关行动。

（3）必要时听从管理部门指挥进行手工挂号、手工处方、手工计价、手工取药、手工发报告等。

8. 检验科应急流程与职责

（1）各专业组发现网络故障，第一时间向科室信息系统管理员和科主任汇报，科室信息系统管理员立即通知信息处，若预计在15分钟内不能排除故障，立即向科室信息网络安全故障应急处理小组汇报，下达科室应急预案的启动命令。

（2）检验科立即在门诊检验窗口张贴告示，负责解释和维持秩序。临床医生用手工开单，门急诊患者先交费后检查，住院患者先检查后补收费。

（3）患者需要办理出院手续，各专业组统计患者欠费项目、金额并交质量负责人汇总登记，科主任签字后送至临床科室。

（4）各专业组根据信息系统网络故障应急流程对急诊标本和常规标本进行相应处理，争取所有报告及时、准确发出。

（5）科室应急处理小组根据各专业组紧急程度，合理调度人员，保证急诊检验、门诊检验、标本不能长时间保存的检验在规定时间内发报告。

（6）急诊检验结果和危急值结果用电话及时通知临床医生。

（7）常规批量标本不能按时检测的妥善保存，尽快检验。检验科领导层根据情况派专人协助咨询台分发检验单和做好解释工作。

（8）信息系统恢复后，各专业组安排专人补录在网络故障停机期间操作产生的各种信息，包括患者信息、检验结果，同时对住院患者补收费。

（9）信息及时整理记录，交质量负责人审核后报科主任，并及时交文档管理员归档保存。

（10）网络故障停机期间的标本进行特殊标记，妥善保存，以备复查。

9. 药学部应急流程与职责

（1）药学部主任到现场指挥，告知信息处紧急调派技术人员到现场解决故障。

（2）通知后勤部门安排相应人员到现场维持秩序。

（3）协调足够的人员到现场进行手工收费和取药。

（4）在网络故障停机期间门诊中药房、西药房启用手写处方配药方式。

（5）在网络故障停机期间中心药房、住院中药房以手写处方配发临时医嘱、长期医嘱、急救用药、新收患者医嘱、出院带药等药品。

（6）未出院患者通过手写医嘱计价并发药，同时把计价存根保留，以便信息系统恢复后进行补录。

（7）出院患者用手工计算药价（平时备好药品价目表、计算器），经出院处收费后再配发药品。

10. 后勤部门及安保部门应急流程与职责

（1）调派数量足够的保安到挂号处、收费处、药房等部门维持秩序，如涉及水、电原因导致的信息系统故障，通知相应的工程人员立即抢修。

（2）发现电力供应故障时及时通知信息处人员；遇到由于某种原因需要比较长时间停电时，要及时告知信息处人员和报告部门领导。

（3）如果遇到系统故障而需要工程部人员协助时，要听从相关管理部门的安排，协助信息处人员排除故障。

（六）电气设备管理规范

1. 电气设备安装

（1）应按规定正确安装、使用电器设备，相关人员需经必要的培训，获得相关部门核发的有效证书方可操作。

（2）各类设备均应具备法律、法规规定的有效合格证明并经维修部确认后方可投入使用。

（3）电器设备负荷应严格按照标准执行，接头牢固，绝缘良好，保险装置合格、正常并具备良好的接地，接地电阻应严格按照电气施工要求测试。

2. 电气设备管理

（1）各类线路均应以套管加以隔绝，在特殊情况下，如干燥办公场所，应使用绝缘良好的铅皮或胶皮电缆线。

（2）编制内部用电负荷计划表，新增电气线路、设备须办理内部审批手续后方可安装、使用，不得超负荷用电，不得私拉乱接电气线路及用具。

（3）在电器设备、开关箱线路附近按照本单位标准划定黄色区域，严禁堆放易燃易爆物并每天检查、排除隐患。

（4）设备用毕应切断电源。未经试验正式通电的设备，安装、维修人员离开现场时应切断电源。

3. 电气设备防火

（1）除已采取防范措施的区域外，工作场所内严禁使用明火。

（2）厨房、电房等场所严禁吸烟，应张贴禁烟标识，每一位员工均有义务提醒其他人员共同遵守公共场所禁烟的规定。

（3）在要求防爆、防尘、防潮的部位安装电器设备，应符合有关安全技术要求。

（4）消防安全重点部位，如高低压电房、重症监护室等，禁止使用具有火灾危险性的电热器具，确因医疗、科研、试验需要使用时，使用部门应制定安全管理措施，明确责任人并报消防安全管理人批准、备案后，方可使用。

（5）配电柜周围及配电箱下方不得放置可燃物。

（6）超过 60W 的白炽灯、卤钨灯、荧光高压汞灯等不应直接安装在可燃装修或可燃构件上，仓库照明不应大于 100W。

（7）餐厅使用的燃气管道应固定，灶具不可紧邻可燃材料。

4. 电气设备检测

（1）每年应对电气线路和设备进行安全性能检查，必要时应委托专业机构进行电气消防安全检测。

（2）电气设备应由持证人员每个月定期进行检查。

（3）各类电气设备及线路均应每个月定期进行检修，随时排除因绝缘损坏可能引起的消防安全隐患。

（4）按规范要求设置避雷设施，每年应在雷雨季节来临之前，按规定完成检查和测试工作。

第三节 职业健康标准化

一、标准化目的及内容

通过制定实施医务人员职业健康标准，可加强医护人员工作中防护操作规范性，提高职业防护意识，有效处理职业暴露事件，有助于医务人员工作的顺利开展及身心健康的有效保护。医院职业健康标准包括感染类防护、放射防护两种。感染类防护包括医院工作人员职业暴露防护规范，实验室操作生物危害防护规范，工作人员标准预防规范，医务人员面部防护用品使用操作规程，工作人员隔离衣、防护服使用操作规程，个人防护用品穿脱次序工作指引，医务人员获得性免疫缺陷综合征病毒职业暴露防护工作。放射防护包括放射工作人员职业安全培训管理、医用 X 射线诊断放射防护要求、临床核医学中患者的放射卫生防护标准、医用 X 射线治疗放射卫生防护要求、企业职工伤亡事故分类标准、临床核医学放射卫生防护标准、医用电子加速器卫生防护标准、医用放射性废物的卫生防护管理、X 射线计算机断层摄影放射卫生防护标准、医疗照射放射防护基本要求、医学放射工作人员的卫生防护培训规范、医用 X 射线 CT 机房的辐射屏蔽规范、工作场所防止职业中毒卫生工程防护措施规范、用人单位职业病防治指南、医用 X 射线诊断卫生防护监测规范、职业照射个人监测规范—外照射监测、放射性同位素与射线装置安全和防护条例、影像放射科卫生防护规程等。下面列举部分标准的内容进行举例说明。

二、标准举例说明

（一）医院工作人员职业暴露防护规范

1. 标准预防

（1）接触患者的血液、体液、分泌物、排泄物等时均应视其具有传染性，应进行隔离；不论接触物是否有明显的血迹污染或是否接触非完整的皮肤与黏膜，接触上述物质者，均应采取防护措施。

（2）基本特点：①既要防止血源性疾病的传播，也要防止非血源性疾病的传播。②强调双向防护，既防止疾病从患者传至医务人员，又防止疾病从医务人员传至患者。根据疾病的主要传播途径，采取相应的隔离措施，包括接触隔离、空气隔离和微粒隔离。

（3）要求：①配置洗手和洗眼设施。②使用适宜的个人防护用品。③合理安置患者。④制定并遵守环境操作规程，包括医疗废物处理、工作场所的清理清洁和被服清洁。⑤对锐器进行适当的处理和处置。⑥制定适宜的职业安全卫生工作操作规程。⑦保障生物标本的处理与运送安全。⑧配备相应的医疗卫生设备并定期进行清洗和维护。

2. 安全操作

（1）医务人员如有伤口、皮炎等，不应参加血源性传播疾病患者的直接护理工作。

（2）在进行侵入性操作时，一定要保持足够的光线，尽量减少创口出血。

（3）接触患者的血液、体液、分泌物、排泄物等时须戴手套，有可能喷溅时应戴防护眼镜或防护面罩，穿隔离衣或防水围裙等。

（4）科室设置锐器盒应以方便随时丢弃为原则，禁止将锐利器具直接传递给他人、禁止回套使用过的注射器针头、禁止折毁锐利器具、禁止将使用过的头皮针插入瓶盖等。

（5）采用"免用手"技术，避免术中经手传递锐器。使用器械处理针具和转移手术刀。缝合时尽可能使用工具而不用手指来牵引或握持组织、打结等。

（6）外科手术延长时，即使没有怀疑或确认手套被刺穿，手术人员及其助理也应定时更换手套。

3. 建立职工健康档案

医务人员健康体检时应将血源性疾病的免疫情况，如乙肝五项、丙肝抗体、梅毒抗体等作为必检项目，同时重视自身的预防接种。

4. 重视对高危人群的传染病筛查

（1）临床医生接诊患者时，对怀疑有获得性免疫缺陷综合征病毒、乙型肝炎病毒、丙型肝炎病毒及梅毒螺旋体等病原体携带及感染的高危患者（含门诊和住院），应在遵循患者知情同意和自愿原则下，及时给患者做输血四项检查。高危人群包括以下人员：①静脉吸毒者。②职业献血员。③性乱者。④接受血液透析者，或接受过输血、血制品者，或接受过器官移植者。⑤曾经有过文身、文眉、穿耳环孔等皮肤黏膜损伤的人群。⑥与获得性免疫缺陷综合征病毒、乙型肝炎病毒、丙型肝炎病毒感染者共用过剃须刀、牙刷者。⑦获得性免疫缺陷综合征病毒、乙型肝炎病毒、丙型肝炎病毒感染者的性伴侣。⑧使用过非一次性注射器和未经严格消毒的牙科器械、内镜、侵袭性操作和针刺者。⑨不明原因转氨酶升高者。

（2）对于择期进行手术、介入治疗、内镜检查、血透及其他侵入诊疗（包括胸穿、骨穿等）的患者，手术前要进行输血四项检测，麻醉科医师在术前查房时要检查患者是否检查输血四项，如为 HIV、HBV、HCV 或梅毒阳性患者要及时告之参与手术的医师和护士；对于急诊手术，主管医师要检测输血三项（快速检验 HIV、HBV、HCV）。检验科对于快速输血三项及输血四项应分别在 2 小时及 2 天内主动向临床报告检验结果。

（3）检验科工作人员接受输血四项检测或输血八项检测后，尽快安排检测，检测阳性结果按危急值进行报告。结果报告给相应科室的科主任、护士长或主管医师，同时报告医院感染管理办公室。

5. 临床药学部（含分院）及分门诊药房应贮备的预防性药物

（1）梅毒预防药物：长效青霉素注射剂。

（2）乙型肝炎预防药物：乙型肝炎高价免疫球蛋白，乙型肝炎疫苗。

（3）丙型肝炎预防药物：派罗欣阿尔法干扰素（PEG-IFN-α）注射液，广谱抗病毒药 RBV。

（4）获得性免疫缺陷综合征预防药物：齐多夫定片，拉米夫定片，克力芝片。

6. 职业暴露后的处理措施

（1）工作人员发生职业暴露后，立即实施以下局部处理措施：

①用肥皂液和流动水清洗污染的皮肤，用生理盐水冲洗黏膜。

②如有伤口，应当在伤口旁端轻轻挤压，尽可能挤出损伤处的血液，再用肥皂液和流动水进行冲洗，禁止进行伤口的局部挤压。

③受伤部位的伤口冲洗后，用消毒液如 75% 乙醇或者 0.5% 碘伏进行消毒，并包扎伤口；被暴露的黏膜，反复用生理盐水冲洗干净。

（2）工作人员发生职业暴露后，医院感染管理办公室和医务人员所在科室主任对其暴露的级别和暴露源的病毒载量水平进行评估和确定。

（3）对发生职业暴露的医务人员进行预防性用药。

①如疑为梅毒螺旋体暴露，则在 24 小时内抽血进行输血 8 项检测，同时预防性注射长效青霉素。

②如疑为乙型肝炎病毒暴露，则在 24 小时内抽血进行输血 8 项检测。暴露者乙肝抗体为阴性，则在 24 小时内注射乙肝免疫球蛋白和／或接种乙肝疫苗。

③如疑为丙型肝炎病毒暴露，则在 24 小时内抽血进行输血 8 项检测，密切观察并定期检测 HCV RNA，随访 16 周，一旦检测出 HCV RNA，建议开始抗病毒治疗。

④如疑为获得性免疫缺陷综合征病毒暴露，则在 2 小时内抽血进行输血 8 项检测，同时判断暴露源的病毒载量水平和暴露的严重程度。然后根据暴露的严重程度及暴露源的病毒载量水平来决定预防用药方案。预防性用药可使用齐多夫定片、拉米夫定片、克力芝片，连续使用 28 天。

（4）在发生职业暴露后，在暴露后的第 4 周、第 8 周、第 12 周及 6 个月时对获得性免疫缺陷综合征病毒、乙型肝炎病毒、丙型肝炎病毒等抗体进行检测，对服用药物的毒性进行监控和处理，观察和记录获得性免疫缺陷综合征病毒、乙型肝炎病毒、丙型肝炎病毒感染及梅毒感染的早期症状等。

（5）临床各科室应对职业暴露情况进行登记。每个月医院感染管理办公室将各科室的职业暴露情况进行汇总，上报医院感染管理委员会。

附：获得性免疫缺陷综合征病毒职业暴露处理

1. 获得性免疫缺陷综合征病毒职业暴露级别分为三级

（1）发生以下情形时，确定为一级暴露：暴露源为体液、血液或者含有体液、血液的医疗器械、物品；暴露类型为暴露源沾染了有损伤的皮肤或者黏膜，暴露量小且暴露时间较短。

（2）发生以下情形时，确定为二级暴露：暴露源为体液、血液或者含有体液、血液的医疗器械、物品；暴露类型为暴露源沾染了有损伤的皮肤或者黏膜，暴露量大且暴露时间较长；或者暴露类型为暴露源刺伤或者割伤皮肤，但损伤程度较轻，为表皮擦伤或者针刺伤。

（3）发生以下情形时，确定为三级暴露：暴露源为体液、血液或者含有体液、血液的医疗器械、物品；暴露类型为暴露源刺伤或者割伤皮肤，损伤程度较重，为深部伤口或割伤物有明显可见的血液。

2. 暴露源的病毒载量水平分为轻度、重度和暴露源不明三种类型

（1）经检验，暴露源为获得性免疫缺陷综合征病毒阳性，但滴度低，获得性免疫缺陷综合征病毒感染者无临床症状，CD4 计数正常者，为轻度类型。

（2）经检验，暴露源为获得性免疫缺陷综合征病毒阳性，滴度高，获得性免疫缺陷综合征病毒感染者有临床症状，CD4 计数低者，为重度类型。

（3）不能确定暴露源是否为获得性免疫缺陷综合征病毒阳性者，为暴露源不明型。

3. 预防性用药

（1）预防性用药应在发生获得性免疫缺陷综合征病毒职业暴露后尽早开始，最好在 4 小时内实施，最迟不得超过 24 小时，即使超过 24 小时，也应实施预防性用药。

（2）发生一级暴露且暴露源的病毒载量水平为轻度时，可以不使用预防性用药。

（3）发生一级暴露且暴露源的病毒载量水平为重度、发生二级暴露且暴露源的病毒载量水平为轻度或者重度、发生三级暴露且暴露源的病毒载量水平为轻度或者重度时，使用齐多夫定片、拉米夫定片、克力芝片。

（4）暴露源的病毒载量水平不明时，可以使用齐多夫定片、拉米夫定片、克力芝片。

（二）实验室操作生物危害防护规范

1. 标本运送和接收的安全操作

（1）标本容器：标本应用防漏的有盖塑料容器盛装，容器上贴标签。将标本容器放入外附化验单的胶袋内，然后将之放在坚实的专用标本运送箱内。保持标本直立，以尽量防止泼溅。

（2）标本勿摇晃，以免溶血或溢出。

（3）运送人员运送过程中不可无故逗留或聊天，更不得打开标本运送箱。

（4）运送工作人员不可直接用手接触标本；不可将标本放入口袋内；不可戴手套按压电梯按钮。

（5）运送过程中，如标本打翻泼洒时，应先检查运送人员是否受伤，留于原地立即打电话给检验科和医院感染管理科，让专职人员来现场查看。

（6）标本接收：实验室应设置专门的标本接收窗口。

（7）打开包装：需进行接种的标本容器要在生物安全柜内打开，并准备好含氯消毒剂。容器有破碎或标本泄漏时，应立即丢弃至医疗废物容器内，并填写拒收单，通知相关部门重新采集标本。

2. 实验室的基本安全操作

所有微生物标本接种应在生物安全柜内操作，应尽量减少气溶胶和微小液滴形成。工作台上放置一块浸有含氯消毒液的纱布，使用后按感染性医疗废物处理。

3. 血清分离安全操作

（1）操作时应戴手套及护目镜。

（2）血液和血清应小心吸取，不能倾倒。

（3）移液管使用后应清洗、消毒、压力蒸汽灭菌（121℃，20分钟）后备用；如为一次性移液管则应放入感染性医疗废物容器内。

（4）带有血凝块等的废弃标本管，加盖后放入医疗废物容器内。

（5）备有含氯消毒剂以清除喷溅和溢出的标本。

4. 装有冻干感染性物质安瓿的开启安全操作

（1）在生物安全柜内操作。

（2）首先用75%乙醇消毒安瓿外表面。

（3）如果管内有棉花或纤维塞，可在管上靠近棉花或纤维的中部锉一痕迹。

（4）用浸泡75%乙醇的纱布包起安瓿以保护双手，手持安瓿，从标记锉痕处打开。

（5）将顶部小心移去，放入锐器盒内。

（6）如果塞子仍然在安瓿上，用消毒镊子除去，弃于医疗废物容器内。

（7）缓慢向安瓿中加入营养肉汤以重悬冻干物，避免出现泡沫。

（三）工作人员标准预防规范

1. 基本原则

（1）认定所有血液、体液、分泌物、排泄物（不含汗水）、破损的皮肤黏膜可能带有可被传播的感染源。

（2）适用于所有医疗机构内的所有患者，不论是疑有或确认有感染的患者。

（3）目的在于预防感染源在医务人员和患者之间传播。

（4）包含如下2至9项所述的多项预防感染措施。

2. 手卫生

尽量避免接触患者周围的物品表面，并遵循《医务人员手卫生基本原则》。

3. 个人防护装备

（1）使用原则

①预期可能接触到血液或体液时，需穿戴个人防护装备。

②离开患者的房间或区域前脱卸并丢弃个人防护装备。

③脱卸或丢弃个人防护装备过程中应避免污染自身与周围物品表面。

（2）个人防护装备的使用

个人防护装备的使用应遵循《手套使用标准操作规程》《隔离衣使用标准操作规程》《面部防护用品使用标准操作规程》《个人防护装备（PPE）穿脱标准操作规程》。

4. 呼吸卫生（咳嗽）礼仪

此策略主要针对呼吸道传染性疾病未确诊的患者及其陪同亲友，以及所有进入医疗机构伴有呼吸道感染综合征的人员。目的在于指导医疗机构尽早采取感染控制措施预防呼吸道传染性疾病的传播。具体内容参见《呼吸卫生（咳嗽）礼仪策略》。

5. 患者安置

（1）安置患者时应考量是否可能造成感染源传播。在可行的情况下，将有引发传染他人风险的患者（如非自制性的分泌物、排泄物或伤口引流；被怀疑有呼吸道或肠道感染的婴儿）安置于单人病房。

（2）安置患者时应掌握如下信息，以便确定患者安置方案：

①患者确认或被怀疑感染的病原体。

②影响感染传播的危险因素。

③拟安置感染患者的病房或区域，可能造成其他患者发生医院感染的危险因素。

④是否有单人病房可用。

⑤患者是否可与其他患者共用病房，如相同感染的患者才可共用病房。

6. 仪器（设施）和环境

仪器（设施）和环境可能被具有感染性的体液所污染时，应有效管理以避免这些仪器（设施）和环境成为感染源传播的媒介。具体措施参见《感染性体液污染的仪器（设施）及环境处置原则》。

7. 织物

患者使用过的织物可能被具感染性的体液所污染时，应以最小抖动的方式处理使用过的被服及布单织品，以避免污染空气、环境表面和人。具体要求参见《织物清洗与消毒标准操作规程》。

8. 安全注射

在使用注射针、代替注射针的套管和静脉输液系统时，应遵循安全注射标准原则。

9. 呼吸防护

在进行导管插管和脊椎或硬膜下隙注射时，如脊髓 X 射线摄影、腰椎穿刺、脊柱或硬脑膜麻醉，应戴外科口罩。

（四）影像放射科卫生防护规程

1. 基本原则

放射工作实行卫生许可，按照放射防护的基本原则，即人体接受任何来源的照射都应有正当理由（正当化或称合理化），放射防护要做到最优化和应遵守规定的个人剂量限值。

（1）正当化原则

正当化是指在进行任何放射工作时，都应当进行代价利益的分析，人们认为，只要达到某项目标所获得的效益明显地大于所付出的全部代价，就是正当的。若某种实践不能带来超过代价的净利益，则不应采取此种实践。

（2）最优化原则

在付出的代价与所得到的净利益之间（多种方案）进行权衡，求得以最小的代价获取最大的净利益。在进行引起照射的实践时，不是剂量越低越好，而是考虑社会和经济因素的条件，使照射低到合理的可以做到的程度。

（3）个人剂量限值

在实施上述两项原则时，要同时保证个人所受剂量不应超过规定的相应限值，即指放射职业人员和广大居民个人所受到的剂量当量，不得超过国家标准限值（GB18871—2002《电离辐射防护与辐射源安全基本标准》）。

2. 卫生许可

（1）严格执行许可程序和要求，建立并完善许可档案。

（2）放射性废水、废气、固体废物排放有经环境保护行政部门批准的环境影响评价文件。

（3）放射工作场所及设施、设备符合国家有关标准和放射防护要求。

（4）有必要的放射防护措施和防护检测仪器设备。

（5）从事放射工作的人员经健康检查、放射防护专业知识和相关法规知识培训合格，持有《放射工作人员证》。

（6）设置放射防护管理机构和组织，配备专职或兼职放射防护管理人员。

（7）建立健全放射防护责任制和放射防护规章制度。

（8）符合放射卫生法规、规章规定的其他要求。

3. 上岗规章

（1）按照国务院卫生行政部门的规定，组织放射工作人员进行上岗前、在岗期间和离岗时的职业健康检查，并将检查结果如实告知。

（2）放射工作人员上岗前，进行在岗期间的放射防护知识培训和法规教育。

（3）应采用有效的职业病防护设施，并提供个人使用的职业病防护用品。

（4）对产生严重职业危害的作业岗位，在其醒目位置设置警示标识和中文警示说明。

（5）放射工作人员上岗实行持证上岗制度。

（6）《放射工作人员证》每年复核1次，每5年换发1次。持证者应在限定的范围内从事放射工作。上岗前应进行放射防护知识和放射卫生法规教育培训，上岗后每2年复训1次。

（7）申领《放射工作人员证》的人员，应具备下列基本条件：

①年满18周岁，经健康检查，符合放射工作职业要求。

②遵守放射防护法规和规章制度，接受个人剂量监督。

③掌握放射防护知识和有关法规，经培训、考核合格。

④具有相应专业技术知识能力。

（8）应接受个人剂量监测，建立个人剂量档案。放射工作人员调动时，个人剂量档案应随其转给调入单位，在其脱离放射工作后继续保存20年。

（9）放射工作人员的健康要求按照国家《放射工作人员健康标准》

（GBZ98—2002）执行。放射工作人员上岗后 1～2 年进行 1 次健康检查，必要时可增加检查次数。

（10）放射工作人员的保健津贴按照国家和地方的有关规定执行。

（11）在国家规定的其他休假外，放射工作人员每年享受保健休假 2～4 周。对从事放射工作满 20 年的在岗人员，可由所在单位利用休假时间安排 2～4 周的健康疗养。享受寒、暑假的放射工作人员不再享受保健休假。

（12）放射工作人员的工龄计算，按国家有关规定执行。

4. 卫生防护

（1）建立放射防护责任制，并采取下列管理措施：

①设置放射防护管理机构和组织，配备专（兼）职放射防护管理人员，建立放射工作管理档案。

②制定并实施放射防护管理规章制度。

③定期对放射工作场所及其周围环境进行放射防护检测和检查。

④组织本单位放射工作人员接受放射防护法规、专业技术知识的培训。

⑤制定并落实放射事故预防措施与应急预案，发生放射事故，应当按有关规定报告。

（2）对下列设备和场所设置规定的警示标识：

①放射工作场所出入口设置电离辐射警示标识。

②开放型放射工作场所按有关标准分为控制区、监督区时，采用国际通用颜色（红、黄）作为工作区域标识，在控制区进出口及其他适当位置设置电离辐射警示标识。

（3）场所应当符合国家放射卫生标准和下列卫生要求：

①配备与使用场所相适应的防护设施、设备及个人防护用品。

②定期进行辐射水平检测。

③放射工作场所的剂量监测仪表、个人防护用品应当经常检修，保证正常使用。

（4）使用射线装置，应当符合下列要求：

①安装、维修或者更换与辐射源有关部件后的设备，应当由检测机构对其进行检测验收，确认合格后方可启用。

②配备必要的质量控制检测仪器，并按规定进行质量保证管理。

231

③制定并严格遵守操作规程，定期进行稳定性检测和校正，每年应当进行一次全面的维护保养，并接受检测机构按照有关规定进行状态检测。

④禁止购置、转让、出租射线装置，或者使用不合格的产品和国家有关部门规定淘汰的产品、制品及设备。

（5）制订与本单位从事的诊断项目相适应的质量控制实施方案，遵守质量控制监测规范。放射诊断装置的防护性能和与照射质量有关的技术指标，应当符合有关标准要求。对患者和受检者进行诊断时，按照操作规程，严格控制受照剂量，对邻近照射野的敏感器官和组织应当进行屏蔽防护；对孕妇和幼儿进行医疗照射时，应当事先告知其对健康的影响。

（6）应委托经资质认证的检测机构，对射线装置、放射工作场所及其周围环境、放射防护设施性能等进行经常性检测，对放射工作人员进行个人剂量监测、评价，建立档案并妥善保存。

（7）对放射工作人员的健康管理按《放射工作人员健康管理规定》执行。

（8）医疗机构在实施放射诊断检查前应当对不同检查方法进行利弊分析，在保证诊断效果的前提下，优先采用对人体健康影响较小的诊断技术。实施检查应当遵守下列规定：

①严格执行检查资料的登记、保存、提取和借阅制度，不得因资料管理、受检者转诊等原因使受检者接受不必要的重复照射。

②不得将核素显像检查和 X 射线胸部检查列入对婴幼儿及少年儿童体检的常规检查项目。

③对育龄妇女腹部或骨盆进行核素显像检查或 X 射线检查前，应问明是否怀孕；非特殊需要，对受孕后 8 ～ 15 周的育龄妇女，不得进行下腹部放射影像检查。

④应当尽量以胸部 X 射线摄影代替胸部荧光透视检查。

⑤实施放射性药物给药和 X 射线照射操作时，应当禁止非受检者进入操作现场；因患者病情需要其他人员陪检时，应当对陪检者采取防护措施。

5. 安全操作规章

（1）操作人员应接受上岗培训和考核，应熟悉所用射线装置的基本结构、设备规格、主要性能及应急处理等。

（2）操作前应检查机器接地情况是否良好，检查室内清洁情况，注意防尘及防火。

（3）工作时应注意检查机器状态和用电安全，发现异常情况停止曝光。

（4）曝光前尽量做好暗适应工作，工作时尽量采用高千伏、小照野、低电流、厚过滤，尽量降低受检者的照射剂量。

（5）工作时应将防护门、窗等关闭好，保障工作人员和公众的健康安全，除特殊情况外工作时机房不留滞闲杂人员。

（6）对临床医师的 X 射线检查申请单，应当进行正当化判断，发现异议时有责任与申请医师磋商。

（7）建立健全放射学资料的登记、保存、提取和借阅制度，避免使患者受到不必要的重复性的 X 射线检查。

（8）根据现有的影像学诊断条件，制定出合理的影像诊断项目排列程序。

（9）为了避免胎儿受到不必要的照射，在 X 射线检查室和 CT 检查室入口或是等待室应张贴如下的告示：如果你觉得可能怀孕，请在 X 射线检查前告知放射医师。

6. 怀孕期职工防护

（1）职工应当在知道怀孕后立即通知科室，以便科室采取一定的措施改善其工作环境。

（2）改善其工作环境，以确保胚胎或胎儿受到与公众一样的防护水平的保护。

7. 放射工作人员个人防护设备

（1）给工作人员提供适当和足够的个人防护设备。

（2）防护设备包括铅围裙、甲状腺防护器、防护眼罩和手套等。

（3）围裙/甲状腺防护设备需要用含铅的材料制作。

（4）如果 X 射线设备的工作电压最大为 100kV，围裙的铅当量需至少为 0.25mmPb，而对于工作电压在 100kV 以上的设备，围裙的铅当量需要 0.35mmPb。

（5）考虑到铅重量的同时基于穿着者是面向放射源的，围裙应当选择开口在背后（或背后含铅量较少）的式样。

第四节　信息标准化

一、标准化目的及内容

　　医院信息化是现代医院发展的核心技术推动力量，医院信息化管理以提高医院医护人员的工作效率与工作质量，提高患者的就医效率与就医质量为目的。医院信息标准化遵循客观化、科学化、人性化的原则。通过使用计算机技术、网络技术、通信技术、数据库技术等各项先进技术，重新构建医院医疗业务流程和管理流程，进一步改善医院各业务的标准化和规范化，以计算机技术和数据库管理为核心，真正实现各部门之间数据的共享，为医院的医疗工作和管理工作提供准确及时的信息服务，为管理层的决策和制度的建立提供了充足的数据支持，以此提高医院医疗工作的质量，提高医院管理工作的水平，以实现医院整体的改革和发展。医院信息标准可分为以下几大类：医院信息系统基础标准、医院信息系统运维管理标准、医院信息化项目管理标准、网络管理标准、信息设备管理标准、信息安全管理标准、信息人员岗位管理标准等。

　　医院信息系统基础标准主要包括医院开展信息化建设过程中所采用的国家、行业信息基础标准。

　　医院信息系统运维管理标准主要包括医院信息系统维护作业计划通则、信息系统日常巡检管理规范、医院信息系统故障应急解决方案、医院信息系统数据查询规范、信息系统重大操作备案及安全事故评估上报程序等。

　　医院信息化项目管理标准主要包括信息化项目规划操作规范、信息化项目需求操作规范、信息化项目实施操作规范、信息化项目监控操作规范、信息化项目评价操作规范、信息化项目实施操作规范、信息系统项目资料管理规范、计算机软件功能设计说明书等医院开展的信息化项目管理要求。

　　网络管理标准主要包括医院网络接入管理规范、内外网管理规范、网络设备管理规范、网络保密、医院网络故障应急预案、网络管理员日常维护、网络远程接入规定等。

信息设备管理标准主要包括信息系统设备全生命周期管理规范、备品备件及设备维护材料管理、信息系统设备到货验收规范、信息系统设备报废淘汰管理规范、信息系统设备台账管理规范等。

信息安全管理标准主要包括医院所采用的信息安全标准，包括行业标准及国家标准。

信息人员岗位管理标准主要包括信息处业务职责、信息处岗位职责、信息处人员管理标准、信息处人员任职资格、信息处人员培训管理、信息处人员考核管理等。

下面列举部分标准的内容进行举例说明。

二、标准举例说明

（一）医院信息系统维护作业计划通则

1. 要求制订年度作业计划和月度作业计划。

2. 应将服务器、核心交换机、路由器的作业计划和公共作业计划落实到人或岗位，作业计划经技术负责人核准后，由设备维护人员负责实施。

3. 维护作业计划下达后，应保质保量按时完成，不得任意更改，如由于设备更新或特殊情况等原因需要调整或增加内容，需批准后才能实施。

4. 维护人员的技术业务层次应分级设定，作业计划应严格按作业规范要求分级进行操作。

5. 维护作业计划记录应按照格式要求，详细记录设备的运行状态及维护、测试过程中的日志文件；填写项目不能空缺，应正确填写，严禁漏记、错记、事后涂改。如果维护作业计划的执行情况与月度的计划不一致，需明确变更原因，并得到技术负责人签字确认。

6. 为确保维护作业计划的实施，应安排必需的运行维护人员和配备足够的维护工具、仪表。

7. 信息部负责人负责定期检查维护作业计划的执行情况，定期进行分析、总结和评比，不断提高作业计划的完成质量。

（二）信息系统日常巡检管理规范

1. 运行维护人员应根据维护作业计划，对所维护的设备定期进行预防性巡检，机房和外线维护人员在巡检中应认真负责，及时发现问题，重点注意处在恶劣环境下、存在潜在质量故障的设备，巡检要认真进行记录。

2. 巡检工作包括例行巡检、节假日和门诊繁忙期的巡检。

3. 例行巡检、节假日和门诊繁忙期的巡检工作由信息部门组织实施。

4. 为了加强分院之间的协调，在信息部门的统一领导下，每年组织分院之间进行设备和网络组巡查至少1次，考核网络维护技术指标、运行状态和工作计划执行情况。对巡查中发现的问题应认真加以解决，并通报相关部门。

5. 在巡检工作中，信息部门应认真负责地反映工作情况和网络质量，严禁提供虚假信息和数据。

（三）医院信息系统故障应急解决方案

1. 故障处理要求

（1）故障处理的首要目标为恢复业务，尽全力缩短故障历时。

（2）故障处理应遵循先抢通、后分析，先院内、后院外，先本端、后对端，先临床、后行政的原则进行处理。

（3）故障处理人员应尽快采取有效措施处理故障，并在故障发生，根据故障影响范围判断可能会发展成严重或重大故障时，需立即上报，以便及时得到有效的技术支持和帮助。

（4）故障处理人员在处理故障时，未经主管人员同意，不得擅自对交换机、服务器等关键设备进行重启，以免造成更大范围的影响。

（5）故障处理人员在处理故障时，应对现场各种告警信息、故障显示、故障记录报告等进行认真分析处理，所有操作一般应不影响正常业务或任意扩大影响范围，并严格按照各设备厂商提供的故障诊断手册、设备操作手册等规定的命令和操作方法进行处理。

（6）根据报障情况，信息部门定期进行分析，以便在未来的网络规划、网络维护、网络优化中避免此类问题的发生。

2. 故障处理流程

（1）发现故障或接到故障申报电话。

（2）确认故障：立即根据情况进行简要测试以初步判断故障情况。如根据申报电话反映的情况，进行简要测试（如打开相应的业务系统等），初步判断故障级别和影响范围。时长约 5 分钟。

（3）上报故障：

①Ⅰ级、Ⅱ级

故障处理人应立即向信息主管人员上报，信息主管人员应立即上报至主管院长并组织排障工作，故障确认后至上报到信息主管人员的时间不得超过 5 分钟，信息主管人员在 10 分钟内向主管院长报告。

②Ⅲ级、Ⅳ级

故障处理人员应立即向信息主管人员上报，信息主管人员应立即组织排障工作，故障确认后至上报到信息主管人员的时间不得超过 10 分钟。

（4）故障通报：由信息主管人员安排人员向各相关部门通报故障，包括医院办公室、门诊办公室、医疗主管部门、护理主管部门。时长不超过 10 分钟。

（5）故障现场处理：

①故障处理人员立即到故障现场，在处理故障时，未经主管人员同意，不得擅自对交换机、服务器等关键设备进行重启，以免造成更大范围的影响。故障处理人员应对现场各种告警信息、故障显示、故障记录报告等进行认真分析处理和报告（如 CPU 占用率、网络状态、数据库日志等），所有操作一般应不影响正常业务或任意扩大影响范围，并严格按照各设备厂商提供的故障诊断手册、设备操作手册等规定的命令和操作方法进行处理。

②信息主管人员应立即安排相应技术人员进行远程支持。

（6）协调支持人员、备件到场：信息主管人员应根据故障处理情况协调安排相应技术人员、硬件人员、备件等到故障现场。

3. 时限内故障处理情况

（1）故障在时限内排除

①故障排除通报：由信息主管人员安排人员向各部门通报故障排除，包括医院办公室、门诊办公室、医疗主管部门、护理主管部门。时长不超过 10 分钟。

②故障报告、遗留问题跟踪。

（2）故障在时限内无法排除

①故障升级：故障处理人员根据故障处理情况估计故障排除时间并向信息主管人员汇报。信息主管人员根据情况决定故障升级，并请示主管

院长。

②故障升级通报：由信息主管人员安排人员向各部门通报故障，包括医院办公室、门诊办公室、医疗主管部门、护理主管部门。时长不超过10分钟。

（四）信息系统重大操作备案及安全事故评估上报程序

1. 信息系统重大操作备案

（1）信息系统项目负责人口头或者书面提出重大操作原因或者方案。

（2）项目负责人向科室领导汇报，组织对方案进行讨论，并对此次重大操作进行备案。对服务器操作系统及数据库进行升级、维护等操作时，应在备份服务器上进行测试，确保测试服务器能正常运行，应用程序正常工作。

（3）向操作过程中可能影响的科室告知，协商操作时间，如果出现故障，能保证其做好应急工作。

（4）进行全面测试。

（5）项目负责人口头或者书面形式向科室领导汇报整个操作结果，如果遇到意外情况，造成重大信息安全事故，应该在事后进行技术讨论，总结经验，为以后总结经验。

2. 安全事故评估上报程序

（1）所有报告的内容应清晰、数据应准确，要实事求是，严禁弄虚作假。

（2）信息部门与信息维护人员保持及时有效的沟通，信息部门应及时准确地将指令和要求通知信息维护人员，信息维护人员应及时准确地将工作情况和问题汇报信息部门。

（3）自上而下的指令和通知、自下而上的请示和汇报在正常情况下应逐级进行，特殊情况可以越级，但事后应补发。

（4）信息部门应制定上传下发工作的具体执行流程，保证请示汇报工作的严肃性、准确性和及时性。

（5）请示汇报内容包括例行性报告和紧急性报告两类。

1）例行性请示报告

①按规程和制度规定的周报、月报、季报和年报，包括运维工作月报。

②定期运行维护综合汇报。③各类专项请示报告及合理化建议。④工作总结和工作计划。⑤系统升级、网络割接、重大数据变更请示报告。⑥上级管理部门要求的其他例行性请示报告。

2）紧急性请示报告

①各种通信事故、严重设备故障、网络异常等情况。②出现危及通信设备、人身安全的问题或出现事故征兆等异常情况。③各项工作中发现的严重失、泄密问题。④需及时处理的各类紧急通知。⑤上级管理部门要求的其他紧急性报告。

（6）请示汇报的方式可以是书面或电子邮件，应遵循统一格式，以便检索和核查。

（五）医院数据库管理员的日常维护

1. 系统管理

（1）为保证计算机系统的安全可靠运行，应对系统的操作使用做出严格的控制。

（2）在计算机系统投入运行前，由系统管理员确定本系统的合法有权使用人员及其操作权限，并报单位主管审核批准后在系统内授予其使用权。运行中需要增减使用人员，按同样手续办理。

（3）对各使用人员明确划分使用操作权限，形成适当的分工牵制，健全内部控制制度。

（4）系统管理员应做好日常检查监督工作，发现不规范使用应及时制止，并采取措施避免同样情况再次发生。

2. 系统维护任务

（1）对系统硬件设备的日常检查和维护，以保证系统的正常运行。

（2）在系统发生故障和出现异常时，排除故障和恢复运行。

（3）在系统扩充时，负责安装、调试，直至运行正常。

（4）在系统环境发生变化时，随时做好适应性的维护工作。

3. 系统硬、软件维护

（1）定期检查软、硬设备的运行情况；负责系统运行中软、硬件故障的消除工作；负责系统的安装和调试工作；按规定的程序实施软件的完整性、适应性和正确性的维护。

（2）在设备更新、扩充、修复时，由系统管理员与维护人员共同研究决定，并由系统维护人员实施安装和调试。

（3）负责与软件公司联系，及时解决运行过程中所发生的问题；配合相关业务部门向软件公司提出软件修改或升级要求。

（4）负责检查数据备份工作。

（六）信息化项目规划操作规范

1. 项目类别

（1）研发项目：用户不明确，作为潜在用户开发。

（2）集成项目：代理软、硬件产品的安装、集成和维护服务，不涉及应用开发，主要是支持服务提供过程。

（3）应用开发项目：采用适当开发工具，对最终交付系统进行代码开发并实现目标要求和功能的项目实施过程。

（4）集成开发项目：既包括应用软件的开发又包括最终软、硬件系统集成一体的项目实施过程。

2. 成员职责

（1）项目负责人

由医院领导任命，负责项目实施和确定项目组成员。

（2）项目组成员

根据项目负责人的分工，完成项目实施过程中各自任务。

3. 工作流程

（1）立项申请

根据医院发展和临床科室的需求，结合有关的政策法规和标准，当有新信息系统研发意向，或原有系统功能改进或其他原因需要开发新的信息系统时，由主导科室和相关部门向院领导及信息处提交申请。

（2）项目可行性研究

1）组织调研小组，了解用户需求和期望，确认项目的限制条件，测评资源的需求情况，确定产品构思，完成编写项目的《可行性研究报告》及《项目立项报告》。调研小组成员主要由信息处人员、设备处人员、临床科室人员组成。

2）可行性研究主要包括以下几个方面：①市场可行性：市场调研，市场容量，市场价格，国内外竞争对手情况（技术情况、产品情况），市场发展趋势，产品推向市场的最佳时机，用户对现有产品的使用情况、改进意见等。②技术可行性：产品的技术关键、技术途径、技术定位、应采取的技术路线等。产品技术风险分析。现有测试条件及设备条件的可行性。③经济可行性：产品的市场价格定位、经济效益估计、研究成本估算等。④专利可行性：产品所采取的关键技术方案专利调查、专利申请策略等。

3）项目立项报告的主要内容包括以下几个方面：项目启动的背景；项目的目的（合同意向或内部要求）；项目的范围（项目所涉及的主要活动）；项目的可行性（详见可行性报告）；项目存在的风险与控制；项目主要提交的产品；项目规模（估计所需的工作量和资源种类）；项目启动的预算（项目启动所需的资源）；项目市场前景及效益的简要分析。

（3）立项评审

①评审内容：信息处项目组连同设备处组织成立评审委员会对项目进行院内评审，评审委员会成员应由使用科室负责人、相关职能部门负责人、信息管理部门代表、设备管理部门代表组成。评审申请由设备管理部门交医院办公室审批。立项评审时，评审的主要内容：对技术条款进行评审，确认立项报告已对产品的功能和性能做了明确描述，并识别可能出现的意外或风险；评审立项项目的市场前景；评审立项项目开发对资源的要求及进度安排的可行性；所需资源能否得到充分保证；开发人员是否具备所需的技术及技能；产品开发如需要其他部门支持，支持有无可能实现；产品开发有无合适的项目负责人。

②评审结论：评审委员会应对是否批准项目立项做出明确结论。记录评审过程并形成立项评审会议记录，最终出具《项目评审报告》。不论项目最终批准与否，都需要将项目立项过程中的记录归档保存。

（4）项目立项

①制订项目计划：项目负责人根据项目实际情况制订项目计划，并提交《项目实施计划书》。

②项目计划审批：医院领导对《项目实施计划书》进行审批，给出评审意见。若审批通过，则开始根据计划书内容执行项目计划；若审批不通过，则由项目负责人根据评审意见修改项目计划直至审批通过。

③正式立项：项目负责人组织成立项目小组，招募成员。将项目立项阶段所有文件整理归档。进入项目实施环节。

附件：

附件1《可行性研究报告》模板（略）

附件2《项目立项报告》模板（略）

附件3《项目评审报告》模板（略）

附件4《项目实施计划书》模板（略）

附件5《会议记录》模板（略）

（七）信息化项目需求操作规范

1. 定义与术语

（1）软件需求说明

软件的需求主要分为业务需求、用户需求和功能需求。

（2）业务需求

业务需求说明了提供给客户和产品开发商的新系统的最初利益，反映了组织机构或客户对系统、产品高层次的目标要求。

（3）用户需求

用户需求描述了用户使用产品需要完成的任务。

（4）功能需求

功能需求定义了开发人员应实现的软件功能，使得用户能完成他们的任务，从而满足了业务需求。

2. 成员职责

（1）产品负责人

负责主持完成整体的项目需求的获取和分析工作。建立需求模型，确定分析粒度和需求优先级等。整理需求文档。

（2）技术开发人员

根据收集的需求，建立数据字典和开发原型。协助完善需求文档。

（3）信息处人员

协调组织需求调研会议，组织需求验证和需求评审。审核确认需求文档，并对全过程归档。

3. 工作流程

（1）需求开发

需求开发指软件工程中的需求阶段的分析研究等工作，需求开发又分为需求获取、需求分析、需求评审等三个步骤。

（2）需求获取

需求获取指需求开发中与客户或行业专家交流探讨的过程，需求获取阶段的主要目标是了解用户的目的目标，得到用户的业务需求和用户需求，估计开发风险，根据客户情况确定需求的优先级别。

（3）需求分析

需求分析指需求开发中对获取的信息进行分析处理，建立用户需求模型，建立关联图，分析系统功能，得到功能需求，并完成需求用例、数据字典等文档，进行应用质量功能调配。最终形成《项目需求规格文档》。

（4）需求验证

需求验证是对需求文档和制品进行质量评估，确保需求说明准确、完整，最后签字通过。

（5）需求变更管理

首先，建立基线和控制变更的唯一渠道。其次，从标识开始，建立《项目需求跟踪表》来跟踪需求的特征、来源、依赖、子系统和接口等关系。在整个需求阶段保证需求变更的可追溯。

（6）需求评审

需求开发阶段的评审，通常是客户或行业专家参加。主要是评审需求开发过程中的各种文档。最终给出《项目需求评审报告》，制订总体的工作计划（包括设计开发计划、测试计划、实施计划等），预算开发成本，签订正式开发意向。

4. 需求获取阶段应遵守的原则

（1）先导入管理思想，再梳理业务流程。

（2）表达要符合业务部门语言习惯。

（3）了解业务部门的业务及目标。

（4）了解业务的特点及我们普遍认识的误区或盲区。

（5）掌握各种沟通技巧。

（6）客户所持的假设要解释清楚。

（7）掌握好项目的范围。

（8）站在用户的角度思考。

（9）寻找最近的原型。

（10）控制研讨人数。

（11）对项目风险进行预估，分析项目的可行性。

（12）收集需求中的业务例子和数据。

5. 需求分析阶段应遵守的原则

（1）有效使用需求用例。

（2）正确划定需求分析的粒度。

（3）制定统一的数据字典。

（4）建立需求模型和开发原型。

（5）确定需求优先级。

6. 验证内容

（1）正确性

应证明需求是正确有效的，确实能解决用户面临的问题。

（2）一致性

所有需求应是一致的，任何一条需求不能和其他需求相互矛盾。

（3）完整性

需求应是完整的，规格说明书应该包括用户需要的每一个功能或性能。

（4）可行性

制定的需求应该是用现有的硬件技术和软件技术基本上可以实现的。对硬件技术的进步可以做一定程度的预测，对软件技术的进步则很难做出有效预测，只能从现有技术水平初步判断。

（5）必要性

提出的需求是现实业务中确实需要解决的问题，与业务流程无关的功能都不予考虑。

（6）可检验性

指需求功能可以在现实业务流程中得到检验。

（7）可跟踪性

指对某一特定需求在系统开发的整个过程中形成及演变的跟踪能力，既可进行前向跟踪，也可进行后向跟踪。

附件：

附件1：《项目需求跟踪表》（略）

附件2：《项目需求规格文档》模板（略）

附件3:《项目需求评审报告》模板（略）

（八）信息化项目监控操作规范

1. 立项管理

（1）立项阶段的主要工作内容

①立项准备：在应用驱动下，经过调查研究和需求分析，准确描述出项目的目标和可交付的成果。

②立项申请：形成立项申请书或者更细化地分成项目建议书和项目可行性研究报告。

③立项审批：根据业务需求、预定目标、可行性、资金实力、效益分析等要素进行。

④招投标及合同签订：进行招标（邀标）、投标、评标（议标）、商务谈判，选定信息系统集成商及与其签订合同。

（2）系统方法

当事人需要对项目有全盘的考虑，认清项目在整个单位，有时甚至需要超出本单位所处的位置、作用和环境，以使该项目建成后能有效地服务于本单位需求。

当事人首先要确定本项目所覆盖的范围和所要达到的总目标，然后将其分解为各个组成要素，识别和评价各要素存在的问题、机会、约束和需求，最终找到一个最优或至少是满意的解决方案或行动计划，并考查其在整个系统中的可行性。

项目经理在整个项目管理中都应采用系统方法，在立项阶段，特别要强调系统观念和系统分析。

（3）明确业务需求

尽早明确业务需求和信息系统功能，并且不能随便修改。从原则上说，一旦批准立项，签订了合同，项目的业务需求就不能再变，尤其不能有重大变更。

2. 项目计划的主要内容

（1）项目简介

①项目名称。

②项目目标（应用需求、组织项目的原因、系统功能）。

③项目各方负责人和联络人。

④分计划清单：组织和人员管理计划；质量管理计划；进度管理计划；成本管理计划；变更和风险管理计划；外购外包管理计划；沟通和协调管理计划；安全管理计划；知识产权管理计划；文档管理计划；评估和验收管理计划。

⑤交付成果清单。

⑥项目组织结构图。

（2）项目进度

①阶段的划分，各阶段完成日期、交付的成果。

②列出项目活动间的相互依赖关系。

③提出为保证项目进度所需的条件。

④形成进度管理计划的基础。

（3）项目预算

①提出对项目所需资金的整体估算及按年度或月度的预算估算。

②指出预算的可伸缩程度、可浮动范围。

③项目成本构成。

④形成成本管理计划的基础。

（4）有关项目管理的若干说明

①项目过程检查，应明确具体评估的时间、频率，评估的方法。

②变更管理：变更控制的原则；不同类型的变更的批准方法；形成变更管理计划的基础。

③风险管理：对风险的识别、管理和控制进行简要描述；形成风险管理计划的基础。

④人员需求说明：预估项目所需人员类型及数量；形成组织和人员管理计划的基础。

⑤技术说明：描述本项目主要采用的一些具体技术、方法及归档要求。

⑥标准规范说明：指出本项目所应循的标准和规范。

3. 人员管理

对项目组人员参与和撤出，项目组和相关业务部门的关系，应做出具体规定。确立项目经理（副经理）、子项目经理、任务组负责人和任务组内各岗位；明确各岗位之间的工作关系；明确哪个岗位需要何种类型的人员，并根据本单位内现有人力资源情况提出通过本单位内人员调节还是通过人员招聘方式解决。确认每个岗位都有合适的人选担当。最好每个岗都有 A 角、B 角两人担当；每个人都担当 A 岗、B 岗两个角色。要求：A 精通，B 熟练。

4. 质量管理

（1）质量计划编制

①综合合同中或标准中的相关条款，形成本项目的质量标准。

②确认在项目的实施过程中达到项目质量标准的主要方法及组织落实。

③必要时可供采取的纠正措施。

（2）质量保证

质量保证活动有承建单位投入到该项目的全体人员应确保质量保证体系的执行与完善，系统设计、软件开发、外购和外包等环节的质量保证，项目经理与所在单位质保体系负责人进行配合，项目经理与建设单位相关负责人进行配合等。

监理单位在质量保证中的主要作用是对承建单位的上述质量计划编制和质量保证活动进行审查，通常采用质量审计的方法、技术和工具；监理单位在质量管理中的另一个职能是在质量控制中发挥主导作用。

（3）质量控制

①检查：通过测试等方法检查该阶段实施过程及其结果的质量状况。

②确认：在对质量状况进行分析的基础上，分别对成绩、事故及事故预兆进行确认。

③决策：处理事故，例如决定是否返工，是否需要组织专门的小组负责解决和纠正质量问题。

（4）采取措施

①通过采取适当措施使不合格项目达到预定要求。

②采取过程调整等预防措施以防止进一步质量问题的发生。

（5）使用质量控制工具和技术

①测试：单元测试、综合测试、系统测试等。

②统计抽样等。

③其他。

5. 成本管理

（1）成本管理内容

设备采购和业务外包中的成本控制、人月数控制及其他成本控制和核算。

（2）项目成本管理

项目成本管理的根本目的是确保在批准的预算范围内完成项目合同中所规定的各项任务，包括进行资源计划与成本预算、成本控制。

（3）资源计划

制订资源计划的主要内容是将任务分解，确定成本构成，并列出资源需求清单，主要包括以下几方面：

①人力资源需求，即需要的人员类型、数量及在项目生命期内哪一段时间参与。

②外购与外包资源需求，主要指按合同采购软、硬件设备，软件开发与服务外包及其他委托业务等。

③系统开发与集成环境资源需求。

④其他资源，例如差旅、交通、通信、日常办公用品、消耗品等。

（4）成本预算

成本预算主要由以下几部分组成：员工薪酬，外请专家费或咨询费；外购与外包费用；场地租金、软硬件设备折旧、软硬件设备租金；差旅费、交通费、通信费；会议费、培训费；日常办公费、耗材费。

（5）成本基准计划

成本预算之后应该形成一个成本基准计划——一个按时间分布的成本实施情况的预算。

（6）成本控制

①尽量使项目的执行不超出原定预算。

②必要时提出预算修正案。

③对实际发生的预算事件提出纠正措施，分析原因，总结教训。

6. 进度管理

（1）任务分解

任务分解的结果是形成如下工作单元说明：①本工作单元的目标。②本工作单元预期历时、成本和资源要求。③与别的工作单元的关系。④其他相关信息，例如约束条件等。

（2）任务排序

根据任务分解中已列出的每个工作单元与别的工作单元的关系，梳理出各工作单元之间的依赖关系。

（3）进度计划

1）估算任务历时，形成①各项子任务及工作单元的历时估算值；②配套的估算说明文档；③对前述任务分解的调整意见。

2）建立进度计划，做到有根有据，切合实际。

（4）进度控制

进度控制的主要内容和方法：应制订更加详细、具体的进度计划；项目经理应善于调动和充分发挥团队员工的积极性与创造力，包括授权、激励、纪律、谈判；为保证预定进度，为纠正已经出现的偏差，或者为预防将要出现的偏差，应及时采取应急措施，使用相关软件工具。

7. 变更与风险管理

项目管理人员能够按优先顺序排列风险，并建立一个阈值，以决定哪种风险应受到重视。随时追踪风险已经、正在和将要发生的变化；预测和判断风险的应对是否会引起更新的风险发生；对用于风险管理的资源配置进行调整；调整风险应对计划；采取临时紧急应变措施等。

8. 合同管理

（1）相关各方都要至少有两人对本合同的内容非常熟悉并且有一致的理解。

（2）要有专人负责追踪和检查合同的执行情况。

（3）对与合同变更有关的事宜进行处理。

（4）对任何一方的违约行为进行处理。

（5）按合同进行评估与验收。

（6）对于大公司或大项目，宜有法律和合同专业人士参与合同的签订与管理。

9. 安全管理

信息系统建设与使用中应把信息系统安全管理放在主要位置。监理人员要确保物理层面安全、网络层面安全、系统层面安全、应用层面安全和管理层面安全。具体包括以下几方面：

（1）物理安全包括设备、设施、环境和介质。

（2）运行安全包括风险分析、检测监控、审计、防病毒、备份与故障恢复等。

（3）信息安全包括标识与鉴别、标识与访问控制、保密性、完整性和密码支持等。

（4）安全管理、操作管理与行政管理等。

10. 知识产权的使用和保护

知识产权的正当使用和保护应明确写到相关合同中。信息系统项目管理要强调严格执行合同，严格执行知识产权保护相关法律，以保护知识产权拥有方的合法权益。

11. 沟通与协调管理

（1）沟通和协调的相关方

沟通和协调管理既涉及项目主建方、承建单位、监理单位三方之间，又分布于三方各自的内部。其中，监理单位的沟通和协调能力最为关键。

（2）沟通与协调的原则

①目标共同：各方始终把项目的成功作为要共同努力实现的目标。

②信息共享：把相关信息及时地通知每一个相关的人员。

③要点共识：在直接关系到项目进展和成败的关键点上取得一致意见。

④携手共进：协调的结果一定是各方形成合力，解决存在的问题，推动项目前进。

（3）监理人员职责

1）确立沟通框架，明确沟通计划。

2）及时汇报项目进度及绩效报告，总结存在问题及建议。

3）召开有效的会议：①会议应有明确的目的和期望的结果；②会议议题要集中；③参会人员应充分且必要，以便缩小会议规模；④做好会议准备工作；⑤如可用更简单办法解决问题则不必开会。

12. 评估与验收管理

评估与验收管理包括阶段性的评估与验收和项目结束时的终评估与验收，主要内容是按照合同及计划对前一阶段中项目实施情况或整体情况进行回顾、评估及验收，包括合同完成情况，计划执行情况，进度、成本、质量控制情况，安全保证及文档建设情况等。

评估与验收要注意具有权威性，以合同为基准，以测试结果为根据，以合同各方的法人或受法人委托的代表签字及单位盖章为确认。

13. 文档管理

（1）项目相关信息要分类别、分层次且按标准规范形成文档。

（2）文档采用纸面与电子两种形式，电子形式的文档要存入文档管理信息系统中以便于检索和编辑。

（3）项目管理中的以上所述的各种管理活动都要形成文档并妥善管理。

（4）对文档管理系统的使用、修改权限要有明确规定并严格执行。

（5）文档信息管理要有备份系统，重大项目的文档管理应该有异地备份系统。

（九）医院网络接入管理规范

1. 接入管理

系统及设备在接入医院网络前应接受检查和审核，检查审核通过后方可接入并按规定访问和使用相关网络资源，检查和审核工作由信息处负责。具体的流程说明如下：

（1）需要接入网络的用户提出网络接入申请，填写申请表格，说明接入设备的类型、接入用途、接入区域、使用环境、使用资源范围和预计终止时间等，并提交科室主任审批。

（2）主管领导审批、签字后，提交给信息处做系统安全检查，核实设备和系统的补丁和病毒防护情况是否符合要求。

（3）安全检查通过后，信息处人员根据用户使用申请审核并分配网络资源，绑定用户 IP 地址，并在网络设备和安全设备上完成相应的设置工作。

（4）如因工作需要，外部人员（包括设备厂家、系统服务商、合作开发商等）需要接入医院网络，由相应的负责人提出网络接入申请，外部人员在离开医院后，需由负责人提出取消网络接入申请，外部人员接入内网的计算机名应采用实名制。因技术交流或者其他工作原因临时造访的外部人员只能在指定区域（会议室或公共区域）接入网络。

（5）用户如果需要延长接入时间则应重新填写网络接入申请表，申请时间到期后，网络管理员有权调整配置以中止其网络连接。

（6）用户终止连接时应办理用户注销手续，以便信息处释放用户网络资源。

2. 使用管理

（1）保护医院计算机系统安全，不受病毒侵害，是每个职工不可推卸的责任，任何可能导致不良影响的网络使用行为将被视为违反医院规定并追究其个人责任。

（2）禁止任何与医院业务无关的使用医院医疗网络和系统的行为，每个员工都有责任保护医院网络和系统安全，保护重要数据及机密安全。

（3）每个接入用户应严格按信息处核准的区域和 IP 地址接入网络，不得擅自更改，如需要变动须得到网络管理员的批准。

（4）每个接入用户个人应保证自己所使用、维护、管理的计算机系统安装合适的系统安全补丁程序，及时更新病毒库并定期进行全系统扫描。

（5）每个接入用户应对网络病毒的来源保持足够的警惕，绝不打开来历不明的或其他可疑的电子邮件。

（6）所有接入网络的用户应严格遵守执行医院相关的安全保密制度和运行管理制度，禁止滥用网络，严禁如下行为：

①私自卸载操作系统补丁或者防病毒软件。

②私自安装和使用黑客软件和入侵工具。

③散布病毒或者使用其他干扰或破坏系统的软件和工具。

④擅自侦听或截取网络中传输的信息。

⑤破解、盗用或冒用他人账号及密码或无故泄漏他人账号及密码。

⑥以电子邮件、聊天工具、BBS 或类似功能的方法散布欺诈、诽谤、侮辱、猥亵、骚扰、非法软件交易或其他违法讯息。

⑦使用未授权的软件或工具。

⑧信息部门相关人员密切监测网络，如果发现用户网络异常或用户有违反本标准的使用行为，将中断该用户的计算机系统的网络连接，并按本办法的规定进行相应的处理。

⑨员工有责任采取积极防范措施，避免自己维护的计算机系统被禁止接入网络。

⑩信息处将定期或者不定期地对联网机器的 IP 地址、系统补丁和防病毒软件、远程接入设备管理情况进行检查，发现有违反本规定的接入行为或不按医院相关规定使用网络资源的，将给予相应处罚。

（十）网络管理员日常维护

1. 要求

网络管理员应熟悉医院管理网络的类型、功能、拓扑结构、所处的地理环境，通信设备的性能和能力，软件系统的种类和版本，管理系统的数据结构、数据流量和数据处理流程等。在网络系统工程建设后，网络管理员应负责网络的扩展、服务、维护、优化及保障检修等日常管理工作。

2. 网络服务器的管理

网络管理员应配置和管理服务器属性，安装和设置 TCP/IP 协议和远程访问服务协议，安装和管理 DNS 服务器；安装许可证服务器，为终端服务客户颁发许可证，管理本地和远程式终端；对服务器上的信息不断地进行充实与更新，如更新 WWW 页面信息、向数据库服务器注入新的数据、管理邮件服务器的用户信箱等。

3. 网络用户的管理

网络管理员在保证网络安全可靠运行的前提条件下，根据单位人员的工作职责和人员变动情况，为用户设置账户、密码和分配不同的网络访问权限，设置对网络内容的访问权限等。

4. 网络文件和目录的管理

首先要根据网络操作系统选择相应的文件系统。设置目录和文件的共享权限和安全性权限，导出需共享的目录，建立逻辑驱动器与共享目录的连接。

检查文件系统的安全，定期地搜索系统信息并与主检查表进行比较，查找所有未授权用户随意修改的文件，并且应该确保在被修改之后能够恢复文件系统。

防止数据丢失和数据修复，进行网络数据备份和建立数据镜像站点，对数据文件重新定向恢复和对敏感数据加密管理等。

5. 网络打印机的配置和管理

设置网络打印机的策略、共享属性和安全规则。

6.IP 地址的管理

IP 地址管理是计算机网络是否能够保持高效运行的关键。如果 IP 地址管理不当，网络很容易出现 IP 地址冲突，就会导致合法的 IP 地址用户不能正常享用网络资源，影响网络正常业务的开展。

7. 网络安全管理

建立审核策略，监视网络活动、网络流量和网络服务。分析网络报障发生概率，严格管理防火墙及其他网络系统账号和口令。

8. 网络布线的日常维护

根据员工的调动与工作需要在网络上增加新的服务器、工作站和联网设备，替换被损坏的线缆或排除网络线缆接头报障等，这些都需要对网络布线系统进行维护。网络管理员定期使用线缆测试仪对线缆进行周期性检测，确保布线系统的质量。

9. 关键设备的管理

计算机网络的关键设备一般包括网络的主干交换机、中心路由器及关键服务器。通过软件实时监视以上设备的工作状态，做好备份工作。当主链路因故障断开时，及时建立备份链路，继续主链路上的数据传输。日常管理中加强对主干交换机的性能和工作状态的监视，以维护网络主干交换机的正常工作。

（十一）信息系统设备到货验收规范

1. 信息系统设备到货验收工作应当纳入信息系统设备全生命周期管理流程中，验收过程应当形成信息系统设备收货登记表，形成信息系统设备到货确认登记表。有条件的单位应当建立信息系统设备全生命周期管理系统。

2. 检查重点包括点箱收货、开箱检验、合同相符性检查、加电测试及资料整理等。到货前，供货单位宜预先提供货品存放条件要求、货物清单及序列号以便检查核对。

3. 点箱收货需检查设备外包装是否开封、是否完整、是否受潮、是否积压变形，若包装受损易导致内部设备受损。开箱检验检查设备外观是否全新，有无伤痕，并逐一核对序列号。设备序列号是设备唯一标识符，由生产厂家按照一定规范编号，通过序列号可以从生产厂家查询设备的型号、产地、生产线、生产日期甚至生产工人等信息，是设备保修的重要识别信息。

4. 合同相符性检查需要根据合同中的设备清单、产品型号、数量、配置情况等逐一进行落实。部分厂家产品型号不规范，对设备识别会造成困难，必要时需要求厂家提供型号对照说明。另外，合同注明为原厂装配的设备无须拆卸设备进行组装，且设备整体在原厂经检测，质量保证度优于现场组装。加电测试是检查设备是否可用的重要手段，应根据设备使用说明书检查各指示灯是否正常，部件运转声音是否正常等。

5. 加电测试可能因为实施条件不具备而延后检查，但应作为重要检查项目之一。多数设备均有使用手册、保修卡、出厂检查证明及各种辅材，这些资料对设备的使用和维修非常重要，宜要求供货单位协助有序整理移交。

（十二）信息系统设备全生命周期管理规范

1. 要求

以提高设备可靠性为目标，以设备台账管理为基础，以设备定期工作管理、点检管理、技术监督等预防性、预警性管理为核心，以验收、安装、检修管理、技改管理等计划性、项目性管理为依托，以设备缺陷管理、运行值班管理等日常运营性管理为抓手，以设备定值、设备异动、设备评级等管理为补充，建立一个系统化、立体化、动态化的设备管理体系。

进行动态化、系统化、预防性、预警性的设备管理，与预算管理、物资管理实现互联，将设备管理统一纳入医院价值链管理之中。

2. 设备全生命周期管理的三个阶段

三个阶段包括前期管理、运行维护管理、报废及更新的管理。

3. 前期管理

（1）设备的前期管理包括规划采购、购置、到货验证、安装配置、调试、试运行的全部过程。

（2）规划采购期：在规划采购前期做好设备的需求分析，进而通过完善的采购方式，进行招标比价，在保证性能满足需求的情况下进行合理购置。此阶段应形成规划采购需求分析说明书。

（3）到货验证期：到货验证期属于过渡阶段，验证重点包括点箱收货、开箱检验、合同相符性检查、加电测试及资料整理等。到货前，供货单位宜预先提供货品存放条件要求、货物清单及序列号以便检查核对。到货验证阶段结束，应当马上进行台账更新操作。

（4）库存期：设备资产采购完成后，如果不需要马上安装使用，则进入机构设备库存，属于库存管理的范畴。否则直接进入安装调试期。该阶段应形成库存记录单，如果有库存管理系统应当录入管理系统。

（5）安装配置和调试期：此期限比较短，属于过渡期，如此阶段没有规范管理，很可能造成库存期与在役期之间的管理真空。此阶段应形成安装配置记录文档。

（6）试运行期：试运行期时间视设备用途而定，大型应用设备试运行期时间要大于小型应用设备，有必要的话还需要进行压力测试。

4. 运行维护管理

（1）运行维护管理是指为防止设备性能劣化而进行的日常维护保养、检查、监测、诊断及维修等管理，其目的是保证设备在运行过程中经常处于良好技术状态，并有效地降低维修费用。

（2）应当形成设备维护作业计划制度、日常巡检制度。

（3）管理人员根据设备关键性及其各项经济、技术指标对设备进行分类，对不同类型的设备分别采用状态检测维护、定期维护、改善性维护等不同的维护模式。维护管理包括编制及更改维护计划，记录维护信息。

（4）日常运行维护操作应当记录设备日常运行工时信息、能源消耗信息、操作员信息等。

5. 报废及更新的管理

（1）报废期

设备整体已到使用寿命，故障频发，影响设备组的可靠性，其维修成本已超出设备购置费用，应对设备进行更换，更换后的设备资产进行合理处置，建立完善的报废流程，以使资产处置在账管理，既有利于追溯设备使用历史，也有利于资金回笼。

（2）更新期

对于已经报废的设备承担的应用，在报废前期就应当进行充分的业务需求及性能需求分析，填写资产申请单，进行新设备的购置。

第五节　财务标准化

一、标准化目的及内容

医院财务管理工作事关医院的稳定与长期健康发展，医院财务管理是指围绕医院提供医疗服务的过程所产生的一系列经济管理活动。医院应建立健全财务监管制度，包括医院财务管理制度和财务监督制度，规范医院财务工作，有效控制成本；完善监管机制，统一账务收支管理，合理利用资金；规范财务工作流程，合理调配医院各项资源。

下面列举部分标准的内容进行举例说明。

二、标准举例说明

（一）医院内部审计管理

1. 内部审计机构、人员

（1）医院设立内部审计机构——审计部，根据工作的需要和要求配备专职审计人员，在医院主管院长的直接领导下开展工作，接受省审计厅、所属上级部门的业务指导和监督。

（2）医院内部审计人员实行岗位资格和后续教育制度。从事内部审计工作的专（兼）职人员应持有中国内部审计协会颁发的"内部审计人员岗位资格证书"，医院支持和保障内部审计人员的后续教育。

（3）医院内部审计机构履行职责所需的经费，列入财务预算，由本单位予以保证。医院保护内部审计人员依法履行职责，任何单位和个人不得打击报复。

2. 职责和权限范围

（1）内部审计人员办理审计事项，应当严格遵守内部审计职业规范，忠于职守，做到独立、客观、公正、保密。

（2）医院内部审计机构按照医院的要求，履行下列职责：

①对医院财政收支、财务收支及其有关的经济活动进行审计。

②对医院预算内、预算外资金的管理和使用情况进行审计。

③对医院固定资产投资项目进行审计。

④对医院内部控制制度的健全性和有效性及风险管理进行评审。

⑤对基建工程、维修工程的预决算进行审计。

⑥对医院的工程项目、大宗物资和大型仪器设备采购项目的招投标进行审计。

⑦对医院的物价执行情况进行监督和检查。

⑧法律、法规规定和医院上级领导要求办理的其他审计事项。

（3）医院审计部每年向医院提出内部审计工作报告。

（4）医院确保内部审计机构具有履行职责所必需的权限，主要是以下几方面：

①要求被审计单位按时报送财务收支计划、预算执行情况、决算、会计报表和其他有关文件、资料。

②参加医院的有关会议，召开与审计事项有关的会议。

③参与研究制定有关的规章制度，提出内部审计规章制度，由医院审定公布后实施。

④检查有关经营和财务活动的资料、文件和到现场勘察实物。

⑤对与审计事项有关的问题向有关单位和个人进行调查，并取得证明材料。

⑥对正在进行的严重违法违规、严重损失浪费行为，做出临时制止决定。

⑦对可能转移、隐匿、篡改、毁弃的会计凭证、会计账簿、会计报表及与经济活动有关的资料，经医院领导批准，有权予以暂时封存。

⑧提出纠正、处理违法违纪行为的意见及改进经济管理、提高经济效益的建议。

（5）对医院中严格遵守财经纪律、经济效益显著、贡献突出的集体和个人，医院审计部可以向单位主要负责人提出表扬和奖励的建议；针对审计发现的主要问题提出处理、处罚意见和改善经营活动及内部控制的建议。

3. 审计方式、方法

（1）医院内部审计机构应遵守内部审计准则、规定，按照医院领导的要求实施审计。

（2）医院内部审计采取不定期审计、专项审计和委托会计师事务所审计三种方式。

①不定期审计是按照每年的内部审计工作计划，对各单位部门进行审计。

②专项审计是根据医院领导的指示或有关部门出现的经济事项的需要进行审计。

③委托会计师事务所审计是当被审计单位经济业务量大，审计部审计力量不足的情况下，由审计部提出委托审计的请求，经医院主管领导批准后，向会计师事务所提出业务约定书，委托会计师事务所对被审计单位实施审计。

（3）内部审计原则上采取就地审计和报审审计的方法。

（4）医院内部审计机构应当不断提高内部审计业务质量，并依法接受审计机关对内部审计业务质量的检查和评估。

4. 审计工作的程序

（1）审计部根据医院领导的指示和各部门的具体情况，拟订审计工作计划，报医院领导批准后组织实施。

（2）审计工作计划确定后，应由两名以上具有相当业务水平的审计人员组成审计小组，并于审计前通知被审计单位。

（3）经审计前的调查学习，确定审计的重点，对审计项目实施审计，审计中发现的问题可随时向有关部门提出改进意见。

（4）审计终结，审计组提出审计报告，并征求被审计单位的意见，10天内被审计单位不将书面意见送交审计组，则视作无异议。审计部将审计报告、审计意见等送医院主管领导审批，医院领导批复后由审计部具体办理和监督执行。

（5）医院有关部门应完整地提供实施审计所需要的会计报表、账簿、凭证及有关文件、资料。在上报主管部门财务报表（年报）的同时，另送一份给审计部。审计部应建立审计档案，按照有关规定管理。

（二）医疗收费管理

1. 成立医药价格管理小组，组长由医院法人代表担任，副组长由主管医疗业务的副院长和各分院的院长担任，组员由审计部、财务部、医教部、护理部、设备部和药学部等相关负责人担任。

2. 医药价格管理小组负责建章立制，制定相关的医疗收费管理制度和收费管理职责，从制度、办法上保证国家各项价格政策的贯彻落实。

3. 医药价格管理机构设置在审计部，审计部配置专职物价管理员，负责医院医疗收费管理工作，各病区设置兼职物价管理员，配合审计部，负责宣传贯彻落实医疗收费的有关规定，检查本科室的医疗收费执行情况，如有问题，及时向审计部汇报。

4. 医院严格按照省物价局的有关规定对医疗服务项目执行收费，严禁自立项目、分解项目、重复收费和自行调整收费标准，严格按照有关的加成比例对一次性卫生材料进行作价。

5. 各科室需要新增医疗服务项目时，应按照省物价局的有关规定和程序，办理新增医疗服务项目申报手续，否则不得收费。

6. 医院要完善药品招标采购工作，严格按照省物价局的有关规定进行药品零售价的作价，做到按时调整，不损害患者的利益。

7. 医院对患者进行诊治时，应坚持合理检查和合理用药的原则，按照诊疗常规进行，患者使用需要另收费的特殊卫生材料、高档药品、高档检查和治疗时应事先征求患者或家属的同意，未经患者或家属同意的，不得收费。

8. 收费管理部门要建立相应的收费投诉和查询流程，自觉接受患者的查询和监督，对投诉和反映意见的处理要认真、及时。医院在显著的地方设置投诉信箱，公布投诉电话，从多渠道接受群众的监督。

9. 财务部统一管理医院的收费工作，严格执行省财政厅规定的票据管理办法和医院的财务管理制度，不得擅自购买票据进行收费，非财务部人员和科室不得自行收费。

10. 医院要完善医疗服务项目和药品价格公示制度，将主要的医疗服务项目、药品的名称和价格在显眼的位置公示，设置电子触摸屏和费用查询系统供群众查询，提高医疗服务项目和药品收费的透明度。

11. 医院要完善门诊和住院费用清单制度，将药品、医用耗材和医疗服务项目名称、数量、单价、金额等告知患者或家属。患者出院时，医疗机构提供详细的总费用清单。

12. 各临床科室和出院处对住院患者的费用核查要按医嘱要求和护理记录进行，杜绝多收、漏收和少收等差错，提高医疗收费服务的准确度。

13. 医药价格管理小组定期和不定期地对医院收费工作进行检查，检查内容主要有收费项目和标准是否符合医疗服务价格规范和药品价格政策，是否有另立项目、分解项目、滥做检查和治疗、滥用药物的现象，是否合理检查和合理用药。医院价格管理小组负责将检查结果及时通报院领导和有关科室。

14. 医院定期召开患者座谈会，广泛听取意见和建议，改善收费管理工作中存在的问题。

15. 实行医疗收费奖罚制度，对自觉遵守国家各项价格政策，认真做好收费管理和严格执行物价政策的科室，医院将给予表扬和奖励。对违反规定且情节严重的科室，由医药价格管理小组按有关规定进行处理。

第六节　设施设备及用品标准化

一、标准化目的及内容

　　医学设施设备及用品管理部门负责全院医学材料、装备的购置、安装、验收、维修保养和质量管理等工作。先进的医学装备是医院发展和提升服务水平的物质基础。医用材料及设备的管理直接影响医院医疗业务的开展，运用标准化手段，对医院医用材料及设备进行管理，旨在提高医用材料及装备管理的规范化，对其进行有效监管，提升管理的科学水平、安全性及效率，降低医疗器械临床使用风险，提高医疗质量。设施设备及用品管理包括医用材料管理及医用设备管理。医用材料管理可包括医用卫生材料（含高值耗材）准入申请及流程、物资申领流程、供应商管理及评价指标、仓库管理等；医用设备管理可包括资产管理，医疗器械、设备申购流程，仪器设备验收，医疗设备使用管理，特种设备管理，计量设备管理，报修管理流程，资产调拨，资产处置等。

　　下面列举部分标准的内容进行举例说明。

二、标准举例说明

（一）仓库管理

1. 接收并保管验收医疗器械

　　（1）仓库保管员应根据《验收合格产品入库通知单》逐项查验，没有问题即按照商品货位上架。对待验产品根据其有效证件进行复核（企业营业执照、生产许可证或经营许可证、产品注册证等），与产品的外包装箱注明的中文标识进行核实，确保生产或经营许可证号、产品注册证号、产品标准号、厂名、地址等相符。如果发现与通知单不符的情况，及时与采购员联系，在未予以更正之前不得入库。

　　（2）《验收合格产品入库通知单》在工作结束后及时清理装订，不得遗失，做到日清月结。

261

（3）认真填写验收记录，内容包括购货日期、供货企业名称、生产企业名称、产品名称、产品注册证号、规格型号、购进数量、生产批号、灭菌批号、产品有效期、验收结论、经办人、负责人等，采购验收记录应妥善保管，以便追溯和查询。记录保存期应不少于产品有效期满后 2 年。

2. 不得入库的情况

（1）外包装破损、封口不牢、衬垫不实的产品。

（2）包装内有异常响动、有漏气的产品。

（3）包装标识模糊不清或脱落的产品。

（4）无生产批号、无灭菌日期、无有效期或超出有效期的产品。

3. 出库验发填写和保存出库复核记录

（1）采购人员按照月计划的品种数量通知供应商配送。

（2）仓库保管员按照销售票的内容与所备产品逐一核对，核对内容为购货单位、日期、品名、数量、规格、生产批号、批准文号、效期、生产企业、灭菌批号等。核对无误仓库保管员签字。

（3）封装备好的产品，在外包装上注明"***单位""库号 – 总号 – 分号"，例如：*** 医院，1–5–1，3–2–1，5–3–3。

（4）出库时遵守"先产先出""近期先出""按批号发货"原则。同一用户同种产品尽量发放同一种批号，如果不能发放同一批号，需要在出库单上标明不同批号。

（5）出库单及时清理装订，不能遗失，做到日清月结。

（6）出库单记录内容包括产品名称、剂型、规格、数量、生产厂家、销售日期、科室负责人签章、复核人签章等项目。

（7）出库记录每个月集中装订，每年集中封存，在封存箱注明库号、记录单年度、负责人，封存 6 年。

4. 出库复核检查时发现异常现象

（1）发现下列情况不得发货：

①外包装破损、封口不牢、衬垫不实的产品。

②包装内有异常响动、有漏气、有明显挤压的产品。

③包装标识模糊不清或脱落的产品。

④超出有效期的产品。

（2）出现异常情况由仓库保管员报告设备管理处，经设备管理处确认为不合格的，移至不合格品库。

（3）凭设备管理处《不合格产品通知单》，仓库保管员通知打单员处理产品台账。

5. 储存产品的措施

（1）医疗器械仓库应相对独立，仓库周围应卫生整洁、无污染，仓库内应干净整洁、门窗严密、地面平整。配备防潮、通风、避光、防尘、防虫、防鼠、调节温/湿度及消防安全的设备设施，做好分区工作，仓库内不得存放非医疗器械产品及无关杂物，无菌医疗器械与一般医疗器械应分区存放。

（2）医疗机构仓库保管员应熟悉医疗器械产品的性能和储存要求，做到医疗器械产品按品种、批次摆放，医疗器械要专库或专区存放，有温度等特殊要求的医疗器械要存放于专用冷库中。

（3）库房相对湿度保持在 45% ～ 75% 之间。

（4）仓库保管员每天 2 次测量温度，当温度低于 0℃、高于 30℃时，开启中央空调调节至 25 ～ 28℃之间。

（5）仓库保管员每天 2 次测量湿度，当相对湿度小于 45%、高于 75%时，采取加湿、除湿、通风等措施调节至正常。

6. 产品存放区域化管理

（1）绿色标志为合格品区；红色标志为不合格品区；黄色标志为待验品区。各色标标志牌统一放置，仓库保管员要正确使用色标标志牌。

（2）色标标志牌悬挂或标示在明显位置。待验黄牌悬挂在货垛的四周，与其他产品分隔开。

（3）验收合格产品，入库即可摘牌。

7. 产品搬运和码放操作规范

（1）仓库保管员及搬运工对产品均应按规范要求搬运，不得野蛮装卸，防止产品包装的破损。

（2）上架或码垛产品时应摆放整齐，包装箱的生产批号、灭菌批号、效期标示朝外摆放，便于查看。不同批号产品不得混垛摆放，堆放高度适当。

（3）定期检查，码垛时间超过 6 个月未曾流通的产品要进行翻垛。

8. 产品堆放高度、间隔距离的要求

（1）与墙、屋顶（房梁）、散热器及供暖管道距离不小于 30cm。

（2）与地面距离不小于10cm。

（3）货架、货垛之间距离不小于100cm。

（4）照明灯垂直下方与货垛水平面之间距离不得小于50cm。

9. 产品堆放按批号、效期远近安排货位的规定

（1）产品码放时，生产批号、灭菌批号、效期标志向外，方便查看。

（2）同一品种相同批号的产品码放在一起，不分散摆放。

（3）同一品种不同批号的产品，按批号分别码垛。

10. 库存盘库与进行报告

（1）每个月的第一个工作日，按照财务处提供的库存表进行盘点，发现不符问题及时反馈设备管理处进行调查，做到账、物相符。

（2）将自入库以来6个月未发生流通的品种记录，分别通知采购员与设备管理处。

11. 库区清洁卫生

（1）仓库保管员负责库区内部及外部清洁卫生，保持整洁。

（2）库区内地面无杂物、无积水；库区外部环境无杂草、无积水、无污染源。

（3）仓库保管员每日清晨打扫库区；每日下班前清理工作场所。

12. 库区捕鼠工作

（1）库房四角放置捕鼠器具，本库工作人员要明确放置位置。

（2）仓库保管员每天巡查，及时更换捕鼠器具。

13. 库区安全防火工作

（1）库区内严禁烟火，防火标志明确。

（2）库区内及库区门口放置灭火器具，工作人员明确使用方法。

（3）按照防火安全规定更换灭火器具。

（4）库区工作人员下班检查关闭电源。

（5）库区工作人员下班检查门窗关闭情况。

（二）设备报修管理

1. 报修流程

（1）使用人员发现专业设备异常，先上报科室负责人，或由科室负责人授权的设备管理人，由其进行初步检查，确认该异常现象为设备故障，再由负责人通过电话报修负责部门或责任工程师。

（2）科室报修故障时应告知以下相关信息：设备所在科室名称，故障设备名称，设备故障现象，使用科室联系人，故障设备目前需求情况。

（3）为能尽快解决故障，降低故障停机时间，使用科室应积极配合工程师报告相关故障信息及进行故障针对性的测试。

（4）使用科室发现设备故障后应及时向维护部门报修，严禁拖延。因科室延迟报修而影响患者诊疗的，责任由科室负责人及科室当事人承担。

（5）在非正常工作时间内（不包括值班时间），如设备确认故障同时需要紧急维修，向医院总值班报修，由医院总值班协调处理。

（6）对于送修设备，科室送修人员应配合维修部门做好相关信息登记。

2. 内部维修

（1）医院工程师应在设备故障 24 小时内解决故障或提出维修方案。

（2）如医院工程师在 24 小时内未能修复设备，应告知使用科室负责人以下信息：故障情况，维修方案，预计修复时间段。

（3）未修复的设备，应放置在"待修设备"区域，并悬挂"维修信息"牌，注明以下信息：送修日期，维修方案，责任工程师。

（4）内部维修如涉及零配件更换，应及时联系采购人员进行采购。

（5）已修复的设备应按要求放置在"已修复设备"区域，并立即通知对应科室负责人确认或取回。

（6）在正常情况下，维修顺序应先遵循"先急后缓"原则，再遵循"先报（送）先处理"原则。

（7）内部维修完成后，维修工程师填写相应维修单，由科室负责人签名确认。

3. 服务商到现场维修

（1）维修任务应由设备管理处人员通知服务商，所有未经医院设备管理处同意而自行前往维修的行为均属违规行为，医院将追究相关部门及人员责任。

（2）服务商进行现场维修服务应有医院工程师跟进。如因特殊原因医院工程师无法全程跟进的，需要提前向设备所属科室负责人说明情况，由科室安排人员跟进。

（3）维修服务商应佩戴工作证或公司出具的认可证明。无以上任一证件者，医院按外来可疑人员处理。

（4）设备修复后要求服务商出具盖有服务商公章的设备维修单，由科室负责人与医院工程师共同在维修单上签名确认，其中一份交设备管理处存档。

（5）服务商现场维修过程中，如发现任何与设备相关的异常情况，应及时向设备管理处工程师详细汇报，并积极配合设备管理处处理。

（6）服务商现场维修应配合医护人员工作，保护患者隐私，尊重家属情绪；严禁大声喧哗，随意走动。

（7）服务商应维护医院良好的医疗环境，确保整洁卫生，维修垃圾及时处理。

（8）如服务商到现场维修前或现场检查后，修复方案涉及费用，责任工程师应指导并督促服务商在 24 小时内按医院要求进行书面报价。

（9）一般情况下，医院在 48 小时内（从得到报价的时间算起）确认并回复服务商及责任工程师，由责任工程师继续跟进。

（10）在特殊情况或紧急情况下，责任工程师应及时汇报维修负责人，由维修负责人汇报设备管理处主任，并按实际情况及时处理。

4. 外送维修

（1）外送维修设备应做好取出 / 送回登记，并由医院工程师及服务商双方签名确认。

（2）外送维修如涉及费用，医院工程师应要求服务商在 ** 小时内按医院要求提供盖章书面报价单。报价单信息应包括故障设备科室、故障设备名称、故障设备序列号、设备故障原因、医院工程师姓名、修复含税价格、配件更换明细表、维修服务保修期、服务商名称、服务商电话。

（3）一般情况下，医院在 ** 小时内（自得到报价之时计算）确认并回复服务商及医院工程师，由医院工程师继续跟进。

（4）在特殊情况或紧急情况下，医院工程师应及时汇报维修负责人，由维修负责人汇报设备管理处主任，并按实际情况及时处理。

（5）外送维修设备在医院确认报价后，无须配件更换或配件存储于国内的，服务商应在 ** 小时内修复；需定制配件或配件需要由国外进口的，服务商应在 *** 小时内修复。在限定时间内未能修复的，医院工程师上报设备管理处负责人，并根据实际情况要求公司提供备用设备。

（6）外送维修设备修复送回后，应由医院工程师确认故障修复效果，再交使用科室负责人确认设备的功能状态。

（7）外送维修设备修复送回后要求服务商出具盖有服务商公章的设备维修单，并由科室负责人与医院工程师共同在维修单上签名确认，其中一份交设备管理处存档。

5. 维修安全管理

（1）维修工程师应经安全操作培训及考核合格后才可独立进行维修工作。

（2）进行设备检修，应参照设备生产厂家官方的技术章程及注意事项，不熟悉者禁止进行维修作业。

（3）检修设备前，应在明显位置摆放或悬挂警示牌，避免其余人员进入。

（4）两人或两人以上进行统一设备检修，在未得到所有人许可的情况下，严禁私自改变设备的通电状态、运行状态及形体状态。

（5）一般情况下，禁止在带电情况下对设备进行拆卸、配件更换、搬迁移动。如有特殊情况，应严格按照生产厂家官方要求进行。

（6）完成医疗设备检查、维修、保养工作，应及时按要求（医院洗手规范）清洗手部或其他接触部位。如在维修过程中出现局部皮肤破损出血，应及时寻找医护人员做消毒处理，严重工伤者立即上报设备管理处主任。

（7）电气安全管理：

①在未知设备是否带电的情况下，人体禁止直接触碰机器电路板或任一金属触点部分。

②维修人员进行维修前应检查自身表面或衣物是否存在水分。

③设备保险丝烧毁时，未查明原因，不可随意更换大容量保险丝；设备引发跳闸时，未查明原因，不可直接打开电闸。

④如需断电进行设备检修，切断市电后应检查并拆除设备蓄电池，正确使用电气检查工具，确保设备无余电后，方可进行后续工作。

⑤进行带电操作或测量时，避免导电体（包括人、金属工具等）同时接触两个或两个以上金属触点。

⑥一般情况下，禁止在带电情况下对设备进行拆卸、配件更换、搬迁移动。如有特殊情况，应严格按照生产厂家官方要求进行。

⑦维修设备过程中所有拆除的线路要处理好，应将裸露线头包好，以防发生触电现象。如发现存在导线破损情况，应立即更换。

⑧维修工作台和地板应做好绝缘并保持干燥整洁，严禁在金属台面上

进行维修作业。

⑨维修后机器内部严禁留有任何异物，如线头、螺丝、故障元器件等维修垃圾。

⑩使用合格的绝缘工具进行检修，定期检查，如有破损，严禁使用。

（8）辐射安全管理：

①设备维修前，应使用专业检测设备确保无任何辐射后才可进行维修。

②设备需要测试，应在检测合格的屏蔽间内，且检测人员应避免其他人员进入屏蔽间。

③维修人员应做好辐射防护措施。

（9）机械安全管理：

①维修人员应确保设备各部件稳固后才可进行作业。

②在未知部件重量的情况下，严禁拆除或搬离。

③严禁用肢体直接或间接接触设备中的齿轮、电机、轴承、风叶等。

④维修人员检查自身头发及衣物，头发过长者应盘起，衣物避免有较长绳索状物体。

⑤设备完成维修后，应检查各部件是否安装妥善、参数设置是否合理，在无任何异物存在的情况下才可通电测试。

（10）感染物防护管理：

①直接与患者体液或其他感染物接触的设备，须完成全面清洁消毒后才可进行维修。

②维修人员应穿戴合格的防护手套进行维修作业。

③完成维修后，工具应做好清洁消毒。

（11）有毒化学物防护管理：

①应在确定设备不存在任何有毒化学物残留的情况下，才可进行维修。

②接触或产生有毒化学物的设备应在通风处维修。

③维修人员应穿戴合格的防护口罩、防护手套进行维修。

6. 设备维护保养

（1）设备管理部门每年按医院实际情况拟订年度设备维护保养计划。

（2）设备专业保养由设备管理部门工程师按计划进行，或应科室合理需求对设备进行维护保养。维护保养内容：检查科室维护情况，对设备散热口内部进行除尘，检查设备按键灵敏度，检查设备易损件消耗情况，检查设备工作状态，检查设备附件的完整性。

（3）设备的全面保养由设备管理部门安排厂家技术人员进行，或应科室合理需求对设备进行维护；维护保养内容按厂家官方文件进行。

（4）设备保养人员应提前与科室负责人沟通保养事宜，与科室负责人协商合理时间、地点进行保养，保养工作以不影响科室诊疗工作为前提。

（5）所有的维护保养工作须建档记录，每次保养完成需由科室负责人签名确认。

（6）设备保养严禁影响患者安全。

（7）设备的除尘工作应在远离病区的指定地点进行。

（三）计量设备管理标准

1. 计量器具的管理

（1）属于强制检定的计量器具应有专人（计量管理员）负责管理和协调。

（2）在上级计量部门的监督和指导下，医院计量委员会和医疗设备管理部门按照《计量法》的要求和有关的规定，统一管理全院的计量工作。科室设立计量管理员，负责配合本科室的计量设备的检定工作。

（3）统一建立全院强制检定计量器具的台账、分户账、分类账，保管好有关的技术档案和检定证书。

（4）加强与计量检定部门的业务联系，做好年度强制检定计量器具的周期检定工作。

（5）随机地对在用计量器具进行抽检，停止使用超期或不合格的计量器具。

（6）对违反计量工作制度产生的后果，报领导做相应的处理。

2. 计量器具的采购、入库、降级和报损制度

（1）购置时，要审查计量器具的型号、规格、精密等级、测量范围、计量性能等，以保证计量性能的准确可靠。

（2）采购的计量器具应有 CMC 或 CPA 标志（并附有许可证编号），不得采购未取得制造计量器具许可证的企业生产的计量器具（生产企业提供证书）。

（3）计量器具购进后，应保管好有关的技术资料，使用前应将该计量器具送交计量部门检定。

269

（4）验收和检定合格后的计量器具方可入库，同时由计量管理员建立台账并编制定期检定计划。

（5）对验收或检定不合格的新购置的计量器具，由医疗设备管理部门提出退货报告，由原采购部门办理退货。

（6）经检定不合格且修理后仍不能通过检定的计量器具，由计量管理员提出报废报告，经医疗设备管理部门统一处理。

3. 计量器具的使用、维护、保养制度

（1）使用计量器具的部门，应做好计量器具的使用与保养工作，制定相应的使用操作规程，由专人负责，并严格按照说明书及操作规程进行操作。

（2）所有计量器具都应建立使用记录并定期进行维护和保养；常用计量器具应每次使用后擦净保养，不常用者应定期做通电试验。

（3）存放计量器具的场所，要求清洁卫生。温度、湿度应符合检定规程的规定，并保持相对稳定。易变形的计量器具，应分类存放，妥善保管。严禁计量器具与酸、碱等腐蚀性物质及磨料混放。

（4）在用计量器具应有计量鉴定证书或合格标记，发现合格证书丢失或超期的，应及时查找原因，办理补证手续。

（5）计量器具发生故障时，应及时报计量管理员处理，各使用部门无权擅自修理计量器具。精密贵重仪器经主管领导批准后送修，并做好记录。

（6）有下列情况之一的计量器具不得使用：未经检定或检定不合格；超过检定周期；无有效合格证书或印鉴；计量器具在有效使用期内失准、失灵；未经政府计量行政部门批准使用的非法定计量单位的计量器具。本单位不能修理的计量器具，应委托取得《修理计量器具许可证》的单位修理，并在取得该单位开具的合格证后方可使用。

4. 计量文件、技术档案资料管理制度

（1）计量文件、技术资料、质量凭证、单据应由专人保管并进行编号、登记，借出时履行借用手续，以防丢失和损坏。

（2）认真填写计量技术档案，做到内容完整、字迹端正，符合国家计量部门的相关规范。

（3）按规定的保存时间保管好计量文件和技术档案资料，如销毁档案资料须经批准。

（4）对发生丢失计量档案的事件应做好记录，查清原因再追究责任。

第七节　人力资源管理标准化

一、标准化目的及内容

医院的人力资源是医院进行各种活动的基本力量和最核心的战略性资源。医院人力资源管理包括人才培养与开发管理、人员招聘、薪酬管理、劳动关系管理、考勤管理、离职管理、社保管理、人事档案管理及岗位管理等，针对以上环节进行人力资源标准化管理，有利于进行人力资源的有效开发和管理，通过人力资源的合理编设及配备，优化整体结构，建立有效的绩效评估体系及薪酬体系，整合医院的资源，提高医疗人员素质，从而推进医院管理的科学化进程，提高内部管理水平，促进医院的健康发展。

下面列举部分标准的内容进行举例说明。

二、标准举例说明

（一）新员工培训管理规范

1. 人员范围

全体来院工作的新毕业生，不受学历和入学前是否曾经参加工作的影响。

2. 培训办法

（1）医院与新毕业生签订培训期合同。培训期内，属租赁范围的新毕业生其劳动关系、人事档案、户口等归属所在租赁单位管理，不属租赁范围的新毕业生其上述关系归属医院管理。培训期满考核合格，租赁专业技术人员转入院内，劳动关系由医院管理。

（2）所有新毕业生的党团及工会关系均在医院管理，在医院缴纳党费、团费、工会费和参加组织生活。

（3）临床专业硕士及以上学历、护理专业本科及以上学历人员，培训期为＊年，其他人员培训期为＊年。

（4）新毕业生根据《新毕业生培训期考核办法》的规定，以大科为单位组织考核。考核时间为每年的 8～9 月。培训期为 3 年的新毕业生，每年进行年度考核，年度考核合格者方可进入下一年度的培训。培训期满进行期满考核，期满考核合格的，医院发给《广东省中医院培训合格证书》。

（5）培训期满选留各类毕业生的比例：临床专业硕士及以上学历人员、护理专业本科及以上学历人员选留 **%；临床专业本科及以下学历人员选留 **%；非临床专业（医技、药学）本科及以下学历人员、护理专业大专及以下学历人员选留 **%。

（6）培训期满被选留者，由医院与其签订聘用协议或劳动合同，按医院同类人员办法管理。

3. 培训期福利待遇

按国家及省市有关规定执行。

4. 培训期满

培训期满，培训合同自然终止。

经考核合格被选留者，签订聘用合同或劳动合同。

5. 解除培训合同

在培训期内有下列情形之一者，医院可以解除培训合同：

（1）培训期间，新毕业生违法违纪或严重违反医院的规章制度。

（2）根据培训期考核办法，新毕业生在培训期间不能通过考核。

（3）经医院和培训期新毕业生双方协商解除培训合同。

（4）培训合同约定的其他情形。

附件:《新毕业生培训期考核办法》（略）

（二）住院医师轮科培训规定

1. 轮科培训时间

针对不同学历、不同层次人员制定不同的轮科培训时间，包括以下内容：

（1）应届学士毕业的住院医师，轮科培训分为基础轮科培训和专科轮科培训。基础轮科培训时间累计为 ** 个月，培训期结束经考核合格后，进入专科轮科培训，时间为 ** 个月。

（2）应届硕士毕业的住院医师，基础轮科培训时间累计不少于 ** 个月，考核合格后进入专科轮科培训，时间不少于 ** 个月。

（3）应届博士毕业的住院医师，基础轮科培训时间累计不少于 * 个月，考核合格后进入专科轮科培训，时间不少于 * 个月。

（4）未升主治的非应届人员来院后，原则上按照以上 3 条进行轮科培训。

根据本人既往工作经历，可提出轮科更改申请，经科主任、大科主任同意，并由医院组织进行考核，根据考核结果安排轮科培训计划。

（5）在医院实习轮科的临床专业研究生，毕业后由医院组织对其所轮转科室进行理论考核和实践技能操作考核，考核合格后可不再轮转该科。

2. 轮科培训所轮转科室

（1）应届学士毕业生的三年基础培训，具体由各大科 / 专科做出安排。

（2）应届学士毕业生的二年专科培训，由各专科做出安排。

（3）应届硕士及博士毕业生的基础轮科培训，按以下原则进行：

1）内科（含脑病中心）：在内科范围内的各三级学科（专业）及其他相关专业科室、术科及功能科室轮转。

2）非内科：非内科原则上按以下要求轮训：

①必轮科室：ICU、急诊科、心内科、呼吸内科，并要求 ICU 不少于 * 个月（门诊科室如按摩科、理疗科、口腔科、传统疗法中心可不去 ICU），急诊科不少于 * 个月，心内科、呼吸内科不少于 * 个月。

②选轮科室：根据各科实际情况，安排轮转本专业及相关专业科室。

3. 轮科培训考核

（1）各专业科室负责制定本专业的培训要求及大纲，确定授课内容，规范出科考核标准，规定轮转本科应掌握的中西医基本知识、常见病、多发病及技术操作的例数，分别制定本专科人员培训要求及跨科轮科人员培训要求。同时将研究生轮科及临床医师轮科规范相结合，统一标准进行培训及考核。

（2）各科室严格执行轮科出科考核，并按轮科计划及轮转本专科出科考核规范要求进行考核。

（3）轮科考核成绩由平时成绩和出科考试成绩组成，满分为 200 分，其中平时考核 100 分，出科考试（理论考核和技能操作考核）100 分，任何一项考核不合格者，均不能出科。理论考核采取电子题库人机对话进行，技能操作考核由科主任组织，考核小组由科主任及两名副高职称以上人员组成，须严格考核，并留有考试资料备查。医院年终组织专家抽考，如抽考不合格则按轮科不合格计。医院将在年终统计专家抽考合格率，未达到标准的，所轮科室受连带责任。

（4）参加轮科的医师，出科考核合格方能进入下一专业科室的轮科，考核不合格者延长该科的培训时间，并扣继续教育学分5分。医院将不定期抽考。若同一科室两次出科考核不合格者，退回人事处。

4. 轮科培训管理

（1）轮科培训实行科主任负责制，各科主任应严格落实、执行轮科制度，制订轮科医师科内小课培训计划（可结合实习生、进修生的培训），按时送出及接收轮科医师，并做好培训管理和考核。医教处将进行抽查。

（2）各科应在每年的＊月中旬将轮科计划经科主任/大科主任签名确认后书面报医教处，经医教处统筹协调后公布。各科应按照医教处公布的轮科安排进行轮科，各科不得擅自变动轮科，因特殊原因需要修改轮科计划者，须提前将申请书面报至医教处，经协调后方能变动。无正当理由而未按轮科计划轮科者，每次扣除其继续教育学分2分并重新轮转该科，两次以上（含两次）扣除继续教育学分并重新轮转外，推迟1年晋升职称。

（3）轮科期间因医院工作需要，经院领导批准调离轮科岗位的，不影响职称晋升。

（4）各专科/科室提出的轮科方案及轮科掌握内容，经专家组论证确定后，不得擅自改动，如有特殊情况需要变动者，须经专家组论证并报医教处审批后方可生效。

（5）轮科医师在轮转科期间严格遵守科室纪律，在上级医师指导下进行诊疗工作。参与轮科的医师应单独管理一定数量的床位，并完成一定数量的病历书写。

（6）参与轮科培训的医师在出科前应进行出科考核，并及时提交考核表至医教处备案，无考核表者视为未轮科。

（7）如不能按时完成轮科培训及出科考核者，不予发第一阶段住院医师规范化培训证书，并延长培训时间。晋升主治医师前须完成所有轮科培训方具备晋升职称资格。

附件:《住院医师院内轮科出科考核表》（略）

（三）护理人员学历再教育管理规范

1. 申请要求

（1）来院工作1年经考核合格后，可以申请在职读书。

（2）申请在职读书应在完成本职工作和继续教育要求的基础上，且当年无严重投诉及医疗差错事故。

（3）申请读书的学科专业应与申请人所从事的专业工作相一致，双肩挑的行政管理干部可以申请就读所从事的业务学科，也可以申请就读管理学科。

（4）在职读书期间，申请人不得脱离工作岗位，应做到工作、学习两不误。如有部分时间确需脱产学习的，应利用本人教学假、欠休假时间进行，如教学假、欠休假时间不够完成脱产学习要求，需占用工作时间的，经本人申请、科室同意后，报主管院领导批准，并交人事部登记。脱产学习最长时间不超过 * 个月（含 * 个月），超过 * 个月按自动离职办理。

（5）申请在职攻读研究生或博士后的人员，应是所在学科有一定培养前途的教学、医疗、科研骨干，优先考虑专科护士、重点培养对象、十佳员工、优秀党员等。

2. 申请程序

本人提交书面申请，经科室护士长和大科护士长审批后，由护理主管部门报人事主管部门，再经主管院领导批准并备案。

3. 管理要求

（1）申请在职读书时，应与人事部签订《在职读书学习协议书》，保证在职读书期间，服从科室安排，完成本职工作；学习结束取得相应学历或学位，向医院申请报销学费后，承诺在医院继续工作至少 * 年，才能申请调动或辞职，否则应按未完成服务年限的比例偿还所报销的学费、脱产学习期间的所有工资、奖金及所有福利。所有离院者按规定偿还医院对其在业务上的指导和教育费 * 千元。

（2）在职读书期间，如不服从科室安排，不能完成本职工作，或出现严重投诉、医疗差错事故，造成不良影响的，医院将不再鼓励和安排时间帮助其完成在职学习，并做相应的纪律处分和经济处罚。

（3）申请攻读在职研究生的，所报专业应优先考虑本医院及学校的专业。

（4）医院不鼓励申请在职攻读本市以外的高校研究生，如个别专业确需到本市以外高校就读的，应由本人申请、科室同意、主管院领导批准。到市外高校读书所需时间和费用均由本人解决。

（5）在职读书期间，如因专业需要，需进行实习的，应以在本院实习为主，由本人提出申请，相关职能部门统一安排。

4. 在职读书期间的待遇

（1）在职读书期间，如不需脱产学习的，申请人的工资、福利待遇不变。如需进行脱产学习的，应首先利用教学假、欠休假时间进行，其间的待遇按休假办法办理。如教学假、欠休假时间不足以完成脱产学习，需占用工作时间的，则在此期间保留工作岗位，停发一切待遇。累计脱产学习时间不超过 * 个月（含 * 个月）。

（2）在院内实习期间，奖金按工作的质和量由所到科室计发。院外实习按脱产学习办法办理。

（3）在职读书期间所需费用均先由个人支付，取得学历（学位）后，报销办法如下：

①凭学历（学位）证书的原件、复印件、缴费发票经科主任审核签名后到人事部审核、登记，报主管院领导批准报销。

②在职攻读各层次学历，原则上最多只能报销两次学费，单次报销最高限额为人民币 * 万元整。

③只报销学费部分，其他费用自理。

（四）三级医师岗位职责

1. 临床科主任职责

（1）领导责任

①对本科室的医疗安全、医疗质量及成本控制负责。

②对本科室的管理秩序、纪律行为、整体面貌负责。

③为本科室生产安全和医疗行为的第一责任人。

（2）岗位职责

①在院长领导下，科主任负责本科室的医疗、教学、科研、预防及行政管理工作，是本科室医疗质量、患者安全管理和持续改进第一责任人。

②根据医院对专科（学科）建设的目标，制订年度工作计划及三年专科规划，定期督查计划进展情况，总结阶段性成果，确保科室完成年度计划及中长期专科规划。

③严格执行医院及上级医疗行政部门制定的各项规章制度及国家法律法规。

④严格执行医疗核心制度，保证医院的各项规章制度和技术操作常规

在本科贯彻执行。可制定具有本科特点、符合本专科发展规律的规章制度，经医院批准后执行。

⑤定期梳理、排查本科室医疗风险点，防范医疗隐患，严防并及时处理医疗差错。

⑥负责科内、科间各种关系的协调，注重创新团队的培育与发展。积极参加院内外各类突发事件的应急救治工作，接受并完成政府指令性医疗保障任务。

⑦主持本科室例会。及时、准确地传达医院要求，保证各项规章制度的贯彻落实。每一季度讨论本科在贯彻医疗安全及落实目标责任中出现的问题，提出改进意见与措施，并有反馈记录文件。

⑧参加门诊、会诊、院外会诊，决定科内患者的转院。领导本科人员完成门诊、急诊、住院患者的诊治工作和院内外会诊工作。

⑨界定好下级工作。对下级做出客观的工作评定，及时掌握科内人员的思想动态，并做好解释和疏导工作。

⑩组织制定常见多发病及主攻病种的诊疗规范及临床路径，应用诊疗规范或临床路径指导诊疗活动和诊疗行为，定期对诊疗规范及临床路径实施优化评估。

⑪保证每周重点查房1次，及时了解处理科室急危重患者，组织临床病例讨论，共同研究解决重危疑难病例诊断治疗上的问题。

⑫组织全科人员学习、运用国内外医学先进经验，开展新技术、新疗法，根据主攻方向明确临床科研工作的重点，保证科研方向的连续性。

⑬领导组织本科人员的三基培训，定期开展专业技术能力的综合评估，落实医院的升、调、奖、惩措施。妥善安排进修、实习人员的培训工作。

⑭按手术（有创操作）分级管理原则，定期考核各级医师手术权限，并动态实行监督管理。

（3）质控职责

①定期检查病历质量，及时审核、签署下级医师书写的病历。

②严格控制住院患者抗生素使用率。

③严控控制并及时上报非计划二次手术病例及非预期死亡病例。

④提升病房专科患者收治率，力争专科专病。

⑤督促科室医生完成药械不良反应的上报工作。

⑥有计划地安排择期手术，确保手术准时开台。

⑦逐步提高三、四级手术及提高 D 型病例的比率。

⑧严格控制手术后 30 天内死亡率。

⑨提高中医药治疗率、危重症的中医治疗率。

⑩提高中药饮片使用率，严格按照适应证合理使用中成药。

⑪ 制订优势病种诊疗方案，并不断评估优化。

⑫ 患者出院后 72 小时内，负责完成其病历的质控、签名并上交病案室。

2. 临床主治医师职责

（1）岗位职责

①在科主任的指导下，负责本科一定范围的医疗、教学、科研、预防保健工作。

②保证每周至少两次重点查房，对于危重疑难病例增加查房次数，指导住院医师进行诊断、治疗及手术介入等有创操作，实施常见及主攻病种的具体诊疗措施。

③坚持每天查房，体现主治医师的指导作用。负责观察患者每日的病情和体征变化，充分了解所管患者的医疗和辅助检查结果；负责或督促住院医师填写辅助检查单、会诊单、医嘱单等，督促住院医师及时准确完成病历，尤其是当日各类病程、谈话签字、小结会诊及手术操作等记录，及时检查、修改下级医师书写的所有医疗文件，参与对住院医师的专业能力考核。

④掌握患者的病情变化，若突然发生病危、死亡、医疗事故或其他重要事件时，应及时处理并在 15 分钟内向科主任汇报。

⑤参加值班、门诊及院内外会诊工作，主持疑难病例的讨论及会诊，严格落实并执行医保政策。

⑥认真执行各项规章制度和技术操作常规，定期检查所管患者的潜在医疗风险点，严防差错事故，协助护士长进行病房管理。

⑦落实本科室三基培训计划，担任临床教学，指导进修、实习医师工作。完成对本组下级医师（包括进修、轮转、实习医师）的培养和带教工作。

⑧决定一般患者的院内会诊、出院及转科，对于急危重症或特殊病例，应请示科主任后决定患者的出（转）院或转科。

⑨负责所管患者的满意度测评，及时处理患者投诉。当患者出现明显的病情变化或对诊治效果不满意时，应立即向科主任报告。

⑩ 48 小时内完成所有入院患者的主治查房并记录，24 小时内完成新收病重患者的查房及诊疗方案的制订，随时诊治病危患者。

⑪ 在主任医师查房时负责或和住院医师共同汇报患者新的病史、体征的变化，汇报生命体征及新的辅助检查资料。

⑫ 严格执行医疗核心制度，落实门诊及住院常见疾病诊疗规范及临床路径的实施。

⑬ 协助科主任和护士长做好本科室的医保管理工作，指导并监督本组医务人员严格执行医保政策。

⑭ 严格执行医院及上级医疗行政部门制定的各项规章制度。

⑮ 积极申报科研课题，按计划完成课题研究工作。

⑯ 积极开展本科室中医特色疗法。

⑰ 在科主任、护士长指导下定期梳理科室服务难点，积极参加精益管理项目。

（2）质控职责

①严格掌握抗生素使用适应证，控制门诊、住院部抗生素使用率。

②及时向科主任汇报三级以上、高龄、有多系统疾病的手术患者，提请科主任主持该类患者的术前讨论并制订替代方案。

③按时上报非计划二次手术患者、非预期死亡及手术患者、住院死亡患者。

④落实专科门诊、会诊及收治工作，督促完成药物及器械不良反应上报，填写或监督住院医师上报各类报告卡（传染病、肿瘤、院内感染、死亡及器械/药物不良反应等）。

⑤患者出院后 48 小时内，负责完成其病历的质控、签名并上交科主任质控。

3. 临床住院医师职责

（1）岗位职责

①在科主任和主治医师的指导下，根据实际工作能力，负责一定数量患者（** ~ ** 张病床）的全面医疗工作，每天至少上、下午各巡诊 1 次。

②在上级医师的指导下开展医疗工作，充分了解所管患者每日病情变化及检查结果，负责开写医嘱单，并认真追查相关检查、治疗的执行情况。随时与患者或其家属进行有效沟通，严格履行告知义务。

③及时规范地完成病历书写、打印及签名。新入院患者的病历，应于入院后 24 小时内完成，及时书写病程记录、操作记录和其他相关医疗记录。认真填写并及时上报各类报告卡（传染病、肿瘤、院内感染、死亡及器械/药物不良反应等）。

④及时向主治医师报告诊断、治疗上的难点及患者病情的变化，提出需要转科或转院的意见。

⑤值班时需及时了解重危患者的病情，及时发现病情的变化，及时向上级医师汇报并做出相应的处理。在下班前以书面或口头方式向值班医师做好交班。对危重症及特殊患者需与值班医师做好重点交接。

⑥对所管患者，在科主任、主治医师查房时，应详细汇报患者的病情和诊疗意见。请其他科室会诊时，应陪同诊视。

⑦认真执行各项规章制度和技术操作常规，必要时指导护士进行各种重要的检查和操作性治疗，严防差错事故。

⑧认真学习、运用国内外的先进医学科学技术，积极开展新技术、新项目。

⑨做好患者的思想工作。随时了解患者的思想、生活情况，征求患者对医疗护理工作的意见，当患者出现明显的病情变化或对诊治效果不满意时，应立即向上级医师和护士长报告。

⑩严格执行医院及上级医疗行政部门制定的各项规章制度，遵守国家法律、法规，严格执行医疗核心制度。

⑪刻苦钻研基础知识及基础理论，努力提高专业技能水平，积极参加科研工作。

（2）质控职责

①及时保证分管床位患者诊疗计划的实施。

②及时将病情变化、急危重患者情况汇报上级医师。

③保证器械、药物不良反应上报，认真执行临床路径。

④及时完成所管患者的病程记录并打印。

⑤患者出院当天内应完成全部病历的打印、签名并上交主治医师质控。

参考文献

［1］卓越.公共服务标准化的创新机制［M］.北京：社会科学文献出版社，2016.

［2］柳成洋，李涵.政府、企业、社会共同参与加快服务业标准化建设［J］.标准生活，2009，44（11）：20.

［3］郑文林.我国服务标准化的现状和发展趋势分析［J］.中国标准导报，2016，25（1）：58.

［4］张明兰，王晓燕.服务标准化的特征和对策研究［J］.质量与标准化，2009，28（11）：9-10.

［5］任雁，李巧，胡昌川.国家级服务标准化试点创建工作的现状、问题及对策［J］.中国标准化，2014，57（1）：107.

［6］黎倩茜.服务业标准化现状分析与对策研究［J］.质量探索，2016，13（9）：14-15.

［7］柳成洋，左佩兰，冯卫.我国服务标准化的现状和发展趋势［J］.中国标准化，2007，50（3）：18-19.

［8］张端阳.国外服务标准化研究综述［J］.东北大学学报（社会科学版），2012，14（4）：311-316.

［9］王世川，曹俐莉.国际服务标准化的发展及借鉴［J］.标准生活，2009，44（11）：28-29.

［10］王胡应.当前服务业标准化发展现状及趋势研究［J］.现代物业（中旬刊），2011，10（2）：17.

［11］全国服务标准化技术委员会.服务业标准化［M］.北京：中国质检出版社，2013.

［12］潘习龙，徐冬尽，张红.医院服务营销与服务管理［M］.北京：中国人民大学出版社，2006.

［13］廖新波.医院战略前线［M］.北京：科学出版社，2004.

［14］唐维新，易利华.医院服务战略概论［M］.北京：人民卫生出版社，2003.

［15］朱凤梅.1985～2015年我国医疗卫生体制改革逻辑评述［J］.中国卫生经济，2016，35（1）：8.

［16］林鹏.从制度变迁视角看我国医疗保障体制改革［J］.濮阳职业技术学院学报，2017，30（4）：72.

［17］黄晓宁.我国医疗卫生体制改革现状分析［J］.河南职工医学院学报，2014，2（2）：233-234.

［18］王国强，吕科伟.新医改背景下我国基层医疗体制存在的伦理困境及其对策［J］.中国医学伦理学，2018，31（7）：906.

［19］中华人民共和国卫生部.卫生标准概览［J］.中国卫生标准管理，2010，1（1）：73.

［20］谷京宇.加强卫生标准人才的培养与建设［J］.中国卫生监督杂志，2006，13（3）：218-220.

［21］庞亚男，郑彬.我国卫生标准与世界卫生组织指南制定与管理的对比［J］.中国卫生标准管理，2018，9（9）：7.

［22］霍小军.中国卫生标准体系发展回顾［J］.中国卫生标准管理，2013，4（1）：4.

［23］黄敏.国家卫生标准在监督执法过程中存在的问题与对策［J］.中国卫生监督杂志，2010，17（4）：327-328.

［24］程婉秋.关于卫生标准追踪评价的几点思考［J］.中国卫生标准管理，2013，4（11-12）：64.

［25］张战赛，赵艳芳，俞晓红，等.关于卫生标准宣传和贯彻工作的几点建议［J］.中国卫生监督杂志，2010，17（4）：341.

［26］谢秀丽，卢传坚，李慧，等.中医医院标准体系框架构建研究［J］.中国医院管理，2013，33（6）：18.

［27］蒋佳英，龚伟.我院公共服务标准化全覆盖提升医疗服务质量的初探［J］.江苏卫生事业管理，2017，28（2）：51-52.

［28］马学先，修燕，李勇，等.标准化管理推进研究型医院建设与发展［J］.中国研究型医院，2016，3（4）：4-6.

［29］乔正荣，何东山，郭朝伟，等.城市区级医院管理创新与驱动的实践探索［J］.中国医院管理，2015，35（10）：74.

［30］李冰.以 SOP 与 6S 管理工具构建医院服务标准化服务程序［J］.护理实践与研究，2016，13（19）：14.

［31］颜磊，张国华，汪大容，等."大质控"理念下医院质量与安全管理实践探索［J］.卫生经营管理，2018（12）：33-35.

［32］李林，金铭，王伟.研究型医院服务标准化建设：解放军总医院的探索实践［J］.中国医院，2017，21（3）：45-46.

［33］高杨，高萌.标准化管理在医院涉外医疗工作中的应用实践［J］.华南国防医学杂志，2015，29（4）：295.

［34］黄海.美国医疗机构评审与我国医院等级建设的思考［J］.医院院长论坛－首都医科大学学报（社会科学版），2013（5）：59-62.

［35］刘庭芳.探路医院第三方评审［J］.中国卫生，2017（6）：74-76.

［36］刘庭芳.中外医院评价模式分析与启示［J］.中国护理管理，2012，12（1）：10-11.

［37］张玲.国际医院联合评审认证标准应用现状的文献研究［D］.新疆：石河子大学医学院，2015.

［38］李清，李岩，张俊.第三方医院评价体系构建探析［J］.医院管理论坛，2016，33（6）：12-13.

［39］张勘，杨志平，许铁峰.美国医院评价体系及其借鉴作用［J］.中国卫生资源，2005，8（2）：91-92.

［40］陈同鉴.国际医院评审经验与我国医院评审思路的转变［J］.解放军医院管理杂志，2004，11（1）：1-3.

［41］高欢，王华，冉利梅.国外医院评审评价发展历程［J］.中国医院，2013，17（1）：34-35.

［42］邬静艳，杨泉森.医院评价的国际经验及完善我国医院评价体系的设想［J］.中国医院管理，2012，32（10）：30-32.

［43］陈卉.国外公立医院第三方评价对我国的启示［J］.海南大学学报（人文社会科学版），2017，35（1）：30-33.

［44］李书章，袁安升.医院服务标准化管理体系建设与管理［M］.北京：人民军医出版社，2014.

283

［45］张萍萍，杨泉森，邬静艳.国内外医院评审经验对浙江省医院评审工作的启示［J］.中国医院，2013，17（2）：15-16.

［46］阎小妍，孟虹，汤明新.美国医院质量评价体系及评价方法［J］.中华医院管理杂志，2006，22（4）：285-287.

［47］滕苗，陈晓红，王圣友.国外医院评价体系与我国现行评价体系的比较和启示［J］.中国卫生质量管理，2015，22（1）：22-23.

［48］孙丁，李幼平，周荣乐.从国内外医院质量评审体系对比看中国医院评审改革［J］.中国西部科技，2006（17）：2-3.

［49］易永红，易静，朱振云.德国医院评审与我国新一轮等级医院评审比较［J］.护理管理杂志，2014，14（2）：109-110.

［50］张颖哲.医院开展人力资源管理的思路［J］.人才资源开发，2019(2)：19.

［51］白唯包.新时期如何创新中医医院管理思路浅析［J］.心血管外科杂志（电子版），2018，7（2）：395.

［52］陆怀远，韦玉玲.浅谈医院实施ISO9001:2000标准意义与成效［J］.中国卫生质量管理，2004，11（3）：22-23.

［53］徐玲，孟群.第五次国家卫生服务调查结果之一———居民满意度［J］.中国卫生信息管理杂志，2014，11（2）：105.

［54］张璐璐，王羽.医院管理学［M］.北京：人民卫生出版社，2014.

［55］宇飞.坚持患者需求为导向提高医院核心竞争力［J］.西藏科技，2006（9）：13-14.

［56］贺群.患者需求导向视角下的医疗服务定位与思考［J］.管理观察，2015（35）：184.

［57］戴相朝，王国扣.食品机械标准化工作的基本要求与重点任务［J］.食品工业科技，2013（16），46-48.

［58］花锋.论法医学领域的标准化方法［J］.中国法医学杂志，2016，31（4）：331-332.

［59］卢传坚，李慧.医院服务标准体系构建与实施［M］.北京：人民卫生出版社，2014.

［60］王宗君.谈标准化方法［J］.中国标准化，1999（1）：27.

［61］童时中.论模块化与组合化的关系［J］.标准化报道，1994（1）：

41-42.

［62］应俊，周丹，曹德森，等.综合性医院医学保障质量管理标准体系的建立［J］.中国医院，2012，16（3）：43-45.

［63］李春田.标准化科学攻坚的战略高地［J］.标准科学,2015（2):9-10.

［64］中国标准化协会.第十四届中国标准化论坛论文集［C］.海南:《中国学术期刊（光盘版）》电子杂志社有限公司，2017.

［65］谢秀丽，卢传坚，李慧，等.医院标准体系构建的理论及方法研究［J］.标准科学，2013（2）：41.

［66］金波.论标准化机构促团体标准发展［J］.中国质量与标准导报，2018（12）：51.

［67］全国印刷标准化技术委员会.标准化机构和组织介绍［J］.印刷质量与标准化，2006（10），32.

［68］佟术湄.市场经济条件下企业标准化组织机构的探讨［J］.航天标准化，2000（1）：34-35.

［69］汪锋.公共体育服务购买标准化的要素、困境与策略分析［J］.辽宁体育科技，2019，41（3）：9.

［70］中华人民共和国国家质量监督检验检疫总局，中国国家标准化管理委员会.GB/T 1.1—2009标准化工作导则　第1部分：标准的结构和编写［S］.北京：中国标准出版社，2009.

［71］中华人民共和国国家质量监督检验检疫总局，中国国家标准化管理委员会.GB/T 24421.2—2009服务业组织标准化工作指南　第2部分：标准体系［S］.北京：中国标准出版社，2009.

［72］郑凯.谈制定和使用标准应注意的效益原则［J］.石油工业技术监督，2001，17（5），8.

［73］杨辉.企业标准制定工作的根据及注意事项［J］.机电信息,2007(8)，54.

［74］中华人民共和国国家质量监督检验检疫总局，中国国家标准化管理委员会.GB/T 24421.1—2009服务业组织标准化工作指南　第1部分：基本要求［S］.北京：中国标准出版社，2009.

［75］雷丽英，骆汉宾.建筑业信息化标准体系设计［J］.土木建筑工程信息技术，2010，2（4）：10.

［76］李国强，湛希，徐启.标准体系结构设计模型研究［J］.中国标准化，2018（10）：65-66.

［77］李上.公共服务标准化体系及评价模型研究［D］.北京：中国矿业大学管理学院，2010.

［78］张芹，杨军.标准实施效果评价路径浅析［J］.标准科学，2018（7）：83-84.

［79］宋毅，乔治.标准化改革与发展之机遇——第十二届中国标准化论坛论文集［C］.杭州：中国标准化协会，2015.

［80］陈捷.急诊科标准化管理模式研究［J］.中国卫生产业，2017（13）：11-12.

［81］夏萍，黄慧玲.医疗服务顾客满意度测评管理［M］.广州：中山大学出版社，2015.